甘肃郑氏针法流派临床经验全图解

国家中医药管理局厘定

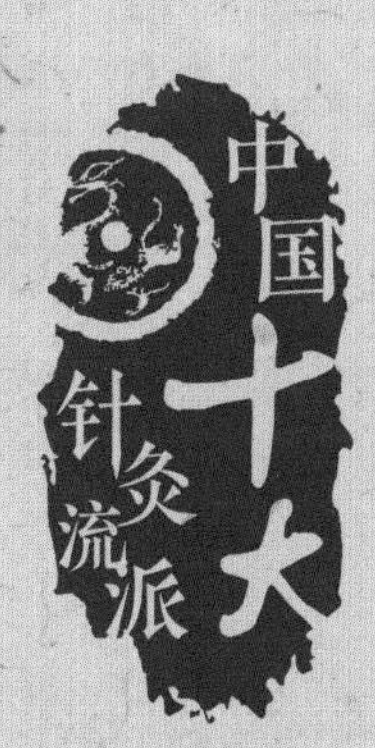

甘肃郑氏针法流派临床经验全图解

主治操作　郑魁山
主　　审　郑俊朋
整　　理　方晓丽　郑嘉月　郑嘉夫
　　　　　郑嘉太　侯泽龙　杜小正
　　　　　秦晓光　苏成红

图书在版编目(CIP)数据

甘肃郑氏针法流派临床经验全图解 / 方晓丽整理. —北京：人民卫生出版社，2017

ISBN 978-7-117-24448-0

Ⅰ. ①甘…　Ⅱ. ①方…　Ⅲ. ①针灸疗法－图解
Ⅳ. ①R245-64

中国版本图书馆 CIP 数据核字(2017)第 139376 号

甘肃郑氏针法流派临床经验全图解

整　　理：方晓丽 等
出版发行：人民卫生出版社（中继线 010-59780011）
地　　址：北京市朝阳区潘家园南里 19 号
邮　　编：100021
E - mail：pmph @ pmph.com
购书热线：010-59787592　010-59787584　010-65264830
印　　刷：北京画中画印刷有限公司
经　　销：新华书店
开　　本：710 × 1000　1/16　印张：20
字　　数：215 千字
版　　次：2017 年 7 月第 1 版　2017 年 7 月第 1 版第 1 次印刷
标准书号：ISBN 978-7-117-24448-0/R · 24449
定　　价：99.00 元
打击盗版举报电话：010-59787491　E-mail：WQ @ pmph.com
（凡属印装质量问题请与本社市场营销中心联系退换）

序

针灸流派，是针灸实践发展与理论创新的土壤，也是针灸学术传承的阵地，人才培养的摇篮。我国五千年针灸发展史，也可谓是针灸流派不断出现又不断融合，进而推动针灸理论日臻完善、实践不断发展的历史。《素问·异法方宜论》云："北方者，天地所闭藏之域也。其地高陵居，风寒冰冽，其民乐野处而乳食，脏寒生满病，其治宜灸焫。故灸焫者，亦从北方来。南方者，天地所长养，阳之所盛处也。其地下，水土弱，雾露之所聚也。其民嗜酸而食胕，故其民皆致理而赤色，其病挛痹，其治宜微针。故九针者，亦从南方来。"可见，针灸本身即是南方针术与北方灸术两种流派的融合。

中医理论奠基之作《黄帝内经》，古今学者公认"殆非一时之言，其所撰述，亦非一人之手"，它的成书前后历经二三百年，汇集了众多医家的不同学术思想。如关于经脉气血循环，除我们所熟知的十二经首尾衔接循环理论外，还有阴阳表里循环、经水云雨循环、阴出阳入循环等理论。其他如经络、藏象、病机、诊法、治则，甚至阴阳、五行、脏腑等中医筑基理论，也皆有不尽相同的理论表述。因此，《黄帝内经》可视为不同中医流派学术思想的荟萃。

秦汉以降，针灸流派层出。如南朝徐熙针灸世家相传七世，江西席氏针灸自南宋至明代传承十二世，凌云针派自明代传至清末光绪年间历十三世而不缀，以及东垣针法、南丰李氏、四明高氏补泻等针灸流派，尽皆载诸史册。魏稼、高希言教授以针灸学术发展脉络为纲，将秦汉以来针灸学术划分为经学派、穴法派、手法派等十八个流派，编著《针灸流派概论》，成为全国针灸专业研究生选用教材。

近百余年来，面对西方医学的挤迫，广大针灸业者发遑古义，融汇新知，躬耕实践，推陈出新，发掘、整理、创新了众多新的针灸流派，推动了针灸学术的繁荣与发展。刘炜宏研究员通过文献检索，结合诸家临床所长，将我国针灸临床流派分为针法派、灸法派、刺络放血派、拔罐派、刮痧派等，其中针法派又可分为手法派、经穴派、特殊针具派、特殊治疗部位派、针药结合派等。上述每个流派，又可再有进一步的细分以及不同的代表性医家。当代针灸流派之繁荣，可见一斑。

为充分体现中医药发展以继承为基础，探索建立中医流派学术传承、临床应用、推广转化的新模式，2012 年国家中医药管理局公布了第一批 64 个全国中医流派传承工作室，澄江针灸学派、长白山通经调脏手法流派、辽宁彭氏眼针学术流派、管氏特殊针法学术流派、甘肃郑氏针法学术流派、广西黄氏壮医针灸流派、河南邵氏针灸流派、湖湘五经配伍针推流派、靳三针疗法流派、四川李氏杵针流派等针灸流派位列其中。同时，为推动针灸流派的研究与传承，2013 年，中国针灸学会批准成立针灸流派研究与传承专业委员会。遵循学术愈研而愈精的理念，上述针灸流派传承工作室在专业委员会的平台上，就流派研究内容、传承方式、推广途径等，彼此交流，相互切磋，共同探索，不仅保证了流派传承工作室的建设质量，而且通过共同举办继续教育学习班、交叉带徒等流派传承推广方式的创新，有效扩大了各流派的影响和相互间的融汇。

感谢人民卫生出版社对针灸流派研究工作的重视。在齐立洁老师的积极组织下，10 家全国第一批针灸流派传承工作室鼓桴相应，使这套具有时代气息的针灸流派系列丛书顺利面世。其内容，包含了上述针灸流派的历史源流、学术思想、临证精粹，展示了 10 家传承工作室近年来在流派资料整理、挖掘与研究中的最新成果；其形式，采用了二维码信息技术，既可收藏，也可利用手机等终端进行扫描，随身便携，随时学习与领悟，相信读者能够从中多有受益。

是为序。

中国针灸学会流派研究与传承专业委员会主任委员

夏有兵

2017 年 5 月

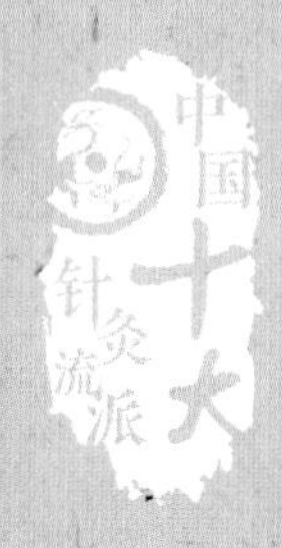

甘肃郑氏

针法流派临床经验全图解

前 言

值此中华盛世，“中国针灸”风靡全球，此乃中医针灸之幸，更是中华民族之幸，乃至世界人民之幸。甘肃郑氏针法作为传承发展中国传统针灸之流派，于2012年获批国家中医药管理局第一批64家全国中医药学术流派传承工作室建设项目，甘肃中医药大学承担了“甘肃郑氏针法学术流派传承工作室”建设任务。甘肃郑氏针法，历经了一个多世纪之传承，以其独具特色之针灸学术理论体系、郑氏特技传统针刺手法体系，尤以其卓越之临床疗效，而享誉海内外。历来为广大针灸医师所推崇、研习和临证应用，时下更有众多研习者传播演绎。适逢人民卫生出版社约稿出版《中国十大针灸流派临床经验全图解》丛书，为使郑氏针法精髓得以弘扬传承，吾等欣然应约，夙夜不懈，整理恩师郑魁山先生生前临证视频资料以及郑氏针法流派历代主要传承人之学术成就，成书《甘肃郑氏针法流派临床经验全图解》。

郑魁山先生为中国著名针灸大家、中国传统针灸针法传承与创新之杰出代表、郑氏针法代表性传承人。在其近70载之临床、教学和科研生涯中，以传承弘扬传统针灸为己任，成就斐然，对中国乃至世界针灸事业之发展做出了卓越贡献。先生一生谨遵岐黄博采众长，传承家学精研针法，务实求效造福于民；著书立说临证摄影，只为承前启后、明达岐黄夙愿——“余欲勿使被毒药，无用砭石，欲以微针通其经脉，调其血气，营其逆顺出入之会。令可传于后世……令终而不灭，久而不绝”。先生毕生倡导并致力于传统针灸针法之研究与实践，尽得针灸古典针术之神韵，其针灸临证视频资料之翔实性和学术价值在传统针灸史上实属珍贵，可谓中国传统针法临证之典范。体现了先生务实求效之医风，展示了一代针灸大师之风采。

吾追随恩师郑魁山先生二十五载，常感念师恩浩大。于恩师一百周年诞辰之际，在郑氏针法研究会会长郑俊朋先生指导下，吾等郑氏弟子，整理完成此书，以告慰恩师。愿藉此使世人能了解、传承郑氏针法临证之精要。亦期对传承弘扬中国传统针灸、促进中医针灸学术流派之繁荣有所裨益。

甘肃中医药大学甘肃郑氏针法学术流派传承工作室

郑氏弟子：方晓丽

二零一七年三月于金城兰州

目 录

第一章 甘肃郑氏针法学术流派

第二章 郑氏针法流派临证精要

第三章　郑魁山针灸临床经验视频 + 图解

附一　参考文献

附二　郑氏针法传承谱

视频目录

1. 视频 3-1　风池－关闭法
2. 视频 3-2　百会－捻转法行气
3. 视频 3-3　头维－捻转法行气
4. 视频 3-4　太阳－捻转法行气
5. 视频 3-5　合谷－泻法行气
6. 视频 3-6　风池－平补平泻法
7. 视频 3-7　风府－平补平泻法
8. 视频 3-8　上廉泉－平补平泻法
9. 视频 3-9　列缺－泻法
10. 视频 3-10　阳溪－平补平泻法
11. 视频 3-11　三阴交－补法行气
12. 视频 3-12　照海－补法行气
13. 视频 3-13　三间－直刺
14. 视频 3-14　肩髃－温通法

15．视频 3-15　臂臑 - 温通法

16．视频 3-16　曲池 - 温通法

17．视频 3-17　手三里 - 温通法

18．视频 3-18　合谷 - 温通法

19．视频 3-19　环跳 - 温通法

20．视频 3-20　阳陵泉 - 温通法

21．视频 3-21　绝骨 - 温通法

22．视频 3-22　丘墟 - 温通法

23．视频 3-23　天宗 - 温通法

24．视频 3-24　肩井 - 温通法

25．视频 3-25　肩髎 - 温通法

26．视频 3-26　外关 - 温通法

27．视频 3-27　后溪 - 温通法

28．视频 3-28　血海、鹤顶、膝阳关 - 温通法行气

29．视频 3-29　膝眼 - 温通法行气

30．视频 3-30　足三里 - 温通法行气

31．视频 3-31　翳风 - 凉泻法行气

32．视频 3-32　听宫 - 凉泻法行气

33．视频 3-33　下关 - 凉泻法行气

34．视频 3-34　颧髎 - 凉泻法行气

35．视频 3-35　巨髎 - 凉泻法行气

36．视频 3-36　地仓透颊车 - 泻法行气

37．视频 3-37　合谷 - 泻法

38．视频 3-38　风池 - 泻法行气

39．视频 3-39　膈俞、肝俞 - 平补平泻法

40．视频 3-40　支沟 - 平补平泻法

41．视频 3-41　中脘、天枢 - 透刺

42．视频 3-42　气海 - 补法

43．视频 3-43　足三里 - 补法

44．视频 3-44　风池 - 热补法

45．视频 3-45　球后 - 压针缓进法

46．视频 3-46　瞳子髎 - 直刺

47．视频 3-47　攒竹 - 斜刺

48．视频 3-48　完骨 - 泻法

49．视频 3-49　人迎 - 捏提进针法

50．视频 3-50　水突 - 捏提进针法

51．视频 3-51　阿是穴 - 围刺法

52．视频 3-52　内关 - 关闭法

53．视频 3-53　关元俞 - 热补法

54．视频 3-54　上髎 - 热补法

55．视频 3-55　会阳 - 补法

56．视频 3-56　气海 - 热补法行气

57．视频 3-57　膀胱经第一侧线腧穴温通法

58．视频 3-58　大肠俞、关元俞 - 温通法

59．视频 3-59　中渚 - 温通法

60．视频 3-60　阿是穴 - 活血止痛法

61．视频 3-61　秩边 - 直刺

62．视频 3-62　承山、飞扬 - 平补平泻法

63．视频 3-63　肾俞 - 热补法

64．视频 3-64　身柱 - 温通法

65．视频 3-65　肾俞 - 温通法

66．视频 3-66　风池 - 烧山火

67．视频 3-67　大椎 - 烧山火

68．视频 3-68　合谷 - 烧山火

69．视频 3-69　水沟、隐白 - 补法

70．视频 3-70　行间 - 补法行气

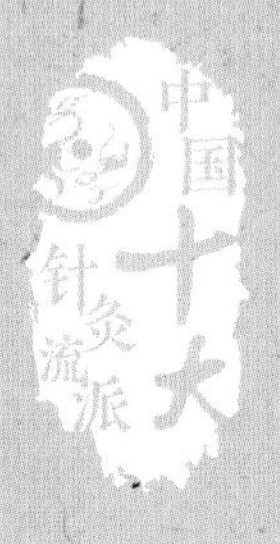

甘肃郑氏针法流派临床经验全图解

第一章

甘肃郑氏针法学术流派

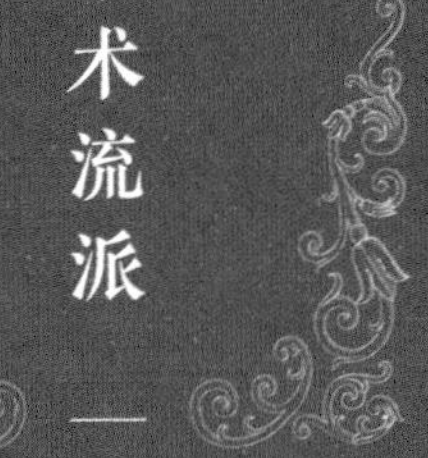

郑氏针法学术流派创始于郑云祥、郑老勋先生，形成于郑毓琳先生，成熟于郑魁山教授，发展于郑俊江等传承人。郑氏针法历代传承弟子、学生众多，遍布海内外；其学术源出《内》《难》，脱胎自元、明，传承于家学。郑氏针法在长达一个多世纪的历史发展传承过程中，形成了独特而完整的针灸流派学术体系。其学术渊源清晰，具有独具特色的针灸学术理论（理、法、方、穴、术）体系和郑氏特技传统针刺手法体系以及腧穴功效、配伍与针法相结合的治法处方体系，对中国传统针刺手法有独创性的发展，特色优势明显，尤以其卓越的临床疗效而享誉中外。

第一节　郑氏针法学术流派的传承与发展

一、郑氏针法创始人郑云祥、郑老勋

郑云祥先生为郑毓琳之叔祖，是当地有名的宿儒和针灸名家、郑老勋先生为郑毓林父亲，郑魁山祖父，亦是当地有名的针灸医家；他们是郑氏针法的创始人。

二、郑氏针法的主要奠基者郑毓琳

郑毓琳先生（1896—1967 年）是我国现代卓越的针灸家之一。他一生秉承家学，勇于创新，成功地将内功心法与中国传统针灸针法相融合，形成了一套独具特色的郑氏针法，治疗眼疾

重症等疗效卓著。公元 1896 年，郑毓琳先生出生于直隶保定府安国县（今河北省安国市）北娄村。其叔祖郑云祥是当地有名的宿儒和针灸名家，郑毓琳 10 岁起便随叔祖学习四书五经，并开始了针灸理论的系统学习和临床跟教，16 岁时便通读了《内经》《针灸甲乙经》《针灸大成》等中医经典著作。而后又拜其舅父安国名医曹顺德为师学习针灸 2 年，18 岁时又被博野县的针灸、气功大师霍老顺收为弟子，尽得其传，至 22 岁出师行医。他恪守祖训，医德高尚，精求医术，名扬京华。

郑毓琳先生是我国针灸界的著名学者和临床医家。早在 20 世纪 50 年代，卫生部中医研究院建院初期，郑老先生就作为业务骨干调入该院，并在有生之年为该院的科研、医疗和教育工作做出了杰出的贡献。尤其在学术上，郑老先生经过多年的临床实践和对传统针法的对比研究，形成了独特的治疗针法，对弘扬中医学做出了杰出的贡献［摘自 1996 年中国中医研究院（现中国中医科学院）致“国际郑氏传统针法学术研讨会”函］。郑毓琳老先生奠定了郑氏针法流派的学术基础，主要学术贡献在于：

第一，将中国传统的针刺手法与家传手法相融合，并结合内功心法而创立的独具特色和疗效的“郑氏针法”，取穴针刺注重双手配合，无痛进针，激发经气，使气至病所。特别是用于治疗眼疾重症，疗效卓著。

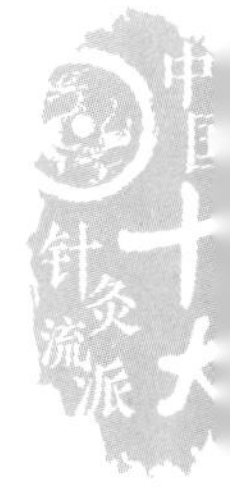

第二，进行中医“汗、吐、下、和、温、清、补、消”八种治法的针法配穴探索研究，创立针灸治病八法，使针灸临证者有

法可宗。为后来郑氏腧穴配伍与针法相结合的理论治法处方体系的形成奠定了基础。

第三，师古不泥精简针法:《金针赋》中记载的复式针法——烧山火、透天凉无论在临床疗效还是在实验方面的研究，都取得了预期的效果，验证了烧山火、透天凉针法的科学性和实效性。但其操作步骤比较繁复，需要三部进针分层操作，临床操作难度较大不易掌握；且刺激量较大，只能在四肢肌肉丰厚的部位施针，临床应用范围比较局限。郑毓琳老先生在历代医家经验基础上结合自己多年临床实践，汲取精髓，推陈出新，将古之繁复针法烧山火、透天凉手法简化成易于操作、掌握和运用的简易针法“热补法”“凉泻法”，不需分层，一部操作即可，不局限于肌肉丰厚的部位，从而扩大了临床选穴和应用范围，又不失“烧山火”“透天凉”之功效，方便了后学。

第四，创制“金钩钓鱼”“金鸡啄米”“老驴拉磨”等一系列针刺手法，形成了郑氏家传针刺八法。

第五，临证重视望诊与脉诊“神”“巧”结合，相得益彰。注重对“子午流注”与“灵龟八法”的研究和应用，提倡取穴少而精。

三、郑氏针法传承与创新的杰出代表郑魁山

郑魁山先生（1918.12—2010.2）是中国著名针灸学家，

当代针灸领域中手法派的杰出代表。郑魁山先生继承父业，在郑毓琳老先生学术思想和特色针法的基础上，深入研究，不断提高，围绕传统针刺手法的应用与创新，形成了独具特色的针灸临床诊疗“理、法、方、穴、术”完整的“郑氏针法”诊疗学术体系，对传统针法有独创性的发展。并因其临床疗效卓著而引起国内外同行的关注。郑老学识广博，手法精湛蜚声中外，历来为同道所赞佩，有“中国针灸当代针法研究之父”和“西北针王”之誉。其主要学术成就：

第一，发展完善了郑氏针法“理、法、方、穴、术”诊疗体系。

第二，传承完善了郑氏家传针刺八法。

第三，传承发展形成了郑氏腧穴配伍与针法相结合的理论治法处方体系（“针刺治病八法”理论与针法配穴方、郑氏家传经验针法配穴方）。

第四，创立“温通论”与“温通针法”。

第五，倡导择时选穴，首创袖珍式“子午流注与灵龟八法临床应用盘”。

四、郑氏针法继承发展者郑俊江等

在郑魁山先生的亲自培养和指导下，以郑俊江等为代表的第五代学术传承团队继承整理、弘扬和发展了郑氏针法，积极开展郑氏针法的传承应用、机制探讨和技术创新研究。围绕传统针刺

手法临床应用与技术创新研究，在继承郑氏温通针法之“过眼热”“穿胛热”技法的基础上，发挥创新“通督热”和“周天热”技法，在冠心病、头面五官疾患、脑病、风寒湿痹证和眼底病的临床治疗中取得显著疗效。围绕郑氏针法以常见病、多发病、疑难病为突破口，开展郑氏针法传承基础与临床研究，取得了丰硕的成果，为郑氏针法的临床应用提供了理论基础与依据。2007年在“十五”国家科技攻关计划项目“名老中医学术思想及临证经验研究”中，完成了“郑魁山针灸学术思想及临证经验研究”项目任务。2011年完成国家中医药管理局“郑魁山传统针法及临证经验传承研究工作室项目”建设任务。2012年获批国家中医药管理局中医学术流派项目“甘肃郑氏针法针灸学术流派传承工作室建设项目”，并于2016年通过国家中医药管理局合格验收。

第五代主要传承人不断努力，将郑氏针法传承弘扬至国内乃至海外，形成了独具特色并在国内外有一定影响力的甘肃郑氏针法学术流派。他们积极培养和指导下一代传承人对郑氏针法代表性针法“热补法”“凉泻法”“温通法”、家传针刺特技八法（二龙戏珠法、喜鹊登梅法、金钩钓鱼法、白蛇吐信法、怪蟒翻身法、金鸡啄米法、老驴拉磨法、鼠爪刺法）以及郑氏针法学术思想、流派发展渊源开展了大量的理论和临床研究，为继承发扬郑氏针法传统针灸特色奠定了坚实的基础。

第二节　郑氏针法传承与创新的杰出代表郑魁山

郑魁山先生是我国著名的针灸专家，在其近70载的临床、科研、教学工作中，成就斐然。先生一直倡导并致力于中国针灸传统针法的研究，对中国乃至世界针灸事业的发展做出了卓越的贡献。先生历任中国针灸学会专家理事会理事、中国针灸学会针法灸法分会高级顾问、甘肃郑氏针法研究会会长等职，是全国百年百名中医临床家之一和500位名老中医带徒的指导老师、国务院特殊津贴专家，被誉为“中国针灸当代针法研究之父”和“西北针王”。

清代著名针灸学家李守先说过针灸之难“难不在穴，在手法耳。明于穴而手法不明，终生不医一疾；明于手法而因症寻穴，难者多而显而易知者亦不少矣……习此首学手法，次学认症，而以寻穴为末务”(《针灸易学》)。先生深谙其理，精研其道。七十年如一日潜心中国传统针灸针法研究，先生曾亲眼目睹了上个世纪中国针灸的荣盛兴衰，先生身体力行，以最沉重的声音警醒着世人：不要丢掉传统文化，不要湮没了国粹——针灸。先生及其先父郑毓琳老先生，研究中国针灸传统针法的成果是针灸界公认和令国内外同仁所景仰的。1996年8月18日，“国际郑氏传统针法学术研讨会暨郑毓琳先生诞辰100周年纪念会”在兰州隆重召开。中国中医研究院副院长、第二届世界针灸学会联合会主席王雪苔教授的题词“箕裘世绍郑家针，

工巧堪追泉石心。准若弓开矢中的，效如桴落鼓出音。毓翁绝技惊幽燕，魁老医名噪杏林。几代真传成集锦，千年奥秘此中寻”以及中国工程院院士、中国中医研究院程莘农教授“针法鸣世”的题词，道出了郑氏针法的学术地位和针灸针法研究的必要性和紧迫性。

一、精湛针艺 世家传承

郑魁山先生 1918 年 12 月 4 日出生于河北省安国县一个针灸世家，父亲郑毓琳老先生自 14 岁起就随父亲郑老勋及舅父曹顺德学习针灸，18 岁时又拜博野县名医霍老顺为师，学习四载后，针技日臻完善，屡起沉疴，声名鹊起，誉满京南。每天求诊者门庭若市，其中有布衣百姓，也有晚清的达官贵侯。翰林太傅蒋式芬之爱女芝歌身患痼疾，令众多名医已然束手，病情恶化，闻讯求诊后，一针见效，经半年调治痊愈。蒋式芬亲书中堂一副“慈善高师法巨天，神术秘诀中指点。精微奥妙常来转，针灸去病似仙丹”以赠，并亲为传名。就是在这样的家庭环境下，郑魁山先生自幼耳濡目染，对针灸怀有深厚的情感，并在父亲带教下系统学习了中国传统文化，从四书五经开始，而后又诵记了《内经》《难经》《针灸甲乙经》《针灸大成》等经典医学名著。每天父亲坐堂出诊，他都侍诊其后，风雨无阻十几个春秋，让他熟识了病证的多样性和多变性，熟练了针灸针法的操作手法和临床技巧。

20 岁那年，郑毓琳老先生为郑魁山举行了出师仪式，亲朋好友齐聚一堂，并郑重的送给他两件礼物：一把雨伞，一盏马灯，并凛然相诫：今后行医，不论刮风下雨，路远天黑，病家有求必应，勿畏艰难困苦。作为郑氏针灸的第四代传人，郑魁山先生噙泪颔首，这是对父亲的感念，更是对事业的承诺。

郑毓琳老先生对中国传统文化的造诣和对中国传统针灸针法的研究，为郑魁山先生事业的日后发展奠定了基石，更难能可贵的是，作为一介儒医的他，具有极强的民族自豪感和民族自尊感，这也潜移默化地影响了郑魁山先生。民国期间，教育总长汪大燮提出“决意今后废去中医”，1929 年国民政府卫生部又通过了《废止旧医以扫除医事卫生之障碍案》，中医面临灭顶之灾。郑毓琳老先生义愤填膺，当闻及张锡纯等人振臂疾呼之际他充满了感动，看到了希望，唯一能做的，也必须得做的是精研苦练针法针技，用疗效把中医在民间的根扎得更深更牢。新中国成立伊始，卫生部副部长王斌再次旧调重弹提出“中医是封建医，应随封建社会的消灭而消灭”时，郑魁山先生协同其父郑毓琳老先生决然抨击，直到中央政府高度重视中医为止。

1943 年，郑魁山先生随父进京行医。1947 年在北京考取中医师资格，独立开业。1951 年在新中国卫生部中医进修学校毕业，与栾志仁等创办了北京广安门联合诊所，任针灸顾问。1952 年受卫生部派遣，任山西医疗队队长，为抗美援朝归国的志愿军伤员治病。先后在太原市、太谷县、汾阳县等疗养院内工作了43天，为近千人进行了治疗，疗效显著。返京后，卫生部领导听取了他的汇报后，还专门召开了经验交流会。此时，郑毓琳老先生在家庭诊所热情接待应诊者，郑魁山先生的夫人孟昭敏则就职于北京市中医学会门诊部，与王乐亭等针灸大家同室工作，王乐亭每当因事外出，都把自己的病号让孟昭敏代为治疗，因为他的八寸“金针”一般人扎不了。郑氏针法在京城，很快就显现出了她的魅力——娴熟的针技和可靠的疗效。在这期间，齐燕茗、彭加端、范长江等领导同志和荆杰、孙耕野、张文豹等一批机关干部相继求治于郑氏针灸。还有邓颖超、蔡畅、卓琳等经郑氏父子治疗一段时间后，都收到了显著的疗效。

1951年11月份，张文豹同志在机关排球赛中被球击中左眼部位，未及时治疗休养，致次年3月初左眼底突然出血，经北大、同仁及中苏友谊医院诊治，均未见效，出现反复出血淤积症状，导致严重视力障碍。经北京中医学会介绍转由郑毓琳老先生和郑魁山先生治疗，每天针灸1次，用热补法，半月见效，3个月视力恢复，正常工作。协和医院眼科专家罗忠贤教授赞曰：“用针灸热补法使患者眼底内发热，通络化瘀生新，既安全可靠又节省费用，比西医的发热疗法疗效高，应当肯定。”另外，郑毓琳老先生和郑魁山先生还成功治疗了两万余例近视、斜视、眼睑下垂的患者。1957年，郑魁山先生又与北京协和医院协作研究视网膜出血及视神经萎缩，任副组长。运用“烧山火”手法使热感传至眼球，治疗91例，有效率达90.2%，获卫生部1958

年科技成果奖。郑毓琳老先生和郑魁山先生运用中医辨证论治原则，结合传统针刺手法，对眼科疑难病症的治疗成果，让世人对中国传统针灸有了再认识。

1954 年，郑魁山先生被任命为华北中医实验所主治医师，郑毓琳老先生也被聘为针灸专家。同年 10 月，华北中医实验所并入卫生部中医研究院（后改称中国中医研究院），郑毓琳老先生被任命为针灸研究所第 3 室主任，郑魁山先生任第 3 室具体负责人，主要负责党和国家领导人及外宾的医疗保健；进行针灸研究及教学；整理郑氏针法经验绝技，并带徒施教。先后有孟昭威、张缙、裴廷辅、曲祖贻、李志明、尚古愚、王德深、吴希靖、杨润平、魏明峰、金仁琪等 10 余人受业于郑氏门下，这些人后来都成了我国针灸界的资深专家、教授。中医研究院良好的工作环境，给了郑毓琳老先生和郑魁山先生良好的发展平台和无比的动力，他们只争朝夕总结五世秘传经验，并多次到政务院医务室给中央领导周恩来、李富春、李先念等治病，何香凝老人亲绘“梅花傲雪”扇面相赠，周恩来总理亲切邀请他们到家共进晚餐，并表扬郑毓琳老先生和郑魁山先生二人的业绩，鼓励他们精益求精，更好地服务于人民。

1960 年，郑魁山先生调任中国中医研究院西苑医院工作，任针灸科主任，负责日常诊疗及带教北京中医学院毕业生。1965 年 2 月，他参加了卫生部派出的巡回医疗队，与钟惠澜、林巧稚、赵炳南、朱颜等名医一并前往京郊顺义县农村，与贫下中农同吃同住同劳动，并为百姓诊治疾病，深受欢迎。郑魁山先生还自编讲义，为当地培养了一批半农半医的赤脚医生。同年7月返京后，中医研究院又成立了国际针灸班，招收全国主治医师以上的医务人员，由郑魁山先生负责全班的教学工作，上午讲授，下午实习，培养出200余名合格的出国针灸人才。“十年浩劫”期间，郑毓琳老先生、郑魁山先生和中国绝大多数的学术权威的命运一样，被戴上了6顶大帽子进行批斗，把他们对中国传统文化的研究说成是搞封建迷信，把他们为国家领导疗伤治病之举说成是走资本主义道路，郑毓琳老先生不堪折磨，含恨而去，巨星陨落，这是中国针灸的遗憾和悲哀。郑魁山先生也被下放到甘肃成县。

二、精诚治学 造福苍生

宠辱不惊的郑魁山先生在成县的12年里，充分表现出了一个学者的大家风范，他不甘沉沦，和夫人孟昭敏一起一边抚育儿女，传承针技，一边为百姓治病除困。就是在这段时期里，郑魁山先生手把手地把家传针法绝技传给了每一个子女，其子郑俊江等也不辱父命，后来成为甘肃中医学院针灸教学骨干力量，继续传播着中国针灸，弘扬着郑氏针法。当时，郑魁山先生面对峁壑山沟土屋农家百姓的缺医少药、痛苦呻吟，禁锢在内心深处的热忱又全部释放了出来。当地的很多孩子患有小儿麻痹症，一个个步履蹒跚的小小身影日夜萦绕在他的脑海，令先生食不甘味，先生通过深入调查，刻苦钻研，大胆地开创了以穴位埋线新疗法治疗小儿麻痹症的先河，且有效率达到99.5%。当这个消息跨过崇山峻岭传遍中国，播及世界时，人们了解的不仅是郑魁山，而且是给予中国针灸的更多关注。

“艰难困苦，玉汝以成”，这是郑魁山先生的座右铭。夫人孟昭敏更是经常劝他：眼前的困难是上苍对于我们的考验。坚定的信念让他永不言败，粗茶淡饭给了他更多的精力和动力。医疗之余先生根据家传和40年临床实践，于1978年写成了《针灸集锦》一书，不但概括性地阐明了穴位的功能，还在常用及重要穴位后根据个人体会加了按语，如上脘、中脘、下脘三穴，其功效基本相同，都能治疗消化系统疾病，令后学者无所依从，病症针对性不强，他认为：上脘偏于降逆和胃，可治胃气上逆之呕吐；中脘长于健脾助运，可疗脾失健运之纳差、疲乏、浮肿等症；下脘偏于肠道疾患，可治腹痛、腹胀、肠鸣、泄泻等症。另外，书中还翔实介绍了多种传统针刺手法，并将其在手法操作上的心得体会及实验观察都做了重点讲解。

1982年2月，郑魁山先生调入甘肃中医学院，任针灸教研室主任。1985年与其他同志共同创建了针灸系，并任第一任系主任、教授。1992年甘肃中医学院针灸系经国务院学术委员会批准，先生创建了学院唯一的硕士研究生培养点，并担任研究生导师组组长。在搞好医、教、研的同时，郑魁山先生还坚持每周3次出门诊，20余年来，他在临床中运用精到的针法针技让十余万甘肃患者重返健康，同时也吸引了西北5省及国外患者数万余人前来求治。既为患者解除了病痛，也为学生提供了临床示教及动手实践的机会和场所。先生通过这种课堂内外的带教，培养出了21名硕士研究生和千余名针灸实习医生，分布于北京、天津、上海、广州等地及海外，在临床中均发挥着重要作用，诚可谓桃李遍天下。此时，人们雅称先生为“西北针王”。

1983年，先生出版了旨在普及针灸知识的《针灸问答》一书，半年售罄。同年，郑氏针刺手法录像带《中国针灸精华》由甘肃音像出版社发行。1983年2月先生新著《子午流注与灵龟八法》出版，次年8月在北京召开的中国针灸学会第二届全国针麻学术研讨会上，该书引起国内外学者的高度重视，称子午流注是“中国式的时间医学”，称灵龟八法用的八卦理论“二进位”，是“电子计算机的鼻祖”。1984年8月22日《参考消息》称:《子午流注与灵龟八法》是这次会上所有展销书中最受国内外学者欢迎的图书之一，名列首位。

先生总结了家传手法及临证精华，撰写论文60余篇，并带领研究生以现代科学实验验证了传统针法的有效性和可靠性。论文“‘烧山火’针法对家兔实验性类风湿性关节炎的实验研究”，在美国1996年国际传统医学学术会议上荣获杰出论文奖；“热补法对肾阳虚小鼠肾上腺皮质影响的研究”，1999年获新医药华佗杯国际论文大赛金奖，并载入《共和国名医专家大典》；“热补针法对家兔高血脂症防治作用的研究”一文，载入《中华名医高新诊疗通鉴》并获名医金奖。

1985年10月，郑魁山先生接受了卫生部的委托，负责整理校对《针灸大全》一书，这是卫生部中医古籍整理丛书的一部分，每一部分均由各学科资深权威专家完成。郑魁山以刊年较早的明正统四年（1439年）“徐刻本”及明万历二十三年（1595年）“金本”为工作底本，以对校、本校为主，参用他校，慎用理校。校刊之慎，点评之精，前无古人。全书历时两载，于1987年4月由人民卫生出版社出版，为针灸学者学习和研究针灸典籍提供了便利。

1988年郑魁山先生又着手写作《针灸补泻手法》，1995年7月由甘肃科学技术出版社出版，书中图文并茂，对中国传统针刺手法和家传绝技进行了翔实的剖析，令世人耳目一新。先生迩暮之年仍笔耕不辍，于2000年脱稿《郑氏针灸全集》交由人民卫生出版社出版，这是先生四世秘传和70余载经验的结晶，尽数家珍，把一切无私地献给了中国的针灸事业。先生说：“我这样做是为了让更多的人了解学习中国传统针灸针法，不让祖国精华文化失传。”

三、修身养性　高尚医德

郑魁山先生修身养性，始终坚持习练气功，认为气功是一种锻炼精、气、神，从而使人能实现对生命过程进行自我调节，增强体质，祛病延年的一门科学。作为优秀的针灸医师，应当习练之。古人云：“凡刺之真，必先治神”。治神要求做到：“经气已至，慎守勿失，浅深在志，远近若一，如临深渊，手如握虎，神无营于众物”，“神在秋毫，属意病者”，说明治神的关键是医者能调心守神，将自己的精气神集中于针下。要做到这一点，就必须进行特定功法的练习，增强本身的元气。通过气功锻炼，针刺时才能更好地使自己的补泻意念集中于针下，更好地体会针下气至冲动，达到意气相随，刚柔相济，气随意走，意到气到的境界。

先生认为，作为一名负有救死扶伤责任的医生，必须有很好的医德，如果忽略了这方面的修养，不但不能解除患者之疾苦，还会给患者带来意想不到的危害。医德高尚，关心患者，平易近人，是先生的一贯风格。不论在农村还是城市，不论对领导还是群众，工人还是农民，只要有求于先生，都一视同仁，精心治疗。在成县工作时，先生的家几乎成了临时家庭医院，病人随到随医，不收分文。先生在学术上一丝不苟，对事业精益求精，临床中待患如亲，工作之余尤爱书法，先生认为习练书法与习练针术具有相通之处，两者可相得益彰。

四、学思鼎新 承前启后

“郑毓琳先生是我国针灸界的著名学者和临床医家……在学术上，郑老先生经过多年的临床实践和对传统针法的对比研究，形成了独特的治疗针法，对弘扬中医学做出了贡献。郑毓琳先生仙逝后，其长子郑魁山先生继承父业，在郑老先生治学思想和治疗针法的基础上，深入研究，不断提高，形成了独特的‘郑氏家传针法’，并因其疗效卓著而引起国内外同行的关注”（中国中医研究院致“国际郑氏传统针法学术研讨会”函）。

郑氏针法历经四世传承，至郑魁山先生已形成了一套完整的针灸手法操作体系。其不仅对中国传统针刺手法中的单式、复式手法有所发展，更在此基础上创制了独门家传绝技。在传统针刺手法中，“烧山火”“透天凉”操作难度最大，让许多针灸学者只闻其名，不见其实，很多人演习终生也未见其效。所以有些人便妄言“烧山火”“透天凉”是古人杜撰的玄学，是欺世之举。郑魁山先生将从父亲那里学到的真传秘旨以及家传创新“热补、凉泻”针法写进了《针灸集锦》《针灸补泻手法》等书中，也传授给了他的学生们，让针灸学中的这一瑰宝广布流传，造福黎庶。

郑魁山先生还在家传及临床实践的基础上，以中医学八纲辨证、八法治病理论原则为指导，创立了针灸临证汗、吐、下、和、温、清、消、补的“针刺治病八法”理论和配穴针法体系，从而确立了针灸治病的辨证思维及临证施治手法，使辨证、选穴、手法有机结合，为后来学者的学习和实践提供了理论依据。先生录制了“传统针灸取穴手法”“传统针刺手法”等录像片，供学院针灸教学使用，并获甘肃省高校优秀成果奖、西北五省奖和北京中国中医药博览会神农杯优秀奖。

郑魁山先生还在临床中传承创新形成了一套独具特色的针刺手法，如“穿胛热”“过眼热”“温通法”“关闭法”等，其中“穿胛热”手法针刺天宗穴时，可根据病情需要使热感传到前胸或上肢，随心所欲。对治疗漏肩风等病症疗效卓著。另外，先生对古人的“子午流注”及“灵龟八法”也有深入的研究。他说:“这是针灸学天人合一的精华所在，是古典的时间治疗学，应用它可大大提高临床疗效，并为一些棘手的疑难杂病开辟了一条治疗新途径。他不仅是针灸学的研究方向，更是现代医学发展的必然方向”。他潜心钻研，最终将纳甲法、纳子法、子午流注、灵龟八法及“六十花甲子”融合在一起，研制成功了袖珍式“子午流注与灵龟八法临床应用盘”，它有3种选穴方法和多种功能，推算半分钟不到就可找到当日当时的所开穴，极为方便。1982年9月在石家庄召开的全国子午流注学术研讨会上，许多专家学者认为:它可与采用电子技术制造的子午流注仪相媲美，给针灸医、教、研提供了重要的工具，并为时间医学和针灸、中药等治疗中探讨优选法创造了条件。

为了证明中国传统针刺手法的科学性，在先生主持、带领下，指导硕士研究生开展“传统针刺手法实验及临床应用”的科学研究，完成了大量关于传统针刺手法机制研究的科研课题，如:“针刺热补、凉泻手法对皮肤温度影响的实验观察”“热补和凉泻不同针刺手法对失血性休克的实验观察”“温通针法对急性心肌缺血损伤大鼠心肌酶、自由基、Ca^{2+}、心电图及形态学的影响”“温通针法对大鼠实验性脑出血后急性期脑系数、脑组织含水量、Ca^{2+}、Na^{+}、K^{+}及血流变学的影响”等。在传统针刺手法机制研究方面，其学术地位得到国内外同行的普遍认可和赞许。

为了进一步弘扬中国针灸针法和扩大中国针灸的国际影响，

经中国科协批准，甘肃郑氏针法研究会于1995年在兰州成立，郑魁山先生亲任会长，之后，对“针刺八法”中的手法做了更深入的科学实验研究。研究会成立的第2年，即召开了“国际郑氏传统针法学术研讨会暨郑毓琳先生诞辰100周年纪念会”，国内外百余名针灸学者参会并参加了会后的“国际传统针法学习班”，引起国内外针灸界的广泛关注，郑氏针法研究成果有口皆碑。研究会的另一个任务是临床带教，包括研究生、留学生和针灸门生，先后有来自祖国大陆20余个省份以及港澳台地区和世界各国的学徒4000余人学习郑氏针法，这些人已走上工作岗位，郑氏针法已造福世界，名扬海内外。

五、弘扬国粹　乐育英才

郑魁山先生治学严谨，认为中医针灸学有独特的理论体系，又有独特的操作技术，必须学精理论，掌握针灸技术的精微技巧，理论联系实际，能担任医疗、教学和科研工作，才算合格的针灸人才。作为一名负有救死扶伤责任的医生，必须有很好的医德，如果忽略了这方面的修养，不但不能解除患者之疾苦，还会给患者带来意想不到的危害。先生选择徒弟有三个条件：一是具有仁爱之心。自古称医为仁术，医生的唯一目的就是救人疾苦，把病人的痛苦，当作自己的痛苦，只有这样的人，才能不畏艰苦，不避寒暑，为解除病人疾苦去奋斗。二是具有聪明才智。医学之门，广博高深，只有通过刻苦的钻研，才能精通和掌握它，而好的天资，是学习的先决条件，只有博览群书，心通道艺，通晓阴阳，明知运气，才能妙法心生，活而不滞，起死回生。三是应廉洁淳朴。治病不计财利，无欲无求，不论其贵贱贫富，普同一等，安神定态，普救含灵之苦，皆如至亲之想，如此者方可为医生。这就是郑氏选择徒弟之标准，也是作为一名医生应具备的品德。郑老治学，法度严谨。对后学循循善诱，诲人不倦；对自己严格刻苦，身体力行。

郑魁山先生不仅是一位卓越的针灸临床家，更是一位卓越的国学大师，他以广闻博识之学，风骚独领，在医、教、研的同时不遗余力地注重并提高着中国针灸的国际影响和国际地位。1956 年，郑魁山先生接受了卫生部重托，在中医研究院开办了前苏联、越南、朝鲜等国专家班，讲授针灸学，为友邦培养了 500 余名高级师资力量。1958 年，印度共产党中央书记江博卡（音译，女）因患类风湿性关节炎，手不能握腿不能伸，多方求治无效，来到中国试治，卫生部高度重视，批示由郑魁山先生主治，月余病情好转，半年后康复回国。随后派来几名保健医生跟随郑魁山学习“神针”绝技，一时传为奇谈佳话。这些活动为新中国早期的政治外交及针灸的国际传播做出了不可磨灭的贡献。

在甘肃中医学院 20 余年的教学过程中，先生亲自带教了来自日本、美国、加拿大、瑞典、丹麦、挪威、瑞士、英国、南非、马来西亚、新加坡等国的留学生共 12 期，1000 余人。不仅传播了针灸医学更传播了中国文化。先生认为：针灸不仅能直接造福人类，还是世界人民学习中国文化的一个桥梁。针灸医学要发展，必须要学中国传统文化。这便是他给国外学生讲解《易经》及中国气功的根源。

先生不顾年事已高，还多次赴国外讲学、会诊。1993 年在日本讲学达 3 个月之久，之后日本还多次组团来中国向先生学习针法绝技。1994 年先生利用 4 个月的时间，在美国和墨西哥诊治了 3000 余名患者，其所治病种之杂、疗效之高，无不令国外专家瞠目结舌。先生因其在中国针灸针法研究方面的卓越贡献，被美国国际整体医学研究所聘为高级顾问，被日本后藤学园和英国东方医学院聘为客座教授。1989 年，被选为国际针灸医师考核委员会委员、中国针灸专家讲师团教授，在国际医学界 100 位名人中就有先生的名字。

《子午流注与灵龟八法》一书于 1989 年在台湾被千华图书出版公司以繁体字出版。《针灸集锦》和《针灸补泻手法》面世后，也分别被日本京都中医研究会和日本东洋出版社译成日文出版。2004 年 5 月，日本国将《针灸补泻手法》一书作为日本国立针灸大学及各针灸院校的教科书，并称"研究中国针灸针法，必从郑氏始"。1987 年 11 月，在北京召开的世界针灸学会联合会第一届针灸学术大会上，郑魁山先生宣读的"针刺治疗链霉素中毒性耳聋 14 例临床观察"、演示的幻灯片"针刺手法 100 种"均受到与会国内外专家学者的好评。会议期间，日本中国医疗普及协会会长横山瑞生、东京后藤学园园长后藤修司、中国室长兵头明、东洋学术出版社社长山本胜旷等 19 人及美国部分针灸学者，都请郑魁山先生给他们扎一针，亲自体

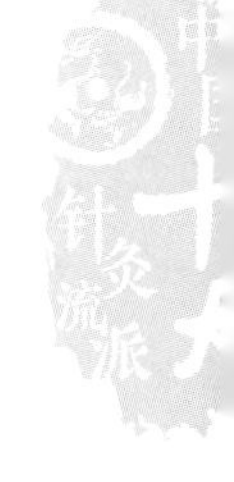

会一下中国针法的奥妙，结果个个心悦诚服，盛赞“中国无愧于‘针灸故乡’的称号，郑先生是当今中国针灸针法研究之父当不为过！”1991 年 10 月郑魁山先生在北京出席了“世界针联国际针法灸法现场交流会”，并担任执行主席。至此，郑魁山领衔中国针灸针法研究 50 载，世称“中国针灸当代针法研究之父”。

第三节　郑氏针法流派针灸学术特色

郑氏针法在长达一个多世纪的历史发展传承过程中，围绕传统针刺手法的应用与创新，形成了独具特色的针灸临床诊疗“理、法、方、穴、术”完整的“郑氏针法”诊疗学术体系以及独特的郑氏特技针刺手法体系，临床疗效卓越，特色优势明显。

一、保持传统谨遵岐黄　精研针法务实求效

郑氏针法学术体系具有清晰的学术渊源和学术基础，形成了鲜明的学术特色和优势，发展创新传统针刺手法，重视针法的效应及临床疗效。

（一）清晰的学术渊源

甘肃郑氏针法学术体系在逐渐形成、发展、成熟的过程中具有清晰的学术渊源，为郑氏针法体系提供了坚实的理论基础。郑

氏针法学术理论其源出《内》《难》，脱胎自元、明，传承于家学，至郑魁山先生已形成了完整的“郑氏针法”诊疗体系。

《灵枢·本神》云：“凡刺之法，必先本于神。”针法之要在于守神。郑氏针法强调全神贯注、心手合一。郑毓琳老先生云：“得气即为神至，守气便是守神”。郑魁山先生也认为：欲守其神，医生必先安神定志，专心操作；患者应心平气和，仔细观察，使神内守。《难经·七十八难》“知为针者信其左，不知为针者信其右”，郑氏针法十分重视押手的作用，强调双手配合。注重在刺手操作基础上通过押手的作用实现调节气感性质、守气行气、取热取凉，针刺补泻等目的。郑氏提出了分拨、旋转、摇滚、升降等“揣穴法”，认为在揣穴、进针、候气、气至病所和守气等几个方面的实践中，必须注重双手有机、灵活地配合应用。如针刺风池穴时左手的“推按”，关闭法时左手的“加重压力”等。

郑氏家传针法中可以清晰地看到内经中的古典针法，如《灵枢·官针》所述“五刺”“九刺”“十二刺”的印迹。白蛇吐信法是从“齐刺”和“傍针刺”发展而来，鼠爪刺法是从“扬刺”和“豹文刺”法发展而来，二龙戏珠法是从善用针者使“气至病所”发展而来。郑氏针刺手法操作还源于针法发展鼎盛时期——金元明时期针灸经典著作。热补、凉泻法是从《金针赋》烧山火、透天凉针法简化发展而来；温通针法是烧山火、热补法的创新发展；喜鹊登梅法是从“青龙摆尾”手法发展而来，金钩钓鱼法是从“提插”及窦汉卿《标幽赋》“气之至也，如鱼

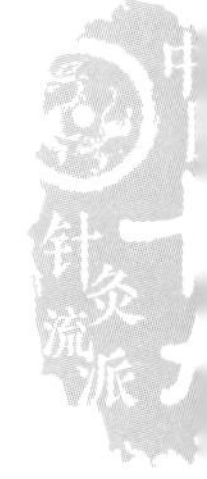

吞钩耳之浮沉”发展而来，怪蟒翻身法是从“白虎摇头”手法发展而来，金鸡啄米法是从“提按”补泻法发展而来，老驴拉磨法由“盘拨”法发展而来。明代杨继洲《针灸大成》中杨氏家传针法、下手十四法所述单式针刺手法对郑氏针法学术思想和针法操作产生了深远的影响，其中“搓法”在郑氏针刺手法中发挥了重要作用。

郑氏针法创始于郑云祥、郑老勋，形成于郑毓琳先生，成熟于郑魁山教授，发展于郑俊江等，经过历代传承人不断继承和发扬，以传统针刺手法的应用与创新为核心，形成了郑氏针刺手法操作体系。其不仅对中国传统针刺手法中的单式、复式手法有所发展，更在此基础上创制了二龙戏珠、喜鹊登梅等郑氏家传针法。同时在家传及临床实践的基础上，以中医学八纲辨证、八法治病理论原则为指导，创立了针灸的汗、吐、下、和、温、清、消、补的“针刺治病八法”，形成了针灸临床诊疗“理、法、方、穴、术”完整的学术体系。郑魁山先生在甘肃工作生活近四十年，完成了大量高水平的科研、教学和临床工作，这既是郑氏针法学术传承的关键时期，也是郑氏针法成熟的里程碑阶段，使得郑氏针法与甘肃、甘肃中医药大学紧密联系在了一起。

（二）注重针刺基本功训练

郑氏认为中医针灸的基本功是硬本领，要天天练，不断地练，日积月累从无到有，由浅到深，经过生疏到达熟练。郑魁山教授在九十岁高龄演示押手能力时，学生很难将郑老押手拇指从切按穴位上搬移开，由此可见郑老基本功之扎实。因此针刺基本功训练在郑氏针法学习和临床应用中占有举足轻重的地位，郑氏针法在操作过程中对基本功有比较高的要求，这里包含了押手合理应用能力、气感的调节控制能力、从广义“治神”层面对针刺全过程的调节驾驭能力。

郑氏认为作为一个合格的针灸医生，内功锻炼和针术的结合是不可缺少的，指出内功是一种锻炼精、气、神，从而使人能实现对生命过程进行自我调节，增强体质，祛病延年的一门科学。通过内功锻炼，针刺时才能更好地使自己的补泻意念集中于针下，更好地体会针下气至冲动，达到意气相随，刚柔相济，气随意走，意到气到的境界。强调肩、肘、腕三关训练，以利气的通畅，强筋壮骨，使肢体灵活，施针时左手推按有力，刚柔协调，揣穴准确，力量持久，右手进针迅速无痛，动作灵巧，得心应手。一旦触到针下冲动，及时应用补泻手法和“守气”；在临证时做到精神集中，调心守神专心致志地体察针下气感及观察患者的反应，发挥针刺与内功的双重作用，快速得气并气至病所，最大限度地调动起患者机体的自身调节功能，收效迅速。

郑氏认为毫针操作必须首先练针，由左手摸穴辨别肌肉厚薄，穴位深浅，配合右手进针时还需有押按协调的持久力量。针体细软，右手持针需有一定的指力，在进针时才能随意地进行捻转、提插，两手密切配合是掌握针刺手法的关键。郑氏总结了一套练习方法如下：

1. 关节练习法

肩、肘、腕三个关节是上肢活动的枢纽，气是人的动力，经常锻炼，能强筋健骨，使肢体灵活。施针时左手推按，刚柔协调、揣穴准确，力量持久；右手进针迅速，操作准确，动作轻巧，得心应手。练习时采用立式，双膝略向前屈，两脚分开与肩同宽。双臂自然下垂，同时双眼微合，意守丹田，然后由鼻缓慢地吸气，再挺胸放肩，引气由下返胸，缓慢地由口呼出，一呼一吸，息息相随，反复呼吸 3 ~ 5 分钟，调匀呼吸后，即开始肩、肘、腕关节的练习。

（1）肩关节练习：首先内气贯两臂，然后上肢屈肘平肩，做由前往后或由后往前的旋转运动。两上肢交替或同时练习均可。

（2）肘关节练习：随肩关节练习之后，上肢屈与肩平。连续伸屈或上下转动肘关节。两肘交替或同时练习均可。

（3）腕关节练习：随肘关节练习之后，垂臂曲肘，将两手半握拳，进行腕关节屈伸及旋转活动。两腕交替或同时练习均可。

2. 左右手练习法

（1）左手练习：左手五指排开按在桌上或书本上进行向前、下、左、右反复推压，以锻炼指力和腕力，以拇指或食指指腹在书本上向前、后、左、右推揉压按，以锻炼指力。

（2）右手练习：右手拇、食二指或拇、食、中三指持针柄，在空中向上下、左右、前后等方向横刺、斜刺、直刺反复进退，以练习持针向几个方向进针，达到手腕翻转灵活，进针迅速。右手持针柄，针尖放在书本上、棉垫上、厚麻纸上、软木上，拇指向前后反复捻转，要求达到捻转角度均匀，针体不左右摆动，再进行反复的提插练习，要求达到针体垂直，进退深浅均匀，以锻炼捻转和提插的指力。

（三）重视双手配合　心手合一

郑氏认为，针刺手法的关键，在于左手揣穴、右手辅助。左手拇指或食指押在穴位上似侦察兵，向前后、左右推拉、压按，摸到指感位置、揣准穴位；右手进针、左手候气。右手持针进针，要稳准坚实、全神贯注的将针迅速刺入皮下，避免刺痛，同时左侧押手要体会针下之气至冲动，并要观察患者的精神情绪和对针感的耐受力，针下得气，气至病所。左手一旦触到针下冲动，则按住针穴下方，右手持针向上推进，使气至病所。及时应用或补或泻的手法与守气，可持续针感；根据患者的病情和体质强弱，给予不同的适当的刺激量，才能达到治愈疾病的目的。

1．心手合一地持针进针

在持针时，医生必须心神安静。先用左手固定进针部位，使其不要移动，然后循按经穴，揣准穴位，分拨妨碍进针的肌腱、血管等，以确定进针的方向和深浅；右手持针直下，不可偏左或偏右，防止刺痛，进针要从容稳准，防止肌肉缠针产生疼痛；更要两手配合，稳重坚实。心神专一地操作，并要观察病人的精神活动和表情，这样不但能体会针下气至冲动的快慢、强弱和感传的近远，还可防止事故。

《灵枢·刺节真邪》曰:“用针者,必先察其经络之实虚。切而循之,按而弹之,视其应动者乃后取而下之。”可以看出古人很早就重视揣穴在针刺治疗中的运用。《难经·七十八难》曰:“知为针者信其左,不知为针者信其右。”故凡深知针术之妙者,当信左手之施术。这充分说明左手揣穴在针刺治疗过程中的作用不可忽视。通过揣穴可以探明穴位内部的情况,确定穴位的深浅和具体正穴点的位置,以便准确无痛进针;揣穴还可以开通穴道,控制针感,协助气至病所。另外,医者治神揣按穴位时可以精确体会针下气机的细微变化,以便及时施术补泻手法,提高针刺疗效。在针刺治疗疾病过程中,不仅要重视右手操作,更要注重左手操作,双手密切配合,心手合一,才能更大程度的达到“气至病所”“效如桴鼓”。

2. 针下气至的邪气与正气

《灵枢·终始》篇说:“邪气来也,紧而疾,谷气来也,徐而和”。邪气在针下的表现为“紧”,是来势紧迫而匆促;“疾”是动态急速而迅疾;即针下突然紧涩、肌肉缠针或感应一闪即无,这就是邪气。谷气包括营卫。“营气”即水谷之精气。营行脉中,徐和柔匀,即针下“指端搏动感”连续出现的现象。“卫气”即水谷之悍气。卫行脉外,彪悍滑利,疾而不紧,滑而不涩,如动脉之状,感应缓和,时间持久,这就是经气(正气),以上必须心手合一地在长期临床实践中细心体会。

3. 经气已至勿失良机

《灵枢·邪气藏府病形》篇说:“中气穴,则针游于巷”。指出针刺的作用，关键在于刺中了经穴，尽快得气，并使感应沿着经脉循行线扩散传导。医生应根据病人的体质、营养、精神等来掌握病人的气血虚实、邪正盛衰等情况，其变动是离不开穴位空窍的。空窍中的气血、神气的活动，是至清至静而微妙的，当针下有了得气感，就要精细地注意气之往来，才不致错过用手法的时机。谨守气之往来，及时进行补泻，不能错过毫发之隙；不懂病机道理的，针下气已至，到了应补泻之时，而不能及时运用手法，等于箭已上弦，当射而不发。用针治病，必须知道针下气之往来盛衰，及时运用关闭法，使气至病所和进行补泻，才能手到病除。但人的气血、体质各不相同，所以针下的感应也不一致。或针刚刺入即有感应；或感应与针适时而至；或出针后始有感应；或经过数次针后，感应才逐渐产生。这是经常遇到的，要随机应变，灵活掌握。根据病情需要，得气后施以补泻手法，才能达到“补虚泻实”的效果，同时在患者有舒适感应时“守气”勿失，并做到需要多长时间，就使气保持多长时间，这是针刺手法与取得疗效的关键。所以古人把能“守气”者，称为“上工”。

（四）注重针刺补泻效应与气至病所

补泻性质不同，针感和治证各异。补法是治疗虚证的，能鼓舞人体的正气，使低下的功能得到恢复或旺盛起来；泻法是治疗实证的，能消泻人体的邪气，使亢进的功能缓解或恢复正常。这是通过针刺某些穴位，激发经气来调节脏腑、经络的功能，促进阴阳平衡。《素问·针解》说：“刺虚则实之者，针下热也，气实乃热也；满而泻之者，针下寒也，气虚乃寒也”。指出补和泻性质不同，产生的酸、麻、胀、热、凉等感觉也不同，因而各有其适应证。补法治疗虚证，需要由针下虚滑转为沉紧、气实，产生热感；泻法治疗实证，需要由针下沉紧变为松滑、气虚，产生凉感。提插补泻：反复插针，阳气隆至，针下热为补；反复提针，阴气隆至，针下寒为泻。其力的作用，有如船撑篙，针柄是施力点，针尖是着力点。以插为主，则针尖首当其冲，凭针力而产生针刺热效应，有人或谓这是摩擦生热，针身是存在滑动摩擦力，那么以提为主，亦是摩擦，却针下寒，这说明针体摩擦力在此不是起主要作用，而针尖之力在提、插针法中，均起主导作用，其中尤其是力向，针尖着力点向内为补，向外为泻，这是针刺补泻的基本效应。也就是针尖着力点向内、针下实为补；向外、针下虚为泻的基本效应。捻转补泻：拇指向前，左捻为补，拇指向后，右捻为泻。郑氏认为分左右捻针，这与补泻关系似乎不是主要的，关键是右手持针，往往拇指向前下方倾斜，当拇指向前左捻，则伴以向下之力，拇指向后右捻，则伴上提之力，所以捻转之中，无形中配合了向上向下用力的力向，基于此点，有时把拇指向前捻转，改为食、中指向后向上捻转，临床上便出现了泻的针刺效应，故捻转不在左右，关键为是否兼有向上向下之针力。也就是向上、向外提拉为泻；向下、向内插按为补的针力。刮、弹、摇、旋针法：此四种针法从力学认识，类属杠杆的形式，即以皮肤为支点，针柄为施力点，针尖为着力点。刮针法：属辅助手法，向下刮动针柄为补，向上刮为泻。因向下刮则力向往下，向上刮则力向上，故补泻分明。弹针法：属辅助手法，轻弹为补，重弹为泻。因轻弹，针尖震动幅度小，震动波向下影响；重弹则针尖震动幅度大，且随针尖震弹摇摆，针力向两侧扩散，故两种针效有别。摇针法：是持针柄向两侧摆动，或摇大针孔，属泻法。这更是由于针尖摇动幅度大，力向两边扩散之故。旋针法：即持针柄如推磨式旋转，属泻法，由于针尖盘旋幅度更大，针力向四周扩散，因此为泻法。根据上述情况，进针遇到气至冲动，提退豆许，使针下空虚，撤手停针，迎着气至的来势，针向右转，往外提拉夺之，针尖着力点向外，是产生凉感的泻法；得气后往内推进豆许，用搓法使针下沉紧，随着气至的去势，针向左捻，往里捻按挤之，针尖着力点向内，是产生热感的补法。正如《标幽赋》所说："动退空歇，迎夺右而泻凉；推内进搓，随济左而补暖。"刺激的质和量不能截然分开，因为刺激量的大小、轻重，往往会引起质变。量合适可以治病；量不足治不好病；量太过反会给患者带来痛苦。比如补法适量，产生热感，能治疗虚寒证；加量即为烧山火，或为大补法，能温经散寒，治疗外感风寒，或风寒湿痹证；如量太过则汗多亡阳、伤阴，变为泻法。泻法适量，产生凉感，治疗实热证；减量能清热养阴，治疗阴虚内热证；加量即为透天凉，或为大泻法，能清热解表，治疗外感风热、暑热高烧、或热结胃肠、证实邪实等一切实热证；如量太过则亡阴、伤阳，使人虚脱。所以治病，要根据患者的病情和体质强弱的不同，要灵活掌握不同的补泻手法和不同的刺激量，这样才能获得预期的治疗效果。

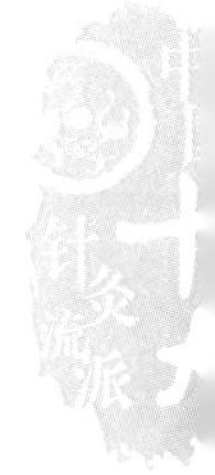

郑氏认为只有将基本针刺手法、守气手法、行气手法贯穿于针刺补泻过程中，才能更好地实现补泻效应。搓法与提按法的结合在郑氏针法中应用较多，通过不同方向、强度的虚搓实搓结合提按实现对气感的强弱、连续性变化趋势的控制调节，进而实现针刺取热取凉和补泻效应。郑氏针法体系重视气感的调节与气感补泻效应，对气感的要求十分细腻，主要体现在气感的性质、气感强弱、气感变化趋势、气至病所等多个方面，是郑氏针法体系中手法特点鲜明的体现。

郑氏针法十分注重气感的延续性，就是在针刺操作过程中要保持气感的持续存在，因此郑氏针法操作中重视守气手法，同时强调通过押手指腹切按时压力的有序性变化来实现气感强弱的连续性有序变化。郑魁山先生在谈到气感强弱变化与补泻效应关系时说："补针补到针下沉紧，泻针泻到针下松滑"，这也就是说针刺补法在操作过程中气感整体上要逐渐增强，而针刺泻法在操作过程中气感整体呈现减弱趋势。这一学术观点在"烧山火、透天凉、热补、凉泻"针法的操作中得到明显的体现，这也是实现较佳补泻和取热取凉效应核心关键之一。

郑氏针法在临床应用过程中非常注重气至病所，而且郑氏针法"气至病所"有着更加丰富的内容和内涵。其学术内涵突出体现在"温"和"通"这两个理念上，郑氏认为造成经脉不通的机制无外乎"痰凝""气滞""血瘀"三个方面，而郑氏针法中取热手法尤为突出，正是基于"痰得温而化、气得温而散、血得温而行"理论，提出了"温是手段，通是目的"的温通论思想。因此在郑氏针法体系中形成了独特的“过眼热、穿胛热、通督热、周天热”针法。

从气至病所的方法上，郑氏针法内涵更加丰富，突出“押手”作用，强调得气守神、双手配合。《难经·七十八难》云:“知为针者信其不知为针者信其右。”郑氏强调在针刺前先用左手（押手）拇指或食指揣穴，类似“侦察兵”的作用，是“气至病所”的前提，更是无痛进针的玄机。郑氏提出了分拨、旋转、摇滚、升降等“揣穴法”，认为在揣穴、进针、候气、气至病所和守气等针刺环节中，必须注重左右手有机、灵活地配合应用，如针刺风池穴时左手的“推按”，关闭法时左手的“加重压力”等。此外，双手配合也是复式针刺手法取效和成功的关键。

强调调节针刺的角度、方向、深度实现气至病所。这一方法应用在家传“二龙戏珠”针法、过眼热针法等手法中；对气至病所的传导通路认识更加全面科学，郑老认为气感传导的通路可以是经络、神经、肌肉、筋膜、骨膜、血管等多个方面。针对不同病变组织选取不同的针刺方法，实现在以病变组织为通路的气至病所，在临床上进行刺经、刺络、刺皮、刺肉、刺筋、刺骨不同操作，从而实现对不同病变组织的气至病所；创新应用行气手法，提出了以“按截法”为基础形成的“关闭针法”，将行气手法“推气法”“逼针法”与守气手法“推弩法”巧妙结合应用于气至病所，郑氏认为“气守则气行有源，气行则气守而不滞”，这是郑氏气至病所法中守行结合的学术特点。

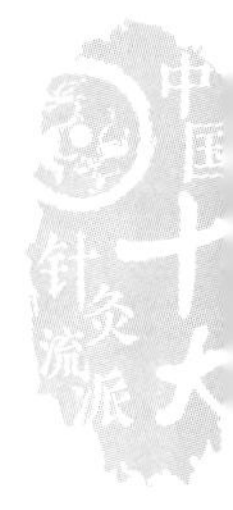

（五）临证遵循辨证选穴，注重补泻手法

郑氏在临床制订针灸处方时遵循辨证选穴的原则，通过全面了解患者病情，然后选穴精、准、少，再施以不同的针刺手法，以提高临床疗效。如郑氏治疗昏迷不醒，主穴选人中，配穴根据不同的证型选穴：中暑昏迷配承浆、十宣、气海；中风昏迷配十宣、承浆、合谷、丰隆；晕针昏迷配内关、中冲；失血昏迷配气海、三阴交、大敦、隐白。补泻手法是针灸治病的关键环节和要素，郑氏认为辨证施术时应“该补即补，当泻即泻”，“补针补至针下沉紧，泻针泻至针下松滑”。例如治疗经闭、痛经时，通过补合谷、泻三阴交，达到行气活血、通络止痛；治疗月经过多、崩漏时，可泻合谷、补三阴交，以调理气血。

二、世承祖业家传绝技　师古不泥锐意创新

郑魁山先生博览群书，学识渊博，师古而不泥古。注重理论联系实际，对古今名医家的学术精华，吸取经验，荟萃各家学说，提出自己的见解。继承从曾祖父开始，历代传播下来的宝贵针灸医疗经验，再根据他本人60余年来从事针灸临床、科研和教学的经验，在不断的实践中，勤求古训，博采众长，汲取精髓，推陈出新，不断整理和完善郑氏针法，形成了独特的针刺手法特点，对传统针法进行了独创性的发展。

（一）郑氏家传针法

郑氏家传针刺手法，系郑氏从古代繁琐、复杂的针刺手法

中，经过长期临床实践，简化而来的临证针刺八法，具有简便、易学、实用、效速的特点。

1．二龙戏珠法

从善用针者使“气至病所”发展而来的。由于操作时使针感向上下传导，有似两条龙戏眼珠的形象故名。

【操作方法】用于瞳子髎、丝竹空、太阳等穴，左手食指紧按针穴，右手持针速刺或捻转进针，得气后，右手持针的针尖和左侧押手同时向上眼睑方向推按、捻转，使针感传导到上眼睑和眼球；右手持针的针尖和左侧押手同时再向下眼睑方向推按、捻转，使针感传导到下眼睑和眼球，使两条针感包围眼球。但虚证用补法，实证用泻法，留针与否应根据病情而定。

【适应证】目赤肿痛、青盲、夜盲、结膜炎、角膜炎、视网膜出血、视神经萎缩、青光眼、白内障等一切眼病。

2．喜鹊登梅法

从“青龙摆尾”手法简化而来的。由于操作时拇、食、中三指推垫针柄，使针体、针尖上下摆动，有似喜鹊在梅枝上登着上下颤动故名。

【操作方法】用于攒竹、鱼腰等穴，左手食指点按针穴，右手持针速刺或捻转进针，得气后，右手拇、食二指持针柄，中指推垫针体，使针柄、针体、针尖上下摆动，针感连续不断的传导到眼内。虚证用补法，实证用泻法，留针与否应根据病情而定。

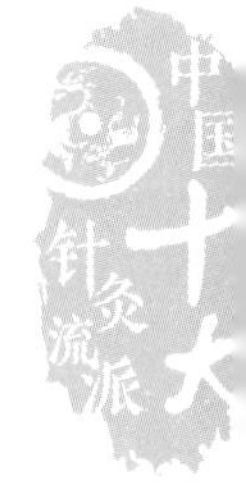

【适应证】目赤肿痛、青盲、夜盲、近视、视网膜出血、视神经萎缩等一切眼病。并可治疗头痛、面神经麻痹等症。

3. 金钩钓鱼法

从“提插”和如“鱼吞钩耳之浮沉”发展而来的。由于操作时拇、食二指持针，针尖带着穴位处肌肤提抖，有似鱼吞钩耳浮沉的形象故名。

【操作方法】用于金津、玉液、膻中等肌肉浅薄处穴位，左手食指紧按或不按针穴，右手持针速刺或捻转进针，得气后，使针体向前捻转，待针下沉紧，出现涩针现象时，针尖带着穴位处肌肤微微提抖，出针时将针转回，使针下松滑再拔针，出针后不扪闭针孔。用于腰部、肩部肌肉丰厚处阿是穴，以患者疼痛剧烈处、肌肉下有条索状物为穴，左手食指紧按针穴，右手持针捻转进针到一定深度候气，得气后针体向前捻转3次，待针下沉紧时，针尖带着穴位处肌肤微微抖动3～6次，如鱼吞钩，持针柄使针下沉紧感保持，待针下肌肉松弛后缓慢起针，不按针孔。

【适应证】中风闭证，痰涎涌盛，舌强不语，胸满胀痛，咳嗽气喘，肩周炎，腰椎间盘突出症疼痛急性期等一切气血瘀滞证和实热证。

4. 白蛇吐信法

从“齐刺”和“傍针刺”发展而来的。由于操作时双针齐刺、进退提插，有似白蛇吐信伸缩的形象故名。

【操作方法】用于肝俞、关元俞、曲池、足三里等背部和四肢穴位，左手拇指或食指紧按针穴，以拇、食、中三指持双针，齐刺进针，得气后，行平补平泻的提插手法，操作完毕，即刻出针，揉按针孔。

【适应证】胸满腹胀、背腰串痛、四肢酸痛、麻木等一切气滞血瘀证。

5．怪蟒翻身法

从“白虎摇头”手法简化而来的。由于操作时拇、食二指持针柄，由下向上搬转，有似怪蟒翻身的形象故名。

【操作方法】用于脾俞、关元俞、合谷、阳陵泉等背腰部和四肢穴位，左手拇指或食指紧按针穴，右手拇、食二指或拇、食、中三指持针进针，得气后，由下向上搬转针柄，使针体呈半圆形向上转动，连续搬转不超过6次，出针后，不扪闭针孔。

【适应证】中风闭证，暑热高烧，胸满腹胀，腹痛便秘，尿闭不通，脏躁疯狂等一切实热证。

6．金鸡啄米法

从“提按”补泻法发展而来的。由于操作时重按轻提，有似金鸡啄米的形象故名。

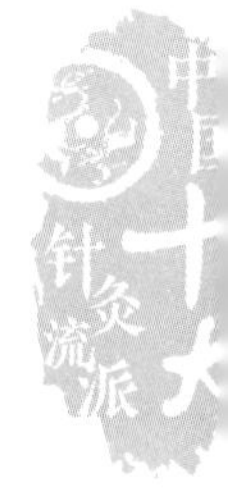

【操作方法】用于百会、肾俞、上脘、手三里、太溪等全身各部穴位，左手拇指或食指紧按针穴，拇、食二指持针，进针后，用提插法找到感应，然后行重插轻提的小提插术3～5次，

留针与否应根据病情而定。

【适应证】胃脘隐痛、肠鸣腹泻，腰酸腿软、瘫痪下痿、小儿麻痹、肌肉萎缩，月经不调，痛经等一切虚寒证。

7．老驴拉磨法

从“盘拨”法发展而来的。由于操作时拇、食二指握着针柄，围绕穴位缓慢的转圈，有似老驴拉磨的形象故名。

【操作方法】用于中脘、建里等腹部穴位，左手食指紧按针穴，右手持针将针进至地部（深处）得气后，再将针提至天部（浅处），将针搬倒，使针倾斜与皮肤成15°～45°角，以拇、食二指握固针柄，似拉（推）磨式的围绕穴位转圈，最多不超过6圈，使针孔开大，针下空虚，出针后不扪闭针孔。留针与否应根据病情而定。

【适应证】食停胃脘，腹部结块，瘕瘕积聚，脘腹胀痛、神志病等一切气血郁滞证。

8．鼠爪刺法

从“扬刺”和“豹文刺”法发展而来的。由于操作时拇、食、中三指捏持5枚针点刺，出针后皮肤上遗留5个针印，有似鼠爪登过的形象故名。

【操作方法】用于大椎、至阳、外关、悬钟等背部及全身各处穴位，取5枚1寸或1.5寸毫针，将针柄缠在一起，以拇、食、中三指持拿，在穴位上点刺，拔针后，在穴位处皮肤上遗留5个针印或5个血点。

【适应证】风热感冒，暑热高烧，皮肤疖肿，带状疱疹，肺热咳痰，胸胁胀满，目赤肿痛等一切实热证。

（二）对古典基本针法的传承发展应用与创新

郑氏在揣穴、进针、行针候气、守气等几个方面，有独特的临证实践经验，特别注重双手操作，重用左手。总结出：左手揣穴，右手辅助；右手进针，左手候气；左手关闭，气至病所；以及“守气法”“关闭法”等一整套双手操作，重用左手的针刺方法。提出了分拨、旋转、摇滚、升降等“揣穴法”。

1. 揣穴（定穴）法

在针前以手指在穴位处行揣、按、循、摸找出具有指感的准确穴位叫揣穴，或称定穴和摸穴。其目的是揣摸肌肉的厚薄，孔隙之大小，指感的位置，分拨妨碍进针的肌腱、血管等。以确定进针的方向和深浅。《难经·七十八难》说：“知为针者信其左，不知为针者信其右，当刺之时，必先以左手压按所针之处”。由此可见，左手揣穴在临床上的重要。

（1）指切法：以左手拇指指甲置于被针穴位上，用力掐之为指切。指切有宣散局部气血、避免疼痛、固定穴位和协助持针的右手躲避肌腱、血管的作用。

（2）按压法：揣穴遇到肌肉丰盈疏松时，要用左手五指并拢或排开向下用力，将肌肉压平，以防移位，便于进针。如揣中脘穴，腹部肌肉疏松，中指按压中脘，其他四指排开将腹部压平，称为“五穴取一”，以备进针。

（3）分拨法：揣穴遇到肌腱、血管时，要用手指向前后或左右推拨，使其分开而按住穴位。如针内关穴，左手拇指紧按其穴，将两肌腱和血管拨开，同时要找到患者有酸、麻感觉的部位，以便进针。

（4）旋转法：揣穴遇到骨骼、肌腱、血管覆盖的穴位时，令患者将有关的部位旋转，使其被覆盖的穴位充分显露，以指按穴。如揣养老穴，令患者屈肘，掌心朝面，小指侧向内旋转，尺骨小头桡侧显出的陷窝处，即为本穴。

（5）滚摇法：揣穴遇到关节时，左手以拇指掐住穴位，右手牵拉患者肢体远端，行左右或上下摇滚，使其关节松弛，指下便可揣清穴位。如取肩髃穴，左手拇指紧掐其穴，右手托握肘关节，上下抬举，左右滚摇活动，使穴位显于指下。

（6）升降法：如遇伸屈关节才能较好显露穴位时，应采用升降法。如取解溪穴，以左手固定肢体，拇指紧掐其穴，右手握住足尖，上下摇动，以松动踝关节，便可揣清穴位。

（7）摇滚升降法：遇到伸屈关节，推拨肌腱才能较好显露穴位时，应采用摇滚升降法。如取肩髃穴，左手拇指紧掐其穴，右手托握肘关节，上下抬举，左右摇滚活动，推拨穴位周围组织，使穴位显于指下。

（8）舒张押手法：遇到肌肉丰盈松软处，要用左手掌和五指并拢向下用力，将肌肉压平，拇、食二指或食、中二指向上下或左右两侧张开，使穴位处皮肤张紧，以备进针。

2. 守气法

催气、得气、行气后，患者有舒适感觉时，医生采用推弩、搬垫等法，以保持感应之持久为守气法。《素问·宝命全形论》说的："经气已至，慎守勿失"，就是守气的方法。因为候气、取气，都是为了得气，得气之后最好不要"失气"，所以古人把能守气的术者称为"上工"。故《灵枢·小针解》篇说："上守机者，知守气也"。

（1）推弩：是针尖顶住有感觉的部位，推弩针柄或拇指向前或向后捻住针柄，不使针尖脱离感觉（不失气），稍待1～3分钟，以保持感觉时间延长。

（2）捻提：是针尖拉着有感觉的部位，拇指向后捻提针柄，使针尖不脱离感觉，稍待1～3分钟，以保持感觉时间延长。

（3）搬垫：搬是针下得气，患者有舒适感觉时，右手将针柄搬向一方；垫是将手指垫在针体与被针穴位皮肤之间，顶住有感觉的部位（拇指搬食指垫，食指搬拇指垫），以加大感应。有时也用于补泻，但用于补法针尖要往里按着，搬的角度小，泻法针尖往外提着，搬的角度大。

3. 关闭法

关闭法是针下气至，左侧押手把不让感觉传导的方向闭住，把气至冲动的部位按住，主要是控制和引导感觉传导的方向。如使感觉向上传导，押手须放在针穴的下方，向上连续不断地用力，同时右手持针的针尖亦向上进，如使感觉向下

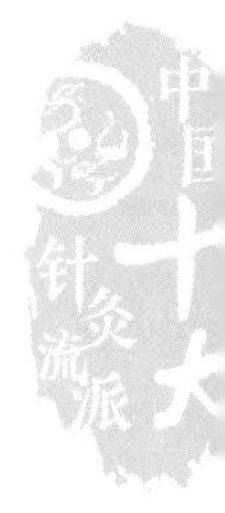

传导，押手须放在针穴的上方，向下用力，同时针尖亦向下进，左右两手互相配合、同时努力，就能使感觉传导到预定的“病所”。

（三）对古典针刺补泻手法的发展应用与创新

1. 传承发展“烧山火”“透天凉”针法，创立“热补”“凉泻”针法

《金针赋》中记载的复式针法——烧山火、透天凉无论在临床疗效还是在实验方面的研究，都取得了预期的效果，验证了烧山火、透天凉针法的科学性和实效性。但其操作步骤比较繁复，需要三部进针分层操作，临床操作难度较大不易掌握；且刺激量较大，只能在四肢肌肉丰厚的部位施针，临床应用范围比较局限。郑氏在历代临床实践中善于总结传统针刺手法理论，融会贯通，汲取精髓，执简驭繁，推陈出新，创用“捻针补泻法”和“三五助补助泻法”，将古之繁复针法烧山火、透天凉手法简化成易于操作、掌握和运用的简易针法“热补法”“凉泻法”，不需分层，一部操作即可，不局限于肌肉丰厚的部位，从而扩大了临床选穴和应用范围，又不失“烧山火”“透天凉”之功效，方便了后学。近年来郑氏弟子学生在临床上运用热补法与凉泻法治疗相适应的各种虚寒型和实热型病症都取得了显著疗效。

（1）热补法：此手法比烧山火、进火补简便，刺激量介于两者之间，实验证明，它不但能使患者产生热感，而且能使皮肤温度升高。

【操作方法】术者左手食指或拇指紧按针穴，右手将针刺入穴内，候其气至，左手加重压力，右手拇指向前连续捻按 3 ~ 5 次，候针下沉紧，针尖拉着有感应的部位，连续急（重）插慢（轻）提 3 ~ 5 次；拇指再向前连续捻按 3 ~ 5 次；针尖顶着产生感觉的部位守气，使针下继续沉紧，产生热感。根据病情留针后，缓慢将针拔出，急扪针穴。

【适应证】中风脱证，瘫痪麻痹，风湿痹证，腹痛泄泻，阳痿遗精等一切虚寒证。临床应用本法，针中脘、天枢、气海、腰俞、会阳等穴，使之产生热感，治疗腹痛、溏泄等一切虚寒证，都有明显效果。

（2）凉泻法：此手法比透天凉、进水泻简便，刺激量介于两者之间，实验证明，它不但能使患者产生凉感，而且能使皮肤温度下降。

【操作方法】术者左手食指或拇指紧按针穴，右手将针刺入穴内，候其气至，左手减轻压力，右手拇指向后连续捻提 3 ~ 5 次，候针下沉紧，提退 1 分左右，针尖向有感应的部位，连续慢（轻）插急（重）提 3 ~ 5 次；拇指向后再连续捻提 3 ~ 5 次，针尖拉着产生感应的部位守气，使针下松滑，产生凉感。根据病情留针后，急速将针拔出，不扪针穴。

【适应证】中风闭证，暑热高烧，谵语癫狂，目赤龈肿，唇烂便秘等一切实热证。临床应用本法，针颊车、翳风、合谷等穴，使之产生凉感，可以清热消肿。治疗痄腮有明显效果。

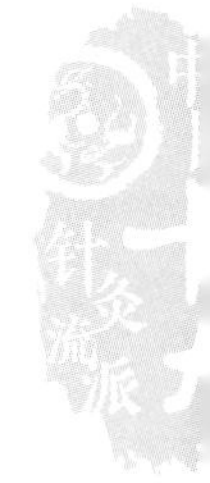

2. 传承发展“飞经走气”之白虎摇头针法

郑氏白虎摇头针法（又名赤凤摇头、泻法）：是采用盘摇、开合等泻法，配合关闭法组成的。由于操作时的摇针，有似凤凰摇头的形象故名。《金针赋》曰：“白虎摇头，似手摇铃，退方进圆，兼之左右，摇而振之”。《针灸大成·三衢杨氏补泻》曰：“赤凤摇头手法，泻”。指出按本法操作，可以起到泻实的作用。

【操作方法】将针进至穴内，候到感应，如使感觉向上传导，左侧押手则按在针穴的下方，如使感觉向下传导，则按在针穴的上方，在向前摇着转针时，针成半圆形，由右下方摇着进至左上方，成“⊂”形；在向后摇着转针时，针成半方形，由左上方退至右下方，成“⊏”形。反复向左、右摇振，似“舡中之橹”，使感觉放散。手法用毕即将针拔出，缓慢揉按针穴。

【适应证】神昏谵语，烦躁疯狂，经络滞结，痉挛项强等一切实热证。临床应用本法，针合谷、人中、丰隆等穴，可以祛风化痰，通关开窍。治疗狂躁型精神病，有明显效果。

3. 传承发展《金针赋》治病八法中“进气法”“留气法”的临床应用

进气法与留气法始见于《金针赋》，该赋是一篇专论针法的著作，载于明代针灸家徐凤的《针灸大全》，是我国针灸史上影响最大的一篇针刺手法专著。其中所载治病八法也成为后世所称复式针刺补泻手法之主要内容。后世历代医家对治病八法在操作方法以及临床应用方面都做了诸多的演绎发展和充实，但后世对进气法、留气法却少有探讨和应用。郑氏针法学术流派主要传承弟子通过对《内经》经旨和易理的研习，并结合临床实践，对留气法“刺7分”“卧针五七吸”，进气法“刺9分”之不同寓意，操作时如何把握；同样都用九补，留气法描述“用纯阳”，进气法描述“用九补”；此等不同与它们各自主治病证之间的关系等问题进行了探讨，并对进气法、留气法的操作方法和临床应用提出了操作规范和依据。

（1）进气法的操作与临床应用：将所取穴位的可针深度分为天、人、地三等分，左手拇指或食指切按穴位，右手将针刺入穴位地部下三分之一处，候气至使针下沉紧，行提插补法（九阳数），少停，针尖带着感应提退至天部与人部交界处，针尖指向病所，卧倒针身（与皮肤成45°角），针尖顶着有感应的部位推弩守气，令病人吸气五口，少停，再吸气七口，催气上行。临床以大肠（金）经原穴合谷，肝（木）经原穴太冲为主穴施以进气法，治疗风寒湿邪侵袭肌腠经脉所致腰背四肢关节游走疼痛。

（2）留气法的操作与临床应用：将所取穴位的可针深度分为天、人、地三等分，左手拇指或食指切按穴位，右手将针刺入穴位人部与地部交界处，候气至使针下沉紧，行提插补法，待针下产生热感后，针尖带着感应插入至穴位地部尽处，针尖顶着有感应的部位推弩守气，少停，将针提退至人部与地部交界处留针或依前法再度施针。临床以任脉气海（肓之原），胃经足三里（合穴），三焦经外关（络穴）为主穴施以留气法，治疗

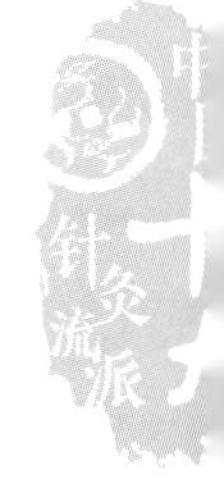

脏腑功能失调，正气不足，寒痰结聚，气血凝滞所致腹内积聚之症及各种疑难杂症。

（四）临证注重八纲辨证 创立“针灸治病八法”

郑氏针法虽然非常注重针法操作在针灸治疗过程中独特重要的作用，但同时对腧穴也有非常全面深刻的认识，郑氏强调要从腧穴穴性、腧穴功效层面认识腧穴，实现针灸临床“理、法、方、穴、术”各环节的完美结合，探索针灸配穴和针刺手法的应用规律，从而达到最佳疗效。郑氏认为针灸只要辨证清楚、配穴得要、手法精练，可以达到汗、吐、下、和、温、清、补、消的治病目的，并在针灸治病八法的基础上形成了郑氏针法体系中独特的家传经验针法配穴处方。

针灸治病八法理论

郑氏根据《内》《难》二经有关针灸治病的理论指导，结合历代传承的临床经验，应用八纲辨证、八法治病的原则，总结创立了汗、吐、下、和、温、清、消、补的“针刺治病八法”配穴和处方。在针灸学“理、法、方、穴、术”各个环节的长期临床实践中，以中医基础理论辨证论治、治疗“八法”为指导，努力探索针灸配穴和针刺手法的应用规律，总结出一套独特见解。郑氏认为针灸只要辨证清楚、配穴得要、手法精练，可以达到汗、吐、下、和、温、清、补、消的治病目的。

（1）汗法：根据《素问·阴阳应象大论》：“其在皮者，汗而发之”。病邪在肌表的，应用汗法外解的治疗法则。及《医学入门》说的：“汗，针合谷入二分，行九九数，搓数十次，男左搓、女右搓，得汗行泻法，汗止身温出针……”立针灸治病之“汗法”，即利用经穴配合针刺手法，开泄腠理、发汗祛邪治疗表证的方法。

（2）吐法：根据《素问·阴阳应象大论》篇说的：“其高者，因而越之”。病邪在上，胸满脘胀的，应用吐法催吐急救的治疗法则。及《医学入门》说的：“吐，针内关入三分，先补六次，泻三次，行子午捣臼法三次，提气上行，又推战一次，病人多呼几次，即吐……”立针灸治病之“吐法”，即利用经穴配合针刺手法，催吐，引导有害物质吐出的方法。

（3）下法：根据《素问·阴阳应象大论》说：“中满者，泻之于内”。《素问·至真要大论》“盛者泻之”。病邪在中焦，腹中胀满的，应用泻法攻下的治疗法则。及《素问·针解》：“满而泄之者，针下寒也，气虚乃寒也……邪胜则虚之者，出针勿按……刺实须其虚者，留针阴气隆至，乃去针也。”《医学入门》：“下，针三阴交入三分，男左女右，以针盘旋，右转六阴数毕，用口鼻闭气，吞鼓腹中，将泻插一下，其人即泻，鼻吸手泻三十六遍，方开口鼻之气，插针即泻……”立针灸治病之“下法”，即利用经穴配合针刺手法，泄热导滞，排除肠胃积结，通便止痛，推陈致新的方法。

（4）和法：根据《灵枢·经脉》篇：“不胜不虚，以经取之”。《素问·至真要大论》：“谨察阴阳所在而调之，以平为期。”病邪在半表半里或气机逆乱，阴阳偏盛偏衰者，应用和法和解与调整平衡的治疗法则。及《灵枢·终始》篇曰：“阴盛而阳虚，先补其阳，后泻其阴而和之；阴虚而阳盛，先补其阴，后泻其阳而和之”，立针灸治病之“和法”，就是利用针刺手法与经穴的配合，治疗经气失和，调理脏气，调和机体在生理、病理、功能上的偏盛偏衰、扶正祛邪的方法。

（5）温法：根据《素问·至真要大论》：“寒者热之”和“清者温之”。《素问·阴阳应象大论》：“形不足者，温之以气。”感受寒邪或形体虚寒的，应用温法温经散寒补气的治疗法则。及《灵枢·经脉》篇说：“寒则留之”。《灵枢·九针十二原》：“刺寒清者，如人不欲行”（即急进，慢退）。《针灸大全》：“有寒则温之”。立针灸治病之“温法”，即利用经穴配合针刺手法，消除沉寒阴冷、补益阳气的方法。

（6）清法：根据《素问·至真要大论》：“温者清之。”《针灸大全》：“有热则清之”。病邪化热，耗伤津液，应用清法清热养阴的治疗法则。及《灵枢·经脉》篇：“热则疾之”；《灵枢·九针十二原》篇：“刺诸热者，如以手探汤”（即慢进、急退）。立针灸治病之“清法”，即利用经穴配合针刺手法，清热除烦，生津止渴的方法。

（7）补法：根据《灵枢·经脉》：“虚则补之”。《素问·阴阳应象大论》：“因其衰而彰之”。《针灸大全》：“补则补其不足”。形体衰弱或气血不足的，应用补法益气养血的治疗法则。《素问·针解》说：“刺虚须其实者，阳气隆至，针下热，乃去针也”。《灵枢·官能》：“阴阳皆虚，火自当之”。立针灸治病之“补法”，即利用经穴配合针刺手法，扶正祛邪，补益人体的阴阳气血和脏腑虚损的方法。

（8）消法：根据《素问·至真要大论》："坚者削之"和"结者散之"。气血积聚或痰湿凝滞的，应用消法软坚磨积的治疗法则。及《素问·阴阳应象大论》："其实者，散而泻之"；《灵枢·小针解》篇："菀陈则除之"和"邪胜则虚之"。立针灸治病之"消法"，即利用经穴配合针刺手法，消积化滞、破瘀散结的方法。

多年来，针灸治病八法体系指导并广泛应用于临床上，取得了良好的疗效。

（五）疑难病症用"温通"创立"温通针法"

郑魁山先生对针灸学经典理论，研用颇彰，临证擅长应用传统针刺手法针治疑难病症。郑魁山先生临证创立"温通针法"，补泻兼施，通过"温、通、补"手段以达到温经通络、祛痰化浊、祛风散寒、行气活血、扶正祛邪等作用，结合相关配穴临床治疗各种疑难病症，常获良效。

1．温通论

郑魁山先生认为临床疑难杂症之病机以虚实夹杂，本虚标实为多见。尤以肾虚、肝郁、痰浊、瘀血、血虚为致病原因。根据《素问·调经论》："血气者，喜温而畏寒，寒则涩不能流，温则消而去之"，以及唐容川的"此血在身不能加于好血而反阻新血生化之机，故凡血证总以祛瘀为要"的原则，故此立固本清源、温通之大法，除了补益、调整脏腑功能治其本以外，还要解郁豁

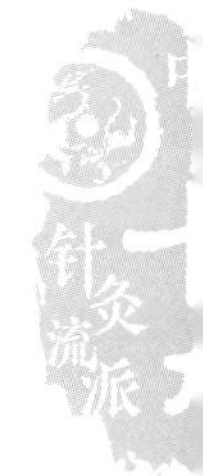

痰祛瘀治其标，在治疗上创用“温通针法”治疗各种疑难杂证。该手法突出“温”“通”“补”的作用，补泻兼施，能激发经气并通过推弩守气，推动气血运行，使气至病所，具有温经通络化痰浊，祛风散寒、行气活血、扶正祛邪的作用。《金匮要略》指出：“病痰饮者，当以温药和之”。此即温补的药物以化痰饮之邪。针法亦同理，温可以振奋阳气，化痰浊，祛阴邪；通以疏通经络，祛瘀邪。欲温先通，以通促温，温通相合，使痰化瘀消，标本兼顾。精湛之手法配以精当之选穴，临证治疗各种疑难病症力专而效宏。郑魁山先生并对针法之机制进行了大量的科学研究，其学术地位得到国内外同行的普遍认可。

2. 温通针法

“温通针法”是郑魁山先生在数十年的临床实践中，独创的治疗各种疑难病症的特色针刺手法。该手法补泻兼施，能激发经气并通过推弩守气，推动气血运行，使气至病所，具有温经通络化痰浊、祛风散寒、行气活血、扶正祛邪的作用。具体操作方法：左手拇指或食指切按穴位，右手将针刺入穴内，候气至，左手加重压力，右手拇指用力向前捻按 6 次或 9 次，使针下沉紧，针尖拉着有感应的部位连续小幅度重插轻提 6 次或 9 次，拇指再向前连续捻按 6 次或 9 次，针尖顶着有感应的部位推弩守气，使针下继续沉紧，同时押手施以关闭法，以促使针感传至病所，产生热感，守气 1 ～ 3 分钟，留针后，缓慢出针，按压针孔。

近年来，郑氏弟子围绕“温通针法”进行了较多的工作，并对针法之机制继续进行了深入的科学研究。临证应用在许多难治疾病，如冠心病、头面五官疾患、脑病、风寒湿痹证的治疗中取得了显著的疗效。

（六）倡导择时选穴 首创袖珍“子午流注与灵龟八法临床应用盘”

郑氏提倡时间针灸，认为治疗时间的选择对治疗疾病具有重要意义，郑氏历代潜心研究古人的“子午流注”和“灵龟八法”，笃信它是治疗和攻克疑难重症的钥匙，将纳甲法、纳子法、子午流注、灵龟八法及“六十花甲子”融合在一起，成功研制了袖珍式“子午流注与灵龟八法临床应用盘”，为针灸教学及临床提供了便利，促进了时间针灸学的发展。

1. 郑氏补穴法

因为“纳甲法”中阳日遇阴时和阴日遇阳时不开穴，故有甲与己合的取穴法。此法亦称夫妻合（互）用法，夫代表阳经与阳日，妻代表阴经与阴日。这个规律是：甲日用己日的穴，乙日用庚日的穴，丙日用辛日的穴，丁日用壬日的穴，戊日用癸日的穴。称为刚柔相配，或称五门十变或称夫妻经穴合用。所以《针灸大成》又有：“如遇有急症，夫闭针其妻，妻闭针其夫，母闭针其子，子闭针其母”的记载。虽经夫妻合（互）用法，仍然有十个时辰无开穴，对这十个时辰的“闭穴”开穴法，各家也是不一致的。郑氏补穴法为：

（1）根据时辰的天干，决定开穴的经脉：即甲时胆、乙时肝，丙时小肠，丁时心，戊时胃，己时脾，庚时大肠，辛时肺，壬时膀胱，癸时肾经（表 1-1）。

表 1-1　按时辰天干补经脉

天干	甲	乙	丙	丁	戊	己	庚	辛	壬	癸
经脉	胆	肝	小肠	心	胃	脾	大肠	肺	膀胱	肾

（2）根据时辰的地支，增补穴位：阳经按阳时补穴，即子补井，寅补荥，辰补俞，午补经，申补合，戌补纳；阴经按阴时补穴，即丑补井，卯补荥，巳补俞，未补经，酉补合，亥补纳（表 1-2）。

表 1-2　按时辰地支补穴位

阳经阳时	子	寅	辰	午	申	戌
阴经阴时	丑	卯	巳	未	酉	亥
五俞穴	井	荥	俞	经	合	纳

以上补穴，是按阴阳经脉、阴阳时辰规定的补穴规律。这样，十个“闭穴”的时辰就有了开穴，也就是所有的时辰都有了开穴，解决了闭时无开穴之弊。

2. 郑氏“子午流注与灵龟八法临床应用盘”

为了使古代针灸医学发扬光大，郑老在继承古代“子午流注”“灵龟八法”理论精髓的基础上，根据个人临证经验，改革旧图，研制出新型的临床应用盘。首创的袖珍“子午流注与灵龟八法临床应用盘”，携带方便，使用简单，不用推算，即可找到 60 年“花甲子”和当日当时的开穴治病，以及当日当时“闭穴”

的开穴，称为“郑氏补穴法”。该法具有“纳子法”“纳甲法”“灵龟八法”三种优选取穴治疗的用途，为针灸的医、教、研提供了简便准确的工具，并将传统子午流注与现代时间生物医学结合起来，为临证针灸治疗优选穴组创造了条件。

郑氏在几十年的临床实践中，应用子午流注“纳子法”治疗顽固性病证按时发作、应用“纳甲法”治疗长期慢性病急性发作、应用“灵龟八法”对剧痛，取得了明显特殊的疗效。

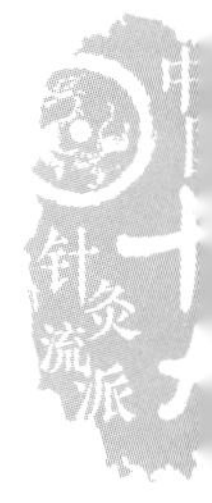

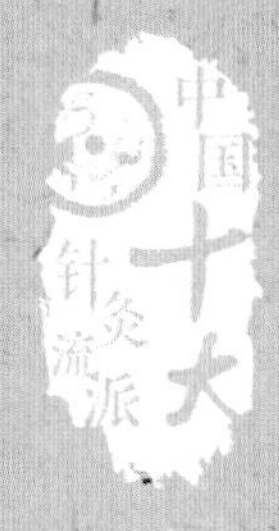

甘肃郑氏

针法流派临床经验

全图解

第二章

郑氏针法流派临证精要

第一节　临证掌握理、法、方、穴、术五要领

《郑氏针灸全集》云：针刺手法，十分重要，没有辨证配穴，抓不住病机，没有精练手法，也不能针到病除。《内经》《难经》二经关于针法早有理论指导，历代针灸大家都有发挥，但在初学时往往有明于书，未必明于心，明于心未必明于手的困难，必须坚持理论与实践相结合，精练手法。作为针灸医生，必须掌握理、法、方、穴、术五个要领。这个术，即手法。清朝李守先认为针灸之难，“难不在穴，在手法耳”。

针灸治病补泻是基本法则，在同一个针灸处方中，对某个穴位的补泻手法不同，治疗作用就截然相反。例如补合谷、泻三阴交可行气活血、通络止痛，用于经闭、痛经；若泻合谷、补三阴交则可调理气血，治疗月经过多、崩漏。故要辨清病情虚实，做到因病施治，才会取得好的疗效。

一、临床诊断注重“四诊合参”

郑氏认为临床治疗，病情复杂，要辨证施治，要分辨阴阳、表里、寒热、虚实，要调和阴阳，通里达表，清热散寒，补虚泻实，扶正祛邪，根据病证的具体情况，抓住病机，辨证配穴，分主次先后给予针灸治疗，才能达到治愈病证的目的。

针灸治疗疾病，首先通过四诊对病情进行详细的了解，然后利用八纲、脏腑、经络等辨证方法，进行综合分析，根据病因、

病位、病机判断出是何证候，从而确定针灸治疗原则和治疗方法，以配伍相应的穴位。采用适当的手法，这一系列的过程，都是在阴阳五行学说指导下进行的。阴阳用以说明事物的对立统一,五行则说明事物的内在联系。

所谓四诊是指望、闻、问、切。望者望其神、色、形、态；闻者闻其声音，嗅其气味；问者问其自觉症状，发病经过，治疗情况；切者切其脉搏，探查相应部位。由于中医诊断是由外审内，通过人体外部的征象，而诊断内部变化，所以不能只凭某个方面的变化而断定是某种病，应注意四诊合参，综合分析各方面的症状，找出规律性的东西为辨证施治提供有意义的资料，在这个过程中，经络学说是基础，阴阳五行学说是论理的工具。

经络内属脏腑，外络肢节，是人体阴阳保持平衡、各组织器官保持紧密联系并适应自然界变化的重要道路。病邪可通过经络由表及里，人体内部病变亦可通过经络反映于体表，所以说经络学是基础。十二正经随着五脏六腑的归属，也与阴阳五行有了联系，形成阴中有阳，阳中有阴，阴阳之中有五行，五行之中亦有阴阳，这样一个纵横交错，既复杂又系统的链锁性结构。临证时只有按阴阳五行学说纵横两个方面去分析、归纳才能起到执简驭繁的作用。所谓纵向是按本脏（腑）所属归类，如肝为将军之官，性动而急，藏魂、藏血，以血为本，以气为用，体阴用阳，性喜条达，主疏泄。在体为筋，开窍于目，在志为怒，和胆互为表里，两经循行于胁肋部……按其所属归于五行为纵向。人体脏腑功能活动并不是孤立的，而是相互影响的，按阴阳五行的生、

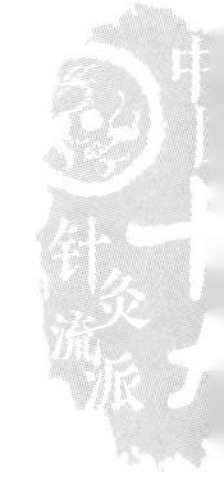

克、乘、侮，又产生了横向联系。

二、重视“针灸治病八法”在针灸治疗中的应用

疾病的类别可以用阴证和阳证两大类来概括；疾病的性质有热证，有寒证，有虚证，有实证；病位的深浅，有表，有里。在针刺手法上，寒证用烧山火法，热证用透天凉法，虚证可选用相应的补法，实证可采用相应的泻法，病位在里可深刺，病位在表可浅刺。古代尚有平刺应肺，豹纹刺应心，关刺应肝，合谷刺应脾，输刺应肾，五刺应五脏的记载。郑氏认为如能注意按阴阳五行生、克、制、化的规律，配伍相应的穴位，就能收到良好的效果。例如目眩头痛中肝经实火配行间，用凉泻法，取其实则泻其子之意；金不制木配足三里，用补法，取其培土生金，金复抑木之意；水不涵木配太溪、照海，用补法，以滋水涵木，大补肾水。

郑氏以中医八纲辨证、八法治病的理论原则为指导，结合家传数十年的临床经验，创立了汗、吐、下、和、温、清、消、补的“针刺治病八法”配穴和处方。在针灸学“理、法、方、穴、术”各个环节的长期临床实践中，以中医基础理论辨证论治、治疗“八法”为指导，探索针灸配穴和针刺手法的应用规律，总结出一套独特见解。以及相关针刺手法二龙戏珠、喜鹊登梅、老驴拉磨、金钩钓鱼、白蛇吐信、怪蟒翻身、金鸡啄米、鼠爪刺等，从而确立了针灸治病的辨证思维及临证施治手法，使辨证、选穴、手法有机结合，为后学者的学习和实践提供了理论依据。郑

氏认为，针刺手法是临床取得疗效的关键之一。在《郑氏针灸全集》中，不仅详细介绍了各类针法，还将长期临证实践对手法操作上的心得体会及实验观察，详细加以说明，如提插、搓捻、关闭、搜刮、飞推、拨动、弹震、盘摇、循摄、搬垫、停留、压按等行针手法的应用技巧和适应病证。

三、临证注重腧穴功效，选穴少而精，强调腧穴配伍与针法相结合

郑氏针法虽然非常注重针法操作在针灸治疗过程中独特重要的作用，但同时对腧穴也有非常全面深刻的认识，郑氏强调要从腧穴穴性、腧穴功效层面认识腧穴，实现针灸临床“理、法、方、穴、术”各环节的完美结合，探索针灸配穴和针刺手法的应用规律，从而达到最佳疗效。总结形成了腧穴功效、腧穴配伍与针法相结合的针灸治法处方体系。包括郑氏脏腑经络证治针法配穴方、郑氏针灸“汗、吐、下、和、温、清、补、消”针法配穴方、郑氏家传经验针法配穴方、郑氏辨证针法配穴方。

（一）穴性和功能相结合的腧穴功效理论

郑氏根据家传临证多年体会，总结概括性地阐明了穴位的穴性与功能，并在常用及重要穴位后加了临证经验按语，如上脘、中脘、下脘穴，其穴性功效基本相同，都能治疗消化系统疾病，郑氏认为上脘偏于降逆和胃，可治胃气上逆之呕吐；中脘长于健脾助运，可疗脾失健运之纳差、疲乏、浮肿等症；下脘偏于肠道疾患，可治腹痛、腹胀、肠鸣、泄泻等症。并将其加注在穴位的

按语中，增强了穴位与病症的针对性，为后学者更准确地理解、掌握穴位的功效和临床应用提供了可靠依据。

（二）同一穴位取穴方法不同则治疗病症各异

郑氏在多年的临证实践中，总结出一些重要穴位在治疗不同的病症时，需要用不同的取穴方法才能取得好的疗效，因此在《针灸集锦》及《郑氏针灸全集》著作中有详尽的记载和描述，使其宝贵的临证经验得以传承。如合谷穴，郑氏认为取穴法有三种：①拇、食二指并拢，在拇、食二指之间虎口纹头上，针沿食指侧直刺；②拇、食二指张开，在虎口上赤白肉际凹陷中，针向两掌骨间近端斜刺；③握拳在第二掌指关节与第一掌骨腕端连线的中点，直刺透劳宫。并在按语中说明了不同取穴法的主治病症：合谷有较好的解表退热和通经镇痛作用。治疗相当广泛，但由于取穴和刺法不同，其适应证亦随之有别。上述第一种针法，属于常规用穴法，正如《四总要穴歌》中“面口合谷收”之句，为后世治疗头面部疾病的依据。配风池治疗发热汗不出。配下关治疗上牙痛。配太冲古称“四关穴”，有开窍醒神之功，故可治疗手足抽搐、小儿惊风、中风昏迷、口噤不开等。第二种针法，是郑氏治疗狂躁型精神病的经验用穴法。进针后施以赤凤摇头手法，可立即使患者出现抑制状态，起到较理想的镇静作用。第三种针法常用于治疗鹅掌风。

（三）临证处方精妙，力专而效宏

郑氏临证处方以腧穴功效与手法并重，取穴少而精，提倡要对症选取特效穴，取穴少而精，将郑氏特色手法巧妙地与穴位结合，以提高疗效，大部分处方不外3 ~ 5穴（详见本章第二节郑氏针灸治法处方体系）。如治疗冠状动脉粥样硬化性心脏病时主穴以内关为主，针刺时将针刺入穴内，施以温通针法，必须使针感传向心胸部，以降气宽胸，活血通络，宁心安神，具有促进血液循环、调节心脏功能的作用；治疗风寒表证，采用汗法原理取穴风池、大椎、合谷等，运用烧山火手法以达发汗解表、祛邪外出之功效。郑氏在临床上用温通针法治疗时，采用最多的穴位为风池，辨证清楚后，先取主穴，以“温通”针法作为主要操作手法，配穴手法依据患者具体病情进行施治，临证治疗各种疑难病症，疗效满意。治疗小儿脑瘫，主穴以风池、百会、绝骨等穴为主，施以温通针法，不留针，配穴手法依患者病情而定；治疗嗅觉障碍以风池穴为主，施行温通针法，使针感传至鼻部；治疗周围性面瘫的主穴为患侧风池、健侧合谷穴，在此穴行温通针法致患侧面部产生热感守气，再施以配穴手法；临证均取得良好疗效。

四、郑氏针刺手法体系

（一）郑氏传承创新针刺手法（郑氏针法临床特色诊疗技术）

在古典针刺基本手法基础上形成的郑氏家传针刺手法，主要包括了二龙戏珠法、喜鹊登梅法、金钩钓鱼法、白蛇吐信法、怪蟒翻身法、金鸡啄米法、老驴拉磨法、鼠爪刺法共八种针刺手法的操作技巧和临床主治与应用。

郑氏对古典基本针法的传承发展与创新：郑氏在揣穴、进针、行针候气、守气等几个方面，有独特的临证实践经验，特别注重双手操作，重用左手。总结出：左手揣穴，右手辅助；右手进针，左手候气；左手关闭，气至病所；以及“守气法”“关闭法”等一整套双手操作，重用左手的针刺方法。提出了分拨、旋转、摇滚、升降等“揣穴法”。

郑氏对古典针刺补泻手法发展应用，主要体现在对《金针赋》所载治病八法（烧山火、透天凉、进气法、留气法等）、进火补法、进水泻法、热补针法、凉泻针法的操作技巧、取热取凉效应、临床应用的传承创新与发展。

创新形成具有独特理论体系和手法特点的创新手法，主要以温通论和以此为基础形成的温通针法（过眼热、穿胛热、通督热、周天热等）。

（二）传统古典针法的应用与发展

1. 基本手法

包括揣穴法、进针法、行针候气法、守气法。

2. 单式补泻

包括迎随补泻、呼吸补泻、徐疾补泻、捻转补泻、营卫补泻、开阖补泻、虚实补泻、平补平泻。

3. 复式补泻

包括烧山火、透天凉、阳中隐阴、阴中隐阳、进火补法、进水泻法、进气法、留气法。

4. 飞经走气四法

包括青龙摆尾、白虎摇头、苍龟探穴、赤凤迎源。

第二节　郑氏针灸治法处方体系

郑氏针法强调腧穴配伍与针法相结合，郑氏认为针灸只要辨证清楚、配穴得要、手法精练，可以达到汗、吐、下、和、温、清、补、消的治病目的，并在针灸治病八法的基础上形成了郑氏腧穴配伍与针法相结合的理论治法处方体系。

一、郑氏脏腑经络证治针法配穴方

疾病的发生和发展，临床证候的表现虽然错综复杂，但究其原因，则不外乎脏腑、经络功能的失调。针灸治病，就是根据脏腑、经络学说，运用“四诊”“八纲”的辨证方法，将临床上各种不同的证候加以归纳分析，以明确疾病的部位，是在经、在络、在脏、在腑、在表、在里；病症是属寒、属热、属虚、属实。在此基础上进行配穴处方，决定是针、是灸、是补、是泻，以通其经脉，调其气血，使脏腑功能平衡协调，而达到治愈病证的目的。

（一）肺和大肠

1. 肺

肺在胸中，其主要功能是“主气”调节呼吸。

（1）风热犯肺，肺气失宣，引起发热，鼻流浊涕，咳喘气逆，鼻煽，喉痹，胸痛，取肺俞、大椎、尺泽、列缺，用透天凉法，留针 20 ~ 30 分钟，少商点刺出血，以清热宣肺，疏经止咳。

（2）风寒犯肺，引起发热恶寒，鼻塞流涕，咳吐稀痰，取风池、大椎、肺俞、列缺、合谷，用烧山火法、以祛风散寒，宣称止咳。

（3）肺气虚，咳喘无力，气短自汗，灸中府、膻中，补太渊，以补益肺气，平喘止咳。

（4）肺阴虚，阴液不能濡肺，咳痰带血，咽干，声音嘶哑，取中府、肺俞、太渊、列缺、照海，用补法，以滋阴润肺，化痰止咳。

（5）气血郁滞，肺经“下循臑内”的经络不利，上臂内侧前缘疼痛，取云门、天府、侠白、孔最，用平补平泻法，以理气活血，疏经止痛。

2．大肠

大肠在腹腔，上接阑门，下接直肠和肛门，其主要功能是吸收水液、排泄糟粕。

（1）寒邪侵及大肠，吸收水液的功能失调，引起腹痛、泄泻、肠鸣，取天枢、曲池、上巨虚，用补法或灸 10 ~ 20 分钟，以温中助运，散寒止痛。

（2）热邪侵及大肠，导致大便秘结或里急后重，取大肠俞、天枢、曲池、上巨虚，用凉泻法，留针 20 ~ 30 分钟，以润肠通便，泄热止痛。

（3）久泻久痢之虚证，取中脘、天枢、气海、会阳、上巨虚，用补法，以补中益气，升提下陷。

（4）因邪热上冲，引起头痛、咽喉肿痛，口噤不开，牙痛颊肿，鼻衄而不闻香臭，取迎香、合谷、列缺，用凉泻法，留针20～30分钟，商阳点刺出血，以清热保津，消肿止痛。

（5）寒湿侵袭，大肠之经气不利，肩前、上臂痛和食指疼痛，麻木不用，取肩髃、曲池、手三里、合谷，用烧山火法，以散寒利湿，疏经止痛。

肺和大肠相表里，如肺失清肃，津液不能下达，引起的大便秘结，取太渊、偏历、尺泽，用补法，以补益肺气，养阴通便。大肠实热，大便不通，影响肺气肃降，也可引起胸膈满闷，气逆而喘，取合谷、列缺、大肠俞、天枢、丰隆，用凉泻法，留针20～30分钟，以疏调大肠，通便降逆。

（二）脾和胃

1．脾

脾在腹中，其主要功能是“主运化”，为“气血生化之源”，又主“统血”。

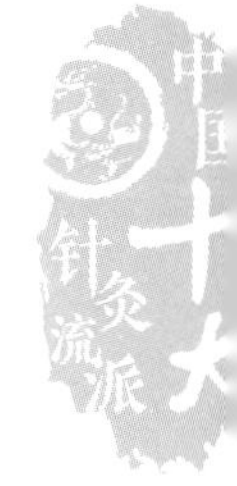

（1）脾气受损，不能运化，导致呕逆，腹胀，便溏，四肢不温，取脾俞、章门、中脘、阴陵泉、太白，用补法，留针10～20分钟，以健脾益气，和中助运。

（2）湿热内蕴，脾失健运，引起中焦痞满，腹胀恶心，肢体困重，取中脘、脾俞、天枢、足三里、商丘、内关，用凉泻法，留针 20 ~ 30 分钟，以清热利湿，通调脾胃。

（3）脾虚不能统血，导致妇女月经过多或崩漏不止，取隐白、三阴交、行间、膈俞，用补法，以健脾益气，升阳摄血。

（4）脾湿内困，身体沉重，取阴陵泉、公孙，用烧山火法，以健脾利湿，温阳助运。

（5）寒湿阻经，股、膝内侧肿痛、厥冷，及大趾麻木不用，取血海、阴陵泉、三阴交、商丘、太白，用烧山火法，以利湿散寒，疏经止痛。

2. 胃

胃在膈下，上接食道，下通小肠，其主要功能是受纳、腐熟、消化水谷，为“后天之本”。

（1）饮食不节，胃的和降功能失常，导致呃逆呕吐，脘腹胀痛，取中脘、足三里、内关、公孙，用平补平泻法，留针 20 ~ 30 分钟，以和中健胃，止呕镇痛。

（2）热邪犯胃，可见消谷善饥，口渴引饮，取中脘、足三里、内关，用凉泻法，以清热养阴，和中益胃。

（3）风寒伤及面部足阳明经之络、引起口眼㖞斜或面肌拘急瞤动，取风池、下关、地仓、颊车、合谷，用烧山火法，以祛风散寒，舒筋活络。

（4）胃火上炎，经脉气盛，发热，鼻衄，唇疹，咽喉、齿龈肿痛，取厉兑点刺出血，冲阳、内庭、下关、颊车、人迎，用泻法，以清热泻火，消肿止痛。

（5）风寒外侵，经气不利，股、膝、胫前面，足背等处皆痛，中趾麻木不用，取髀关、伏兔、阴市、足三里、内庭，用烧山火法，以祛风散寒，疏经止痛。

脾胃相表里，胃气以降为和，脾气以升为顺，两者共同完成升清降浊的生理功能，如脾的运化失常，常见食后饱满，消化不良等胃纳不佳症；如胃的功能失常也常见腹胀泄泻等脾失运化之症，所以都可以取中脘、足三里、公孙，用补法，留针 10 ~ 30 分钟，以健脾益胃，和中助运。

（三）心和小肠

1. 心

心在胸中，其主要功能是“主血脉”和“藏神”。

（1）心主血脉的功能不足，可见心悸气短，血脉空虚，面色苍白无华，脉细无力或结代不整，取心俞、巨阙、神门，用补法，留针 10 ~ 20 分钟，以补益气血，养心安神。

（2）痰火上攻，扰动心神，导致狂躁不眠，神昏谵语，喜笑不休，取巨阙、内关、神门、丰隆，用凉泻法，留针 20 ~ 30 分钟，以祛痰降逆，清心安神。

（3）心火上炎，引起烦躁不安，舌尖糜烂，咽喉肿痛，口渴欲饮，取天容、神门，用凉泻法，留针 20 ~ 30 分钟，少冲、少泽点刺出血，以清心泻火，消肿止痛。

（4）心经蕴热，掌中热痛，取少海、神门，用泻法，少府点

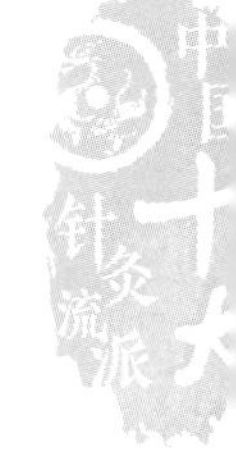

刺出血，以清热养阴，疏经止痛。

2．小肠

小肠上接胃的幽门，下连大肠的阑门，其主要功能是泌别清浊。

（1）热邪伤及小肠，泌别清浊的功能失常，引起小腹痛，尿血或小便短赤，取小肠俞、水分、关元、小海、下巨虚，用凉泻法，留针 20 ~ 30 分钟，以清热止痛，分别清浊。

（2）寒邪伤及小肠，泌别功能失常，导致肠鸣泄泻、小腹痛、疝气，取天枢、关元、水道、下巨虚，用热补法或灸 20 ~ 30 分钟，以温散寒湿，和肠止痛。

（3）热犯小肠，耗伤津液，耳聋，颊、颈、颔、咽喉肿痛，取小海、腕骨、后溪、天容，用泻法，以清热保津，消肿止痛。

（4）风寒侵袭，经气不利，颈、颔肿痛，不能回顾，肩、臑、肘、臂外侧后缘皆痛，取臑俞、天宗、小海、支正，用烧山火法，以祛风散寒，疏通经络。

心和小肠相表里，如心火过亢，可移热于小肠，引起小便短赤，灼痛、尿血，取少冲、少泽点刺出血，神门、支正、关元，用凉泻法，以清心泄热，利尿通便；如小肠有热，引起心火亢盛，出现心中烦热，口舌糜烂，取天容、腕骨、通里，用凉泻法，留针 20 ~ 30 分钟，少泽、少冲点刺出血，以清热降火，养阴除烦。

（四）肾和膀胱

1．肾

肾在腰部，其主要功能是主“水”和“藏精”。

（1）肾的气化功能失常，水液代谢障碍，导致小便不利，水肿，取肾俞、中极、阴谷、复溜，用热补法，留针 20 ~ 30 分钟，以培元益肾，温阳利尿。

（2）肾水不足，可见口热咽干，心烦咳血，取照海、然谷、神封，用补法，列缺用泻法，以清热保津，滋阴固肾。

（3）肾阳虚，藏精的功能失调，导致腰痛腿软，遗精阳痿，形寒肢冷，取肾俞、上髎、京门、关元、三阴交，用补法，以温肾壮阳，培元固本。

2．膀胱

膀胱在小腹，其主要功能是“藏津液”和排泄尿液。

（1）热邪伤及膀胱，气化不利，引起小便癃闭不通，取中极、膀胱俞、秩边、委中，用凉泻法，至阴点刺出血，以清热利尿，疏调膀胱。

（2）膀胱气化不足，失去约束能力，可见遗尿或尿频，取中极、阴谷、三阴交、至阴，用补法或灸法，以培补肾气，约束膀胱。

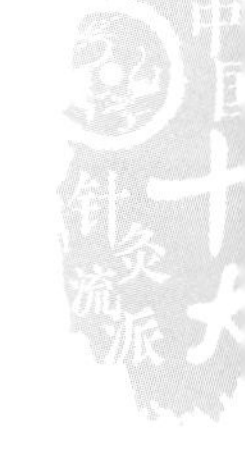

（3）太阳中风，发热恶寒，头痛鼻塞，目痛项痛，取天柱、风池、风门、申脉、京骨、后溪，用平补平泻法，以驱散表邪，疏经止痛。

（4）寒湿偏胜，经络瘀阻，腰脊及下肢后面疼痛，屈伸不利，小趾麻木不用，取肾俞、关元俞、秩边、环跳、委中、承山、昆仑，用烧山火法，以祛寒利湿，理气通络。

肾和膀胱相表里，如肾气不足，不能固摄津液，可引起遗尿或尿失禁，取京门、太溪、飞扬，用补法，或灸法以温肾纳气，培元摄精。如湿热蕴结膀胱，气化不利，除尿频、尿急、尿痛外，也常见腰脊酸痛，滑精等肾关不固的病症，取中极、膀胱俞、京骨、大钟，用泻法，留针 20 ~ 30 分钟，以清热止痛，固肾利湿。

（五）心包和三焦

1．心包

心包在胸中，护于心脏之外，其主要功能是“代心行事”。

（1）热邪内陷，痰蒙心包，引起意识模糊，神昏谵语，取曲泽、内关，用凉泻法，中冲点刺出血，以清热开窍，宁心安神。

（2）老人心气虚，可见心悸胸闷，心痛气短，取膻中、厥阴俞、间使、大陵，用补法，以养心安神，理气止痛。

（3）相火内动，烦心，心痛，心跳大动，喜笑不休，面赤，取内关、大陵、间使，用泻法，以清热泻火，宁心止痛。

（4）热邪循经，经气不利，腋下肿痛，胸胁支满，臂肘挛急，手心热，取天池、天泉、尺泽、郄门、内关，用泻法，以清热祛邪，消肿止痛。

2．三焦

三焦是上、中、下三焦的总称，其主要功能是“气化”和“通调水道”。

（1）三焦气化功能失常，引起水道不利，水液潴留，肌肤肿胀，气逆腹满，小便不通，取三焦俞、石门、委阳、支沟，用凉泻法，以清热利尿，疏调三焦。

（2）热邪上攻，引起暴聋，耳后及喉、颊肿痛，取液门、支沟、翳风、耳门，用凉泻法，以清热降逆，开窍聪耳。

（3）风寒侵袭，经气不利，肩、臂、肘外皆痛，无名指麻木不用，取天髎、肩髎、天井、四渎、天宗、外关、中渚，用烧山火法，以祛风散寒，疏通经络。

心包和三焦相表里，如外感后期，热入心包，可引起神昏谵语，夜热不眠或昏睡不醒，取内关、中冲、大陵、厥阴俞、三焦俞、关冲，用凉泻法，以清心开窍，泄热养阴。如邪入心包，神志被蒙，影响到三焦气化失常，兼见小便失禁或尿闭，加配外关、委阳，用平补平泻法，留针 10 ~ 30 分钟，以清心醒神，通调水道。

（六）肝和胆

1．肝

肝在胁肋，其主要功能是“主筋”“藏血”和“主疏泄”。

（1）肝藏血的功能虚衰，血不养肝而生风，引起眩晕，抽搐、震颤、拘挛，取肝俞、三阴交、太冲、合谷、间使，用平补平泻

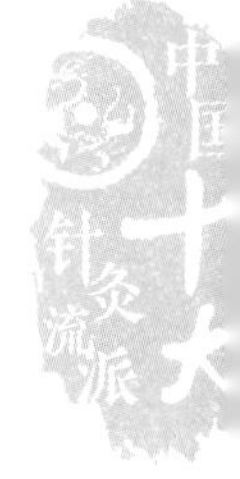

法，以养血息风，平肝安神。

（2）肝气郁结不舒，引起胸胁胀闷，两胁下痛，呃逆干呕，善怒，善太息，精神不畅，喉中梗阻，取肝俞、期门、行间、阳溪，用平补平泻法，以理气活血，疏肝解郁。

（3）肝阳上亢，引起头痛、眩晕、目赤肿痛、烦躁易怒，取瞳子髎、风池、太冲、神门、大敦，用凉泻法，以清泻肝火，滋阴潜阳。

（4）风寒湿侵及肝经，引起少腹冷痛，疝气，睾丸偏坠胀痛，取四满、曲泉、行间，用热补法，大敦灸 10 ~ 20 分钟，以暖肝温经，散寒利湿。

2. 胆

胆附于肝，其主要功能是“贮藏与输出胆汁”。

（1）湿热伤及胆腑，排泄输出的功能失常，引起口苦、咽干、偏头痛、眩晕、胁肋胀满疼痛，取风池、瞳子髎、头维、颔厌、日月、足临泣，用凉泻法，以清热利湿，疏经泻胆。

（2）胆虚引起胆怯惊恐、虚烦失眠，取风池、百会、侠溪、丘墟、照海，用热补法，以温经壮胆，健脑安神。

（3）邪客少阳，寒热为疟，发冷、发热，头、颔、缺盆、胸胁痛不能转侧，口苦，好叹气，取大椎、风池、肩井、液门、足临泣，用平补平泻法，以扶正祛邪，疏调少阳。

（4）风寒侵袭，经气不利，髀、膝、胫外侧与外踝皆痛，四趾麻木不用，取环跳、风市、膝阳关、阳陵泉、悬钟、侠溪，用烧山火法，以祛风散寒，疏经止痛。

肝和胆相表里，如湿热伤肝，疏泄功能失常，常熏蒸胆汁外溢，可引起口苦、胁痛、黄疸；如胆汁郁滞不通，影响肝之疏泄时，也可出现上述症状，都可以取肝俞、胆俞、期门、日月、中脘、阳陵泉、丘墟、太冲、蠡沟，用凉泻法，留针 20 ~ 30 分钟，以清热利湿，疏调肝胆。

以上介绍了十二经、脏腑、经络病的配穴和针灸方法，但尚有二经和三经同病，临症时应四诊合参、仔细推敲，正确辨证，不能挂一漏万。如肾气不足，不能摄纳肺所吸之气，可引起气喘、气急、呼吸困难不得卧，取百劳、肺俞、膏肓、膻中、神封、列缺、照海，用补法，以培元益肾，肃肺平喘。肝的疏泄功能失常，影响脾胃的升降、运化，形成“肝胃不和”或“肝脾不和”，可引起气郁不舒、胸胁痞满，食欲不振、食后腹胀，取肝俞、脾俞、胃俞、中脘、期门、足三里、三阴交，用平补平泻法，以疏肝理气，健脾和胃。

二、郑氏针灸“汗、吐、下、和、温、清、补、消”八法针法配穴方

郑氏临床诊断注重“四诊合参”，临床辨证治疗注重八纲辨证，结合历代传承临床经验，创立了汗、吐、下、和、温、清、消、补的“针刺治病八法”理论与针法配穴处方，确立了针灸治病的辨证思维及临证施治手法，使辨证、选穴、手法有机结合，为后世学者的学习和实践提供理论依据。

（一）汗法

1. 发散风寒

取风池、大椎、身柱、风门、合谷、后溪，用烧山火法，使其产生热感发汗，主治感冒，头痛，恶寒，发热无汗，脉浮紧的表寒证。鼻塞流涕，配上迎香、迎香、列缺，用平补平泻法，以祛风开窍。

2. 清透表热

取大椎、陶道、身柱、肺俞，用丛针扬刺法，刺之出血；列缺、合谷用透天凉法，使其产生凉感发汗，主治感冒发热，咳嗽痰喘，脉浮数有力的表热证。如目窜面青，神昏不安，痰涎壅盛，配百会、印堂、人中、少商、商阳、中冲用点刺法出血，以清热宣肺，祛痰开窍。

3. 注意事项

在大吐、大泻、大失血之后不可用汗法；气虚、阴虚患者，必要用汗法时，可先针足三里补气，或照海滋阴，然后再行发汗，以达到祛邪而不伤正的目的。

4. 典型病案

验案 1. 中暑（暑湿伤表型）

郝某，男，31 岁，农民，1937 年 7 月 15 日初诊。

患者在农田里干活，突然中暑昏倒，抬回家中。

初诊：醒后患者头重剧痛，肢体酸困重痛，身热恶寒，有微汗，胸闷腹胀，恶心想吐吐不出，舌苔厚腻，脉滑。此乃暑湿伤表，肺气不得宣降，治宜发汗宣肺，祛暑化湿。

针风池、百会、大椎、列缺、合谷、足三里，用烧山火法，使患者全身出汗，出汗后约一个半小时，身热恶寒、全身重痛逐渐消退。

复诊：第二天，患者仍感疲乏无力，脘腹闷胀，不思饮食，大便溏泄，辨证系湿热内蕴，升降失职，采用和中健胃，清暑利湿之法，针中脘、天枢、气海、足三里，用平补平泻法，留针20分钟。每日1次，针治3次，脘腹闷胀等症状均消失。为了巩固疗效，又针曲池、足三里2次而愈。

医案解读

《素问·阴阳应象大论》曰："其在皮者，汗而发之"。《医学入门》曰："汗，针合谷入二分，行九九数，搓数十次，男左搓、女右搓，得汗行泻法，汗止身温出针……"针灸治病之"汗法"就是遵循其旨，利用针刺手法与经穴的配合，开泄腠理、发汗祛邪治疗表证的方法。本案先以暑湿伤表为主，故用烧山火法，针风池、百会、大椎、列缺、合谷、足三里，促其出汗，以祛暑湿；汗出后身热恶寒得解，湿热内蕴为主，用和中利湿之法以调之，针中脘、天枢、气海、足三里，用平补平泻法，而病愈康复。

验案2. 高热（风热犯肺，内陷心包）

徐某，男，8岁，学生，1938年4月12日初诊。

高热（体温 40.3℃）惊厥，阵发性抽搐 1 天多，头痛，咽喉肿痛，咳嗽，有时神昏、谵语，脉浮数，辨证系风热犯肺，内陷心包。采用泄热醒神，疏风清肺之法，针风池、大椎不留针，人中、尺泽、内关、合谷用透天凉法，使患者全身出汗，留针 30 分钟，出针后患者抽搐停止。5 个小时后，高热退至 37.1℃。第 2 天，患者自诉身上舒服多了，但仍有头痛、咽痛、咳嗽。体温 38℃，又针风池、大椎、陶道、肺俞用凉泻法，不留针，尺泽、合谷用凉泻法，留针 30 分钟，每日 1 次，连续针治 5 天病愈。此证以热陷心包，扰动心神为主，用透天凉法泄高热，醒心神，抽搐自止。

（二）吐法

1．涌吐风痰

取天突或旁廉泉用导痰法。即以左手拇指或食指紧按天突穴，候至患者作呕时，速刺天突穴，欲使其激起内脏反射作用，上涌作呕，即可将顽痰涌出，如不能将顽痰涌出再以左手拇指和食指紧切左右廉泉穴，候至患者作呕时，用指切速刺法针右旁廉泉速刺速出，再作呕时，再速刺左侧旁廉泉。欲使其激起内脏反射作用，上涌作呕，即可将顽痰涌出。如患者极力作呕，口吐黏液，而痰仍不能顺利涌出时，急将患者扶起，医者两手用力撑肋，拇指紧按两侧肾俞穴，就可以促其患者将顽痰涌出，主治中风闭证和小儿惊风，所致痰阻咽喉，不能吐出的险症。如中风不语，配风府用凉泻法，针时让患者喊“一、二”，金津、玉液用“金钩钓鱼”法（用速刺法进针 2 ~ 5 分，找到感觉后，拇指向前捻，用针尖拉着有感觉的部位抖提几次），能起到清热开窍，诱导说话的作用。

2．通结催吐

取中脘、幽门用催吐法。即以左手中指紧按中脘穴，右手持针刺入八分，找到感觉用关闭法，是中指压在针的下方，其他四个手指压按在左右两侧（称为“五穴取一”），右手持针的针尖和左手压按的指力，随其出气向胸部努力推进1分，随其入气左手减轻压按将针尖提退1分，反复操作几次，使感觉向上传导，欲使其气向上攻，激发内脏反射作用，上涌作呕，急速将针拔出。就可以将胃脘停留难以消化的食物呕吐而出。如患者仍不能呕吐时，急用左手食、中二指压按左右幽门穴，其他手指压按在左右两侧，候患者作呕时，速刺右侧幽门，再作呕时，再速刺左侧幽门，即可促其患者呕吐。主治食物中毒或宿食停滞、壅塞胃脘、欲吐不出的险症。如肝郁气滞，胸脘隐痛，两胁胀满，呃逆厌食，配期门、行间用凉泻法，中脘、足三里用平补平泻法，以疏肝理气。

3．注意事项

年老体弱、慢性病、妊娠期、产后、大失血后、气虚、气短、哮喘患者都不能用吐法。

4．典型病案

验案1．癔症（肝风内动、风痰上扰型）

蒋某，女，31岁，1954年5月6日急诊。

神昏不语两天。3 天前，患者气恼过甚，昏倒街道，牙关紧闭，口眼歪斜，不省人事，注射强心剂及葡萄糖等无效，水米不下。

初诊：检查：患者两手扪胸，以手指喉，口流黏液尺许，两目直视，举手作欲语状，但不能出声，舌已缩至喉间，舌尖向下弯，仅看到一横指许，四肢厥冷、不能动转，全身知觉消失，喉中痰声如锯，不能下咽、亦不能吐出，两手脉搏皆无，面色青紫，眼球凸出，瞳孔散大，用强光直射，不能反应。西医诊断为癔症。此乃怒气伤肝、肝风内动、风痰上扰、阻塞清窍。治宜涌吐顽痰，祛风开窍。

取穴及刺法：先取傍廉泉，用导痰法（以拇指食指紧切左右两穴，候至患者作呕时，点刺右穴。经刺右廉泉穴后，患者作呕，但未吐出黏液，复刺左穴，患者呕力很大，但喉中堵塞，仍未吐出，休息 5 分钟，再点刺天突穴，同时切紧左右廉泉；患者努力作呕，黏液流出很多，急将患者猛力扶起，先以两手用力撑肋，复以右手拇指食指努力切紧肾俞穴，始吐出大量痰液）。再休息 10 分钟，又点刺风池、哑门，针时让患者喊“一、二”，欲使其舌上翘发音。复泻合谷、少商，针后患者即张口想言，唯音哑喉干，不能出声，以手指喉作式，又指小腹，体会其意：喉间所堵之物已下降。此时患者瞳孔即恢复正常，向大夫点头欲笑。

复诊：5 月 7 日复诊，又点刺风池、哑门、中脘、气海，患者当即说话，自述胸腹通畅，四肢运动自如，查其脉搏已转为正常，唯逆气打嗝，有时气闭，饮食咽物发堵。5 月 8 日三诊，又点刺肩井、照海而治愈。为了观察疗效，于5月10日、11日、15日又针治3次，情况良好，已恢复正常。1955年1月20日随访未复发。

医案解读

《素问·阴阳应象大论》篇曰："其高者，因而越之"。就是病邪在上，胸满脘胀的，应用吐法催吐急救的治疗法则。《医学入门》曰："吐，针内关入三分，先补六次，泻三次，行子午捣臼法三次，提气上行，又推战一次，病人多呼几次，即吐……"针灸治病之"吐法"就是遵循其旨，利用针刺手法与经穴的配合，催吐，引导有害物质吐出的方法。本案证属痰厥，系怒气伤肝、肝风内动、风痰上扰、阻塞清窍所致。郑老临证时用导痰法针刺旁廉泉，欲使其激起内脏反射作用上涌作呕，使患者吐出大量痰液，复针泻合谷、少商，次日又点刺风池、哑门、中脘、气海，共奏涌吐顽痰、祛风开窍之功。三诊而愈。

验案2. 食停胃脘

郑某，男，20岁，1938年11月13日初诊。

患者与人打赌吃花生米，连续吃了超过0.5kg，即脘腹胀痛不能忍受，躺在床上翻滚，并说胸部堵闷想吐，但吐不出。检查时患者面色时红时白，痛苦病容，腹胀如鼓，拒按，脉洪大。当即针双内关，用关闭法，使针感传到前胸，不留针，接着用催吐法针中脘，左手中指压在穴位的下方，其他四指排开压在左右两侧，进针得气后，右手持针继续顶着感觉，左手加大压按的指

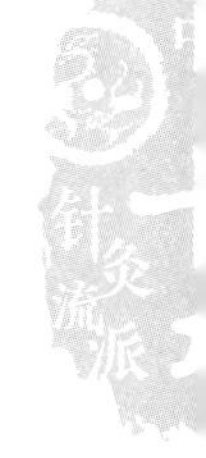

力，双手配合随呼吸向胸部推按（呼气时向胸部推按，吸气时减轻压），反复操作，激起内脏反射，患者开始上涌作呕，将针拔出后。即开始连续呕吐，吐出大量不消化食物，其中有花生米。

（三）下法

1. 泄热通便

取大肠俞、天枢、丰隆、足三里用凉泻法，使其产生凉感下泻，主治胃肠积热，腹痛拒按，大便秘结，脉数有力的实热证。如年老体衰、气血亏耗、肠失润养的阴虚便秘，则取支沟透间使用泻法，次髎、三阴交、照海用补法，以清热养阴，润肠通便。

2. 清肠导滞

取中脘、天枢、气海、曲池、足三里用凉泻法，使其产生凉感通便，主治湿热阻滞、腹痛便秘或下痢赤白、里急后重、脉滑数的湿热症。如小儿食积痞块，取上脘、中脘、建里用平补平泻法不留针，取三关穴用点刺法出血，以健脾助运，消积化滞。

3. 注意事项

表邪未解，妇女妊娠、产后、大出血不能用下法。年老体衰以及虚弱患者应慎用，或攻补兼施。

4. 典型病案

验案 1. 便秘（阳明积热型）

孔某，男，30 岁，工人，1948 年 5 月初诊。

患者因嗜食辣椒，大便秘结，常三四天排便 1 次，排出费力，伴头痛头胀，恶心已2年。

初诊：检查：腹部胀满，脐周围压痛，舌质红，苔黄燥，脉数有力。证系频食辛辣，阳明积热，耗伤阴津，大肠失润，腑气不通。治宜清热保津，泄热通便。

先针大肠俞用凉泻法，使凉感传到腹部，不留针，天枢用凉泻法，使凉感传到会阴部，配曲池、上巨虚用凉泻法，使凉感传到手指和足趾，留针30分钟，起针后40分钟即排便，但粪便干硬，外夹有水液。

复诊：隔日针1次，连针5次后，大便通畅，头痛、恶心等症也随之消失，随访3个月未复发。

医案解读

《素问·针解》曰："满而泄之者，针下寒也，气虚乃寒也……邪胜则虚之者，出针勿按……刺实须其虚者，留针阴气隆至，乃去针也。"针灸治病之"下法"就是遵循其旨，利用针刺手法与经穴的配合，泄热导滞，排除肠胃积结，通便止痛，推陈致新的方法。本案证属热结便秘，系频食辛辣，阳明积热，耗伤阴津，大肠失润，腑气不通所致。郑老临证时以针刺凉泻法先针主穴大肠俞、天枢，2穴合用为俞募配穴，以疏通大肠腑气。腑气通则传导自能恢复正常。针天枢时，针尖略向下斜刺，使针感向下腹部扩散，患者小腹有下坠感；大肠俞直刺，使局部酸胀，针感向骶髂关节放散。配支沟、曲池、足三里用凉泻法，使凉感传到四肢末端。支沟为三焦经之经穴，三焦得通，津液下达而胃气得和，腑气自调；曲池、足三里为手、足阳明之合穴，以泄热保津。腑气通调，大便可通。如腹部触诊，无腹胀、痞块、硬结，并不下坠，虽数日大便不解者，不可滥用泻法，以免正气受损。

验案 2. 尿闭（湿热下注膀胱，气机阻滞）

戴某，男，64 岁，1938 年 12 月 20 日初诊。

小便淋漓疼痛 2 日，欲便不得，小腹胀痛、隆起、拒按、口干、苔黄、脉弦数。辨证系湿热不化，下注膀胱，气化失调，气机阻滞而成。采用通调水道，疏利膀胱之法。针水道、三阴交、涌泉用泻法，留针 15 分钟。用左手掌心压在肚脐上，中指压在中极穴上，随患者呼吸，用手掌向下推按，逐渐加力，操作 2 分钟，即有少量尿液排出，右手持针从中极向耻骨方向斜刺 0.5 寸，用提插泻法，出针后小便即自行排出，第 1 次针后，小腹胀痛减轻，共针 3 次病愈。

（四）和法

1．和解少阳

取大椎、陶道、身柱、液门、外关透内关、侠溪用阳中隐阴法，使其先热后凉，主治外感病，邪传半表半里，出现寒热往来，胸胁苦满，口苦咽干，心烦喜呕证候。如疟疾，在发作前 1 ~ 2 小时取大椎、陶道、身柱，针后加灸 10 ~ 20 分钟，能起到扶正截疟的作用。

2．疏肝理气

取神封、上期门、膻中、膈俞、肝俞，用平补平泻法，支沟、阳陵泉留针 10 ~ 20 分钟，主治肝气郁结的胸胁胀痛。如肝阳上亢，头痛、眩晕、失眠，取百会、印堂、神门、三阴交用平补平泻法，留针 20 ~ 30 分钟，有平肝潜阳，养阴安神的作用。肝气下滞，出现疝气、偏坠、睾丸抽痛，配大敦针后加灸 10 ~ 20 分钟，照海、中都用平补平泻法，留针 20 ~ 30 分钟，有疏经活血，行气止痛的功能。

3．和血调经

取气海、关元、气穴、合谷、三阴交，用平补平泻法，留针 10 ~ 15 分钟，使其产生胀感，主治妇女月经不调、闭经、痛经等症。如痛经，取关元、归来、三阴交，用平补平泻法，留针 20 ~ 30 分钟，有疏肝理气，活血止痛的作用。

4．注意事项

表邪未解或邪热传里均不能用和法。和法用于病邪既不在表，又不在里，而在半表半里之间。此外和法还能调和气穴、调和肝胃、调和阴阳，使机体达到平衡，是符合古人所谓“平则不病”的道理的。因此，和法在针灸的应用方面是最广泛的。

5．典型病案

验案 1. 呃逆（肝郁不舒，胃气上逆型）

肖某，女，42 岁，干部。1979 年 8 月 2 日初诊。

患者呃逆频繁 2 个月，素有神经官能症，经常失眠已 2 年。2 个月前因事不遂心，突然呃逆不止，约 2 小时自行缓解，近来症情加剧，连续发作不止。

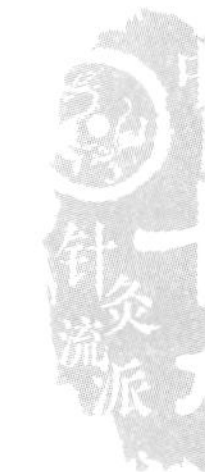

初诊：患者“呃呃”连声，每次发作约2小时，每天发作4～5次，难受不堪，发作后精神疲倦。白天工作紧张时呃呃声小，有时暂停，晚上加剧，呃呃不断，不能入睡。检查：心、肺、肝、脾均正常，腹部平软，无压痛。呃呃连声不止，呃声响亮，膈俞穴处有明显压痛。舌质红，舌苔黄，脉弦细，76次/分。西医诊断为膈肌痉挛；中医证系肝郁不疏，胃气上逆。治宜疏肝解郁，和胃降逆。

取膈俞、肝俞，用平补平泻法，不留针，期门、中脘、天枢、足三里、内庭，用平补平泻法，留针30分钟，呃逆暂停。每日针1次。

复诊：针治5次时，每天只发作呃逆1次，且呃呃声较前小，夜晚已能入睡5～6小时，针治12次时，呃逆连续2天未发作，停诊观察。同年12月23日随访，停诊后未再复发。

医案解读

《灵枢·经脉》篇曰：“不盛不虚，以经取之”。《灵枢·终始》篇曰：“阴盛而阳虚，先补其阳，后泻其阴而和之；阴虚而阳盛，先补其阴，后泻其阳而和之”，针灸治病之“和法”就是遵循其旨，利用针刺手法与经穴的配合，治疗气机逆乱，调理脏气、经气失和的方法。本案呃逆证，系肝郁不疏，胃气上逆所致。郑老临证时以平补平泻法先针主穴膈俞、肝俞，不留针，期门、中脘、天枢、足三里、内庭，用平补平泻法，留针30分钟，共奏疏肝解郁，和胃降逆之功。使逆乱、郁结之气散逸，经气得以保持通畅，呃逆之证痊愈。

验案 2. 面痛（肝阳上亢、风热上扰型）

褚某，男，80 岁，离休干部。2006 年 8 月 5 日初诊。

左侧三叉神经痛 10 余年，加重 7 天。患者于 10 年前出现左侧三叉神经痛，经治疗后好转，后每 2 年出现 1 次。患者 7 天前无明显诱因出现左侧面部疼痛，遂来就诊。既往患有冠心病 30 年。

初诊：查：左侧面部疼痛以面颊部及太阳穴为重，呈持续性发作，每次持续数 10 分钟，睡眠差，二便可，舌质淡，苔薄黄，脉浮。诊断：三叉神经痛。此乃肝阳上亢，风热上扰；治宜疏风清热，调和肝肾。

选穴治法：健侧合谷行凉泻法，使患侧面部产生凉感或走窜感，守气 1 分钟，留针。其次针患侧风池，行温通法，针尖向患侧，左手关闭风池穴下方，右手进针至皮下 0.8 寸左右，促使针感沿头侧至前额，守气 30 秒，不留针。头维、太阳、颧髎、下关、承浆、太冲、太溪。用平补平泻法，每日 1 次，每次留针 30 分钟。

复诊：共治疗 3 次，症状完全消失，停诊。

案：本病案因肝阳上亢，风热上扰清窍，气血异常，脉络失养所致。治宜疏风清热，行气活血，调和肝肾，补泻兼施。风池穴处于脑窍，是治疗肝火、肝风上扰头面的重要穴位，对气血异常所致头面疼痛效果明显，故临床常选风池穴治疗诸多头面部疾病，以行气活血，通利经脉、脑窍。此案取风池（患侧）行温通法，使经脉通利，气血健运，稽留之邪随血行而自灭。健侧合谷行凉泻法，以疏风清热，通利经络，调理气血。余穴行平补平泻法，以疏通经络，调和肝肾。诸穴合用，配以手法补泻兼施，相得益彰，面痛获愈。

验案 3. 奔豚（惊恐忧思，阴气上冲）

秦某，女，42 岁，1951 年 10 月 20 日初诊。

患者 1948 年因战乱惊吓，每夜做噩梦恐惧惊醒，1949 年 8 月开始觉得有一股气从小腹经胸膈向上直冲咽喉，有时腹痛、恶心、胸闷、昏厥，经常反复发作已 2 年。检查时精神不振，情绪郁闷，面色㿠白，无光泽，舌苔薄白，脉弦。辨证系惊恐忧思，损伤心肾，累及冲脉，而致阴气上冲，称谓奔豚气。采用扶正降逆、和中安神之法，针天突，将针弯成弓形，左手食指紧按针穴，右手持针弓背朝咽喉，不捻不转，沿气管和胸骨之间缓慢直刺 1.5 寸，膻中沿皮向下刺 1 寸，公孙、内关用平补平泻法，留针 30 分钟，针后患者自觉气已不上冲，咽喉也不堵闷。第 2 天诊时仍有噩梦害怕，又按上述穴位和方法针治 1 次，腹痛、恶心等症明显好转，改针百会、神庭、印堂、内关、三阴交用平补平泻法，留针 20 分钟，每周针治 3 次，针 15 次时症状完全消失，患者恢复了工作。1952 年 10 月 2 日随访未再复发。

（五）温法

1. 温中散寒

取上脘、中脘、建里、下脘、梁门、足三里或膈俞、肝俞、脾俞、胃俞，用热补法或留针加灸 10 ~ 15 分钟，使其产生热感，主治胃脘隐痛，得温则减，消化不良，脉沉缓的虚寒证。如胃脘剧痛，呕吐恶心，取内关、公孙留针 20 ~ 30 分钟，以疏调肝脾，镇痛止呕。

2. 温肾壮阳

取肾俞、关元俞、次髎用热补法，使腰部产生热感，主治腰痛腿软，脉沉细无力的虚寒证。如腰背剧痛，不能转侧，配委中、秩边、人中用热补法，留针 10 ~ 15 分钟，以散寒镇痛。

3. 温通经络

上肢取大椎、大杼、膏肓、肩髎、肩髃、曲池、外关、合谷、后溪，下肢取肾俞、关元俞、次髎、秩边、环跳、风市、阴市、阳陵泉、足三里、绝骨、解溪、申脉，按顺序由上而下针刺（“通经接气法”），用热补法或针后加灸 10 ~ 15 分钟，使其产生热感，主治瘫痪、痿软、风湿痹证。如下肢瘫痪，取环跳、风市、阳陵泉、绝骨，用热补法，使热感传到足趾，以温经活血，恢复功能。肩痛不举取天宗、肩髃、肩髎、天髎透肩井、条口透承山，用热补法，俗称“穿胛热”。能祛寒镇痛，舒筋利节。

4. 注意事项

实热证不可用温法。

5. 典型病案

验案 1. 不孕（寒邪侵袭，客于胞宫型）

朱某，女，28 岁，家属，1952 年 3 月 20 日初诊。

患者结婚5年未生育，丈夫健康。患者14岁月经初潮，1946年秋天游泳后小腹冷痛，腰腿酸痛，经期加剧，月经量少色黯。

初诊：检查小腹凉，关元处有压痛，舌质淡、苔薄白，脉沉细。证系寒邪侵袭，客于胞宫，治宜暖宫散寒，养血助孕。

针关元俞、次髎用烧山火法，使热感传到小腹，不留针，天枢、气海、三阴交用热补法，使热感传到小腹和足趾，留针20分钟，每周3次。

复诊：治疗到4月19日，针达12次时，月经来潮，血量血色正常，小腹冷痛明显好转。休息1周，继续按上述方法治疗到5月20日，月经未见来潮，亦无小腹冷痛、腰腿酸痛等症而停诊观察。7月1日告知，经化验已怀孕，1953年6月寄来一男孩照片留念。

医案解读

《素问·至真要大论》说："寒者热之""清者温之。"《灵枢·经脉》篇说："寒则留之"。《灵枢·九针十二原》篇说："刺寒清者，如人不欲行"（即急进，慢退）。针灸治病之"下法"就是遵循其旨，利用针刺手法与经穴的配合，消除沉寒阴冷、补益阳气的方法。本案证属宫寒不孕，系寒邪侵袭，客于胞宫所致。郑老临证时以针刺烧山火法先针主穴关元俞、次髎，使热感传到小腹，以温阳散寒、消除沉寒痼冷；配天枢、气海、三阴交用热补法，使热感传到小腹和足趾，留针，以温运气血；共奏暖宫散寒、养血助孕之功。故获良效。

验案2. 胸痹（胸阳不振，阴寒凝滞）

李某，男，52岁，工人。1952年1月5日初诊。

1947年冬天值夜班，一夜寒不可耐，第二天开始胸痛，胸闷气短，畏寒凉，冬天加重，夏天减轻，每年犯病，一年比一年重。当时胸痛及背，咳嗽不能平卧，有时心慌、出汗。检查面色苍白，慢性病容，抬肩呼吸，手足冰凉，舌苔白腻，脉滑。辨证系胸阳不振，寒邪侵袭，阴寒凝滞，结成胸痹。采用温痹振阳、散寒利湿之法，针肺俞、厥阴俞、心俞。用热补法，使温热感传到胸部，不留针，膻中灸10分钟，内关、公孙用热补法，留针20分钟，针灸后胸痛减轻，每日针灸1次，3次后胸痛基本消失，但仍喘息气短，改针百劳、大椎、肺俞、膻中、列缺、照海。用热补法，留针20分钟，每周2～3次，治疗13次时，症状完全消失，恢复工作。1953年1月10日随访未再复发。

验案3. 青盲症（气血不能上荣于目，目失所养）

张某，男，35岁，中学教员，1951年10月11日初诊。

视物不清半年。患病前患者工作特别紧张，白天讲课，晚上看书，5月2日晚上突然两眼辨不清字迹，自想可能是太疲劳，即卧床休息，但第二天症状如故，去同仁医院检查，诊断为“球后视神经炎”，服药效果不显。患者两眼不痛不痒，视力：右眼0.1，左眼0.08，舌苔薄白，脉细。辨证系视物过劳，耗伤气血，气血不能上荣于目，目失所养。采用温通脉络，活血明目之法。针风池用过眼热法，左手拇指押在针穴下方，其他四指排开押在针穴左侧，右手持针沿左手拇指指甲向对侧太阳斜刺，使热感传到眼底，不留针，内睛明用压针缓进法，瞳子髎、球后用平补平泻法，留针 20 分钟，每日 1 次，治疗到 10 月 25 日，针达 10 次时，视力明显好转，右眼 0.5，左眼 0.5。治疗到 11 月 10 日，针达 20 次时，视力恢复到右 0.8，左 0.7。改为每周针 3 次，治疗到 12 月 8 日，针达 30 次时，视力恢复到右 1.2，左 1.0，停诊观察到 1952 年 1 月 25 日，双眼视力保持在 1.0 以上。

验案 4. 肩凝症（外寒侵袭，凝结肩胛）

雷某，女，52 岁，居民。1952 年 12 月 15 日初诊。

患者 7 月暑天洗冷水澡受凉，出现左肩臂痛，不能抬举，不能穿衣，不能梳头，夜里疼痛加剧，不能入睡，天坛医院诊断为:“肩关节周围炎”，用“封闭疗法”治疗后，肩臂痛减轻，但仍不能上举，肩肱连动，活动受限，叉腰困难。辨证系外寒侵袭，凝结肩胛。采用散寒通络、舒筋利节之法，针天宗用穿胛热法，左手固定肩胛下部，拇指揣穴，押在针穴下方，右手持针沿左手拇指指甲从冈下肌下缘、向上斜刺 5 ~ 8 分，得气后推努守气，同时左手五指加重压力，向肩部推按，使热感穿过肩胛到肩关节及手指，肩髎、肩髃、手三里用温通法使热感传到肩胛，留针 30 分钟，出针后再针条口透承山，边操作边嘱患者活动患肩，针后，肩臂痛减轻，治疗 6 次后，肩臂痛消失，活动自如而停诊。

（六）清法

1．清热开窍

取百会、人中、承浆、十宣用点刺法出血，主治中风窍闭，中暑昏迷，小儿惊厥，热极神昏，癫痫，脏躁等证。如疯狂、脏躁，在痰迷心窍、精神失常、哭笑打骂、不识亲疏时，取内关、合谷用赤凤摇头法，人中、承浆、百会、巨阙、中脘、丰隆、太冲用凉泻法。留针 20 ~ 30 分钟，使其产生凉感，以息风降痰，清热开窍。

2．清热养阴

取尺泽、委中用三棱针点刺出血，排其血中毒热，主治霍乱腹痛，上吐下泻之急症。如呕吐不止，取内关用泻法，留针 20 ~ 30 分钟，能清热止吐，如吐泻之后，津液耗损，正气大亏，脉细无力的脱证，取气海、神阙灸 20 ~ 30 分钟，中脘、天枢、足三里用补法，以疏导气机，回阳救阴。

3．清热解毒

取风池、大椎、颊车、翳风、合谷用凉泻法，使其产生凉感，留针 20 ~ 30 分钟，少商、商阳用点刺法出血，主治痄腮（腮腺炎）、咽喉肿痛、口唇生疮等温毒积热证。如项后发际疮疖（毛囊炎），取大椎、身柱、灵台、筋缩、脊中、命门、腰阳关、腰俞用丛针扬刺法，使之出血，是采取“釜底抽薪”。

4．注意事项

体质虚弱、大便溏泄的虚寒证，不可用清法。

5. 典型病案

验案 1. 淋证（湿热郁结型）

李某，女，34岁，1972年10月12日住院。

患者尿频、尿急、尿痛伴小腹胀痛1个月。

初诊：患者小腹胀痛，逐渐加剧，尿色黄而浑浊，一日20多次，排尿时自肚脐至尿道疼痛。查：腹软，下腹部有明显压痛，肾区无叩击痛。尿检：色黄、浑浊，蛋白少量，白细胞（++），红细胞（++）。舌质红、苔黄，脉滑数，88次／分。西医诊断为急性膀胱炎。中医辨证：此乃湿热郁结，膀胱气化失司之淋证（热淋），治宜清热利湿，通淋止痛。

取穴及刺法：关元、中极、复溜、束骨、膀胱俞、次髎，用凉泻法，留针30分钟，每日针1次。

复诊：针治3次时，尿时灼痛已不明显，排尿次数减少，为1日10次左右，小腹疼痛消失。尿检：色黄，质清，蛋白（-），白细胞少许，红细胞（-）。治疗至10月17日，针达5次时，症状完全消失，尿检等均正常，治愈出院。1973年3月1日随访，未复发。

医案解读

《素问·至真要大论》说："温者清之。"《灵枢·经脉》篇说："热则疾之"；《灵枢·九针十二原》篇说的："刺诸热者，如以手探汤"（即慢进、急退）。针灸治病之"清法"就是遵循其旨，利用针刺手法与经穴的配合，清热除烦，疏经解郁，生津止渴的方法。本案证属热淋，系湿热郁结，膀胱气化失司所致。郑老临证时以针刺凉泻法针关元、中极、复溜、束骨、膀胱俞、次髎，使针感向下腹部扩散，患者小腹有凉感；膀胱俞、次髎直刺，使局部酸胀，针感向骶髂关节放散，产生凉感。以清热利湿，通淋止痛，淋证可愈。

验案 2. 阳痿、淋证（湿热下注型）

崔某，男性，37 岁，2000 年 9 月 26 日初诊。自诉阳事不举、性欲冷淡，伴尿频尿急 2 年余。患者于 2 年前出现腰骶及会阴部胀痛，时有早泄及阴茎痿软，无晨勃现象，性欲淡漠，阴囊及会阴部潮湿，伴有尿频尿急，淋漓不尽，尿黄涩痛，尿道口偶有滴白，肢体困重，食纳欠佳。曾在某医院经B超及实验室检查诊断为阳痿、慢性前列腺炎。经服用中、西药物后，尿频尿急时有改善，阳痿症状未觉好转，前来针灸治疗。

初诊：面色萎黄，精神困顿，脉濡数，舌质瘦红、苔黄腻。前列腺液检查：RBC：4 ~ 5/HP，WBC：5 ~ 6/HP，少量卵磷脂小体。余无异常。此乃湿热下注之阳痿、淋证。治拟清热利湿，疏利宗筋。

主穴：会阳、中膂俞和中极、曲骨交替使用；配穴：阴陵泉、阳陵泉、委中、太溪。主穴采用通经接气之白虎摇头法，使针感传到阴茎，并持续加强维持 1 分钟，留针 20 分钟，余穴均采用捻转泻法，留针时间相同，每日 1 次。

复诊：治疗 3 次后，患者即告知有晨勃现象出现，16 次后交合成功。此外，患者感觉治疗时抵达阴茎的针感越强则勃起越明显。续治 30 次后症状基本消失。

医案解读

接气通经法是传统针刺方法之一，目的为催促或加强针感以达病所。通过针法操作“催而运之”催促针感沿经脉循行，直至病所。以疏通经络、畅行气血，恢复生机，取得疗效。《金针赋》曰：“若关节阻涩，气不过者”须采过关过节催运气，以飞经走气”，其法有四：青龙摆尾、白虎摇头、苍龟探穴、赤凤迎源四法。其中白虎摇头针法为针刺泻法，行针时，左手关闭，右手运针，针尖朝向病所，至针下得气，右手使针体略弯，由下向上，从左侧环动针体成半圆状，再从同侧以半方形将针体从上向下退至原点，针时加以摇振，促使针感循经放散；可促使气血循经运行，适用于经络气血壅滞之证，或用于关节阻隔、经气不畅刺而不得气者，促使针感通经过节而达病所。本案证属湿热下注型阳痿、淋证，主穴：会阳、中膂俞和中极、曲骨交替使用，采用通经接气之白虎摇头法，使针感传到阴茎；配穴：阴陵泉、阳陵泉、委中、太溪，采用捻转泻法。共奏清热利湿，疏利宗筋之效。

验案 3. 高热（温邪入肺，热灼伤津）

徐某，女，3 岁，1972 年 3 月 12 日在成县医院会诊。

患儿因麻疹后发热咳嗽 2 天而入院，入院后诊断为病毒性肺炎，用抗生素治疗 1 周，未见好转，体温一直在 39℃以上，会诊当日病情恶化，出现心衰症候，抢救后虽有缓解，但仍未脱离危险。神志不清，昏睡露睛，呼吸困难，口鼻周围发青，面色㿠白，对外界无反应，用鼻饲进食及氧气吸入，一天内泻下水样加不消化食物 7 ~ 8 次，腹胀如鼓，舌苔薄白，质红，唇干，无涕泪，脉浮数无力。辨证系温邪入肺，热灼伤津。采用清热肃肺、扶正育阴之法。针大椎用透脊凉法，左手食指押在穴位上方，右手持针向第一胸椎棘突上缘斜刺 5 分，得气后撤去押手，捻提守气，使凉感传到腰骶部不留针，身柱、肺俞、人中、少商点刺出血。针后 1 小时体温降至 38℃，神志清醒，呼吸转平稳，病情好转。第 2 天复诊，体温已降至 37.5℃，精神好转，未再腹泻，已撤去鼻饲及吸氧，舌苔薄白而润，脉稍数，又采用清肺养阴之法，针大椎、身柱、肺俞、鱼际用凉泻法，不留针。14 日再诊时，患儿精神已基本恢复正常，体温 37℃，因时有咳嗽，再针大椎、陶道、肺俞、列缺，用提插平补平泻法，不留针，治疗后第 2 天患儿痊愈出院。

（七）补法

1．培元固本

取神封、幽门、中脘、列缺、太渊、足三里、照海用热补法，大椎、百劳、肺俞、心俞、膏肓、肝俞、脾俞、肾俞，针后加灸 10 ~ 20 分钟，使其产生热感，主治喘咳气短、消化不良、自汗、盗汗等脏腑虚损症。如阳痿早泄、遗精、遗尿，取肾俞、关元俞、膀胱俞、关元、三阴交，用热补法或针后加灸，以补肾益精，固本壮阳。

2. 补中益气

取中脘、关元、天枢、腰俞、会阳、长强，用热补法或针后加灸20～30分钟，使腹部和肛门温热，主治久泻不止，脱肛不收，腹痛喜温，苔薄白，舌质淡，脉迟无力的脾胃虚寒证。如五更泄泻，神衰厌食，配脾俞、胃俞、关元俞，用热补法或针后加灸，以温肾暖脾，涩肠固脱。

3. 固崩止带

取大赫、中极、归来、三阴交，用热补法，留针10～15分钟，使其产生热感，主治经行不止、赤白带下、脉细无力、冲任不固的虚寒证。如血崩不止，神昏不语，面白脉微的脱证，取隐白、人中用补法，行间用平补平泻法；大敦针后加灸10～20分钟，以回阳固脱，补气摄血。

4. 注意事项

邪气实不能用补法，邪气未尽不能早用补法，虚中夹实不能单用补法。针灸补法是调整人体生理功能，调动体内积极因素，抗御病邪的治疗方法，故在临床上应用最广泛。

5. 典型病案

验案1. 阴挺（气血虚损、中气下陷型）

李某，女，38岁，农民，1971年4月14日初诊。

患者因第三胎产后20天下地做重体力劳动，觉腰部酸痛，小腹重坠，阴部闷胀，腿软无力，不能走路。经中西药物治疗，效果不显。

初诊：患者腰部酸痛，小腹重坠，阴部闷胀，腿软无力，不能走路。妇科检查：子宫呈Ⅱ度脱垂，舌质淡，苔薄白，脉沉细。证系气血虚损，中气下陷，胞宫不固。治宜补中益气，升提下陷，固摄胞宫。

针中脘、气海，提托用热补法，使腹部有热感，会阴部有抽动感，三阴交用热补法，使热感传到腹部，留针 30 分钟。

复诊：第二天，患者小腹重坠和会阴部闷胀感减轻。治疗 3 次后，妇科检查子宫明显回缩，腰腿酸软等症也明显好转，共治疗 6 次，患者症状即完全消失，子宫位置也恢复了正常。1 年后随访未再复发。

医案解读

《灵枢 · 经脉》篇说："虚则补之"。《素问 · 针解》说："刺虚须其实者，阳气隆至，针下热，乃去针也"。《灵枢 · 官能》篇说："阴阳皆虚，火自当之"。针灸治病之"补法"就是遵循其旨，利用针刺手法与经穴的配合，扶正祛邪，补益人体的阴阳气血和脏腑虚损的方法。本案证属中气下陷之阴挺，系气血虚损，胞宫不固所致。郑老临证时以针刺热补法针中脘、气海、提托、三阴交，使腹部有热感，会阴部有抽动感，气至病所，达到补中益气、升提下陷、固摄胞宫之功效。

验案 2. 男子不育症（肾气虚惫，精关不固）

张某，男，32 岁，军人，1972 年 5 月 10 日初诊。

结婚 6 年不育。8 年来阳痿早泄，性欲不振，阴囊潮湿发冷，头晕失眠，腰腿痿软，畏寒肢冷。化验检查：精子成活率极低。观其面色㿠白，精神不振，舌质淡，苔薄白，脉细无力。诊为男子不育症。系因肾气虚惫，封藏失职，精关不固所致。采用补肾壮阳、培元益精之法。针肾俞、志室、关元俞、上髎用热补法，使热感传到腰骶部和腹部，关元、三阴交用热补法，使热感传到小腹和下肢，留针 20 分钟，每日 1 次，10 次为 1 个疗程，每个疗程休息 3 ～ 5 天。治疗到 6 月 8 日，2 个疗程结束时，阳痿早泄明显好转，阴囊已不潮湿发冷，精神体质也明显好转，化验检查：活精子数增加。治疗到 7 月 4 日，4 个疗程结束时，症状基本消失，精神恢复，苔脉正常，化验检查：活精子总数已达正常值。1973 年 9 月 24 日生一男孩，寄送照片留念。

验案 3. 血崩（脾失统摄，气随血脱）

李某，女，41 岁，1952 年 5 月 19 日初诊。

患功能性子宫出血，流血 3 天。血量多不止，经院内外中西医会诊出血仍不止，当时已用量杯接血 6 次，约 2000ml，内有大血块。患者呼吸浅弱，气息奄奄，正在输氧及下肢静脉切开输血输液，共输血 3400ml 及大量液体。下肢浮肿，面色苍白，四肢厥冷，神志不清，不能睁眼，六脉散细，濒近死亡。辨证系脾失统摄，肝不藏血，气随血脱。采用健脾益肝，回阳固脱，升提摄血之法。针隐白、行间用关闭法，左手压按针穴，右手持针向上推努，使针感向上传导；人中用指切速刺法，向鼻中隔刺入 5 分，以目中有泪为度，留针 60 分钟，患者苏醒后而不睁眼，神志渐渐转清，出血慢慢停止。5 月 20 日第 2 次会诊，患者病情好转，未再出血，精神转佳，能回答提问，舌质淡、苔薄白根厚，脉沉细，改用健脾益肝、滋阴养血之法，针行间、三阴交、气海用热补法，使热感传到小腹部，留针 20 分钟。5 月 22 日因患者精神很好，未再出血而停止针治。

（八）消法

1．破瘀活血

取风池、角孙、曲鬓、攒竹、太阳用热补法，使热感传到眼底，俗称“过眼热”。内睛明用压针缓进法，留针 10 ~ 20 分钟，使眼底有痒胀热感，能化散玻璃体内的瘀血，并使瘀血吸收。主治视网膜出血，暴盲、青盲、云雾移睛等眼病。如身体虚弱、反复出血，配大椎、肝俞、肾俞用热补法，使其产生热感，以调肝补肾，益气养血，清头明目。

2．消肿止痛

取小节（腰部以上的取手小节，腰部以下的取足小节）用平补平泻法，留针 20 ~ 30 分钟，在留针期间，每 5 ~ 6 分钟操作一次，使感觉放散传导，同时让患者活动肿痛部位，以缓解疼痛，主治创伤性疼痛。如红肿严重，局部用围刺法或施熨热灸 20 ~ 30 分钟，以活血散瘀。用局部灸法治疗冻疮也有显著效果。

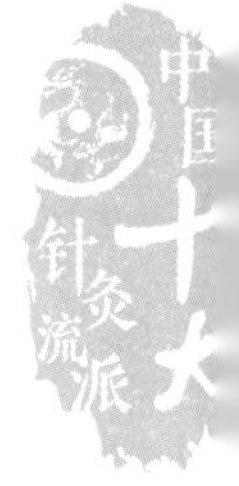

3．消坚散结

取阿是穴用三棱针点刺，挤出胶状黏液，主治腱鞘囊肿。局部用围刺提插法，主治瘿气。取扶突透天窗、天髎透肩井、曲池透臂臑，用平补平泻法，留针 20 ~ 30 分钟，主治瘰疬。如瘰疬坚硬，配阿是穴，小似豆的，针向核中直刺，大如核桃的，用围刺法或针向核边斜刺，进至缝隙后用苍龙摆尾法，徐徐拨动，能活血散瘀，散结消肿。

4. 注意事项

消法是针灸常用法之一，虽然没有重要禁忌证，但对体质虚弱的患者应当慎用。

5. 典型病案

验案 1. 石瘿（情志抑郁，气血凝结型）

朴某，女，31 岁，会计，1952 年 3 月 16 日初诊。

结婚后因心情不舒，常生闷气，颈部起一肿物，逐渐变硬已 3 年，北京某医院诊断为“甲状腺肿瘤”“甲状腺功能亢进”，治疗效果不显，医院建议手术切除。

初诊：检查：结喉下、天突穴上有一核桃大小、坚硬如石的肿块，推之不移，皮色不变，面色㿠白无华，舌质红、苔薄白，脉细数（96 次／分），证系情志抑郁，气血凝结。治宜理气活血，消坚散结。

取穴治法：用左手拇、食二指捏提肿物，右手持针向肿块正中刺入，人迎透扶突，用左手拇、食二指将胸锁乳突肌提起，右手持针沿左手拇指指甲向扶突穴透刺，内关、三阴交用平补平泻法，留针 20 分钟，每日 1 次。

复诊：3月27日，针达10次时，肿物逐渐缩小，精神面色好转，脉稍细（80次／分）。再配水突、合谷，与上述穴位加减应用，改为每周治疗3次。4月25日，针达22次时，肿物完全消失，治愈停诊。1953年5月2日随访未再复发。

医案解读

《素问·至真要大论》说："坚者削之""结者散之"。就是气血积聚或痰湿凝滞，应用消法软坚磨积的治疗法则。《素问·阴阳应象大论》说："其实者，散而泻之"；针灸治病之"下法"就是遵循其旨，利用针刺手法与经穴的配合，消积化滞、破瘀散结的方法。本案证属石瘿，系情志抑郁，气血凝结所致。郑老临证时以围刺法针刺局部肿物，刺入肿块正中，以软坚散结。人迎透扶突、内关、三阴交用平补平泻法，以通调经络，理气活血，气血通则瘀结得散。

验案2. 瘿气（肝郁化火、气滞痰凝型）

姚淑宇，女，13岁，学生。2006年5月5日初诊。

复视，视物模糊，见光流泪3个月余。因出现眼睑浮肿，眼球突出活动受限1个月余就诊，在甘肃省某医院检查诊断为甲状腺相关眼病。伴有肩痛，凸眼时眼球不易转动。曾服用泼尼松、优甲乐、雷尼替丁等药。

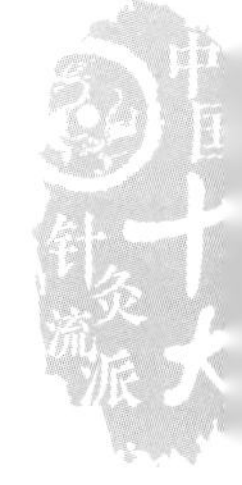

初诊：查体神清，眼睑红肿，眼球活动受限，外凸明显，中度近视（-300°），上颌窦压痛，甲状腺轻度肿大，二便正常，食欲亢进，睡眠差，易醒。舌质淡红，苔薄白，脉弦数。血压：

110/70mmHg，心率：90 次 / 分，体温：36.6℃。证系肝郁化火，气滞痰凝。治宜消坚散结，疏肝解郁。

选穴：风池、攒竹、丝竹空、承泣、颈部甲状腺阿是穴、三阴交、照海。治疗取风池穴施以温通针法，使热感传到眼底，不留针。阿是穴用围刺（针在肿物周围向结节中间斜刺）提插平补平泻法，余穴用平补平泻法，留针 30 分钟。每日 1 次，10 次为 1 个疗程。

复诊：治疗 2 个疗程后，自觉视物较前清晰，凸眼症状缓解，前往上海复查。

医案解读

本案证属肝郁化火、气滞痰凝型瘿气，以复视，视物模糊，眼球突出为主症，郑老采用风池穴施以温通针法，使热感传到眼底，风池穴为少阳经与阳维脉、阳跷脉的交会穴，针刺得当可使针感循少阳经、阳维脉、阳跷脉的走向而达眼部，配攒竹、丝竹空、承泣，针用平补平泻法，以通达脑目脉络，清头明目。阿是穴用围刺（针在肿物周围向结节中间斜刺）提插平补平泻法，以消坚散结，三阴交、照海以疏肝解郁，滋阴降火。故以上手法与配穴结合治疗肝郁化火、气滞痰凝型瘿气，获效。

验案 3. 乳癖（肝郁气结、经络瘀滞型）

王某，女，38 岁，护士。1997 年 4 月 5 日初诊。

患者左侧乳房肿块并渐进性增大 2 个月余。平素胁肋胀痛，腹胀，但未曾诊疗。2 个月前体检时，发现左侧乳房有肿块约蚕豆大小，并经红外线检查确诊为乳腺增生，经服“乳癖消”等药物无明显疗效。

初诊：查体左侧乳房内上象限处有一钱币形状大小之结块，边缘较清晰，活动度好，无粘连，无明显压痛，局部肤色微黯，无凹陷，舌淡，苔白，脉弦。诊断：乳癖（乳腺增生），证属肝郁气结，经络瘀滞；治宜疏肝理气散结。

方用左侧天宗、肩井穴埋线，取俯伏位，在冈下缘与肩胛下角的等分线上，当上、中 1/3 交点处取天宗穴，局部碘酒、酒精消毒，将经苯扎溴铵溶液浸泡过的 1cm 长羊肠线沿针尖孔装入腰椎穿刺针针腔，将针斜向肩井穴方向刺入穴位，寻找针感。至针尖下出现冲动，并使患者感觉针感向上传导时，即行推针埋植。肩井穴位于大椎穴与肩峰连线的中点，局部消毒后，先用左手拇指与食指将穴位局部斜方肌对捏（拇指在后），将装有羊肠线的穿刺针在拇指尖下向前进针，至食指感触到针尖在皮内的顶动时，寻找针感，在患者有酸胀感时，即行推针埋植。同时配合在乳腺增生局部采用围刺针法，肝俞、期门穴刺用泻法。埋线 7 日 1 次，其他针刺每日 1 次。

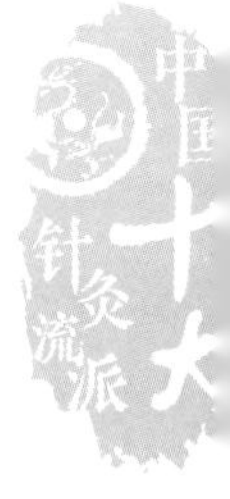

复诊：治疗至 5 天时，乳房结块质地开始变软变小，即予单纯天宗、肩井埋线，嘱 7 日后前来复诊，待复诊时，患者告知诸症明显减轻，结块面积已缩小至一半。连续两穴埋线 3 次，乳房结块全部消失。

医案解读

现代研究表明，针刺天宗、肩井对乳腺增生有很好疗效，并且能提高免疫功能。穴位埋线可持续刺激经络，调节气血，从而达到活血通络，化结开瘀之效。受此启示，采用天宗、肩井两穴埋线，配合其他穴位针刺治疗乳腺增生，取得了理想的效果。操作之关键是埋线时针下要有针感，此即最佳埋植点，患者在活动或局部受压时即有明显遗留针感出现。围刺直接产生活络散结功效，针尖要到达增生之结块内，每次 4 针，效果更好。

验案 4. 乳痈（热毒壅滞，乳道不通）

栾某，女，31 岁，小学教员，1951 年 10 月 20 日初诊。

患者产后半个月乳房出现红肿胀痛，排乳不畅，检查所见：乳房内上方有一个鸡蛋大小肿块，红肿热痛拒按，体温 38.5℃，舌红、苔黄，脉数。辨证系热毒壅滞，乳道不通所致。采用清热通乳、消肿止痛之法。先用手指将乳房向乳头方向捋几次，捋出乳汁，然后针乳房肿块处，灵台、少泽点刺出血，膻中、期门、丰隆用凉泻法，使胸腹部和下肢有凉感，针治 1 次乳汁即通利。21 日复诊，乳房红肿胀痛减轻，体温降至 37℃，又按上述方法，减去乳房肿块处阿是穴，针治 1 次，肿块和疼痛即消退。

三、郑氏家传经验针法配穴方

郑氏家传秘方，是根据郑氏几代人的临床实践，总结出疗效显著，腧穴功效、配伍与针法相结合的治法处方。

（一）**发散风寒方**

风池、大椎、风门、后溪。

【手法】风池、大椎、风门用烧山火法，不留针；后溪用烧山火法，留针 20 ~ 30 分钟；使其产生热感发汗，以发散风寒，解表宣肺。

【主治】风寒感冒，头痛无汗，鼻塞流涕。

发散风寒取风池，大椎风门与后溪。

四穴皆用烧山火，遍体发热汗淋漓。

（二）**透表肃肺方**

大椎、陶道、肺俞、合谷、列缺。

【手法】大椎、陶道、肺俞用鼠爪刺法，出血；合谷、列缺用透天凉法，使其产生凉感出汗；以疏散风热，透表肃肺。

【主治】风热感冒，头痛咳嗽，咽喉肿痛。

透表肃肺取肺俞，大椎陶道挑血出，

合谷列缺齐双用，透天凉法高热除。

（三）**祛风活络方**

风池、地仓、人中、下关、四白、合谷。

【手法】患病在 3 天以内者，针双风池，用烧山火法，使针感传到前额，出汗，不留针；人中向鼻中隔斜刺，以有泪为度；针健侧地仓沿皮透颊车；下关、四白、合谷用温散法，使其有温热感，留针 15 ~ 20 分钟，以祛风散寒，疏经活络；患病 4 天

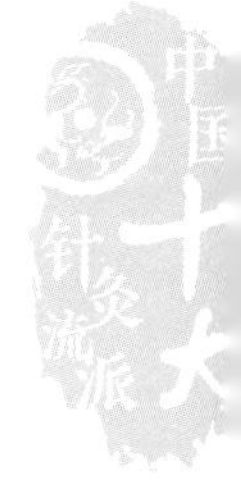

以后者，取以上穴位，用同样手法，针患侧，留针 5 ~ 10 分钟，以通调气血，温润经筋。

【主治】面瘫，口眼㖞斜。

祛风活络取风池，人中地仓下关施，

四白合谷烧山火，纠正口㖞莫延迟。

（四）祛风开窍方

人中、承浆、百会、十宣。

【手法】人中向鼻中隔斜刺，以有泪为度，承浆沿皮向下斜刺，百会向后沿皮斜刺，留针 10 ~ 20 分钟。十宣点刺出血，以祛风开窍，苏脑醒神。

【主治】中风昏迷，痰迷心窍，小儿惊风。

祛风开窍取人中，以泪为度人苏醒，

承浆百会十宣刺，中风昏厥有奇功。

（五）祛风化湿方

梁丘、膝眼、阳陵泉、足三里。

【手法】内膝眼向梁丘斜刺，外膝眼向血海斜刺、梁丘、阳陵泉、足三里用烧山火法，使膝关节和下肢有热感，留针 20 ~ 30 分钟，以祛风化湿，散寒止痛，通利关节。

【主治】风寒湿痹，膝关节肿痛。

祛风化湿阳陵泉，梁丘膝眼足三里，

痛痹施以烧山火，通关利节愈有期。

（六）导痰开窍方

旁廉泉、天突。

【手法】旁廉泉用导痰法。以左手拇、食二指紧切左右旁廉泉，候至患者呕吐，用指切速刺法点刺左右旁廉泉，欲使其激起内脏反射，上涌作呕，即可将顽痰呕出，如不能呕出，再以左手拇食捏紧双侧旁廉泉，中指抠天突穴，即可将顽痰呕出。

【主治】中风闭证，小儿惊厥，麻疹出而复回，痰阻咽喉，不能吐出与咽下的险证。

导痰开窍旁廉泉，捏紧速刺莫迟延，

若是顽痰呕不出，急抠天突见奇功。

（七）通结催吐方

中脘、幽门、内关。

【手法】中脘用催吐法。以左手中指紧按中脘穴，其他四指排开，按在左右两侧，让患者吞鼓腹中，右手持针向上刺，和左手压按同时努力，随其呼吸向胸部反复推按、提插几次，使针感向上传导，使其气上攻，激起内脏反射，上涌作呕，促其呕吐，迅速将针拔出。如仍不能呕吐，可用左手食、中二指压按左右幽门穴，其他手指按在左右两侧，随其呼吸向胸部反复压按几次，候患者作呕时，点刺幽门穴，即可促其呕吐。

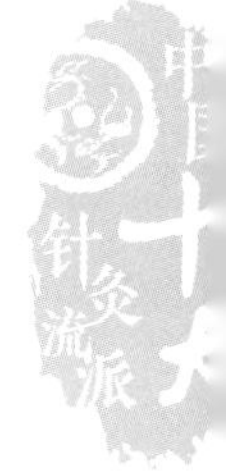

【主治】食物中毒，食停胃脘，欲吐不出的险证。

通结催吐取中脘，吞鼓腹中幽门通，

内关提插施关闭，胃脘食物呕吐空。

（八）泄热通便方

大肠俞、天枢、丰隆、足三里。

【手法】大肠俞用凉泻法，使凉感传到腹部及下肢，不留针；天枢、丰隆、足三里用凉泻法，使凉感传到腹部及下肢，留针20～30分钟，以泄胃肠积热，通便止痛。

【主治】胃肠实热，大便秘结。

泄热通便大肠俞，天枢丰隆足三里，

诸穴均施凉泻法，实热便秘即可除。

（九）润肠通便方

天枢、支沟、上巨虚、三阴交、照海。

【手法】天枢、支沟透间使、上巨虚用凉泻法，使腹部有凉感，三阴交、照海用补法，留针10～20分钟，以清热养阴，润肠通便。

【主治】阴虚便秘，习惯性便秘。

润肠通便上巨虚，支沟照海与天枢，

三阴交穴明补泻，阴虚便秘即可除。

（十）泄热祛毒方

大椎、身柱、灵台、筋缩、脊中、命门、腰阳关、腰俞、膻中、玉堂。

【手法】以上穴位用鼠爪刺法出血，不留针先刺发病开始部位，后刺病的尾端，俗称“截头断尾”，然后刺合谷，内关用凉泻法，留针 20 分钟，使凉感向肩部传导，以泄热祛毒，止痛消肿。

【主治】头项面部疖肿，带状疱疹。

泄热祛毒腰阳关，大椎灵台膻中间，

止痛消肿鼠爪刺，疮疖疱疹即可痊。

（十一）活血通经方

气海、关元、气穴、合谷、三阴交。

【手法】气海、关元、气穴用补法，合谷、三阴交用平补平泻法，使上下肢和小腹产生酸胀感，留针 20 ~ 30 分钟，以理气活血，通经止痛。

【主治】经闭、月经不调。

活血通经三阴交，气海气穴关元窍，

合谷穴上分补泻，通调月经疗效高。

（十二）疏肝理气方

膈俞、肝俞、膻中、期门、太冲。

【手法】膈俞、肝俞用平补平泻法，使针感传到胸部，不留针；膻中、期门、太冲用平补平泻法，使针感传到腹部和下肢，留针 20 ~ 30 分钟，以疏肝解郁，理气止痛。

【主治】肝郁气滞，胸胁胀痛。

疏肝理气取肝俞，膈俞膻中期门通，

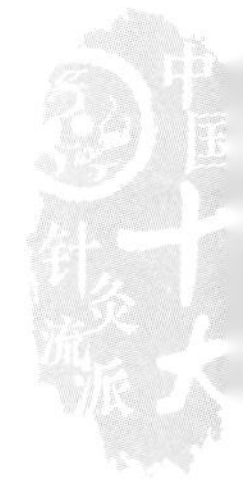

平补平泻太冲穴，胸肋胀痛有奇功。

（十三）理气定喘方

膻中、百劳、大椎、定喘、列缺。

【手法】膻中沿皮向下刺8分，百劳、大椎、定喘、列缺用金鸡啄米法，使其产生酸胀感，留针20～30分钟，以宣肺化痰，理气定喘。

【主治】咳嗽哮喘，急、慢性气管炎。

理气定喘针膻中，百劳大椎定喘灵，

宣肺化痰列缺穴，金鸡啄米喘咳平。

（十四）疏经镇痛方

风池、百会、头维、太阳、合谷。

【手法】风池用温通法，使温热感传到前额，不留针；其他各穴用平补平泻法，留针20～30分钟，以扶正祛邪，疏经镇痛。

【主治】头晕、头胀和各种头痛。

疏经镇痛取百会，风池太阳及头维，

合谷穴中明补泻，头痛针效疾如飞。

（十五）活血明目方

风池、内睛明、球后、攒竹、瞳子髎、肝俞、肾俞。

【手法】风池用热补法，使热感传到眼底，肝俞用平补平泻法，肾俞用补法，不留针，内睛明、球后用压针缓进法，攒竹、瞳子髎用热补法，使热感传到眼内，留针20～30分钟，以平肝补肾，活血明目。

【主治】青盲、暴盲、云雾移睛等眼病。

活血明目内睛明，风池球后瞳子髎，

攒竹肝俞肾俞穴，青盲暴盲疗效高。

（十六）开窍聪耳方

风池、百会、翳风、头窍阴、听宫、支沟。

【手法】风池用平补平泻法，使针感传到耳区，不留针；百会、翳风、头窍阴、听宫、支沟用平补平泻法，使耳区和上肢有酸胀感，留针 20 ~ 30 分钟，以疏经活络，开窍聪耳。

【主治】耳鸣耳聋。

开窍聪耳头窍阴，风池百会与翳风，

听宫支沟明补泻，耳鸣耳聋有奇功。

（十七）通鼻开窍方

风池、上星、上迎香、合谷、列缺。

【手法】风池用烧山火法，使热感传到鼻腔或前额，不留针；上迎香点刺；上星、合谷、列缺用平补平泻法，留针 10 ~ 20 分钟，以疏风活络，通利鼻窍。

【主治】鼻渊，鼻塞流涕，不闻香臭。

通鼻开窍上迎香，风池上星合谷当。

列缺穴处明补泻，鼻塞鼻渊可安康。

（十八）顺气降逆方

天突、膻中、冲门、内关、公孙。

【手法】将针捋成弓形，弓背贴向喉咙，从天突向下压入其他各穴用热补法，使腹部和下肢有热感，留针 20 ~ 30 分钟；以补益阳气，温中散寒。

【主治】虚寒胃痛，消化不良等症。

温中散寒取中脘，下脘梁门足三里，

脾俞胃俞用热补，虚寒胃痛把身离。

（十九）温肾壮阳方

肾俞、关元俞、上髎、气海、关元、三阴交。

【手法】肾俞、关元俞、上髎用热补法，使热感传到腰骶和腹部，不留针；气海、关元、三阴交用热补法，使热感传到腹部及下肢，留针 10 ~ 20 分钟，以温肾壮阳，固摄精关。

【主治】阳痿、遗精、遗尿、腰膝酸软等虚寒证。

温肾壮阳关元俞，肾俞上髎三阴交，

气海关元用热补，遗精阳痿疗效高。

（二十）温经祛寒方

天枢、关元、气穴、三阴交、大敦。

【手法】大敦灸 20 ~ 30 分钟；天枢、关元、气穴、三阴交用热补法，留针 20 ~ 30 分钟，使腹部及下肢有热感，以温经祛寒，理气止痛。

【主治】寒滞厥阴，阴囊肿痛，疝气痛经等。

温经祛寒取关元，天枢气穴三阴交，

大敦艾灸二十壮，疝气痛经当时消。

（二十一）**温通经络方**

肩髃、曲池、外关、合谷、环跳、阳陵泉、足三里、悬钟。

【手法】肩髃、曲池、外关、合谷、环跳、阳陵泉、足三里、悬钟，依次从上往下用烧山火法，使热感传到肢末端，以温经活络，通调气血。

【主治】瘫痪、痿躄、半身不遂等。

温通经络阳陵泉，肩髃曲池合谷连，

外关环跳三里穴，悬钟瘫痪即可安。

（二十二）**清心安神方**

巨阙、内关、神门、丰隆、公孙。

【手法】巨阙、神门用平补平泻法，内关、丰隆、公孙用凉泻法，使上下肢有凉感，留针 20 ~ 30 分钟，以祛痰降逆，清心安神。

【主治】热犯心包，神昏谵语，喜笑若狂。

清心安神取内关，巨阙丰隆与神门，

公孙穴用凉泻法，神昏谵语即离身。

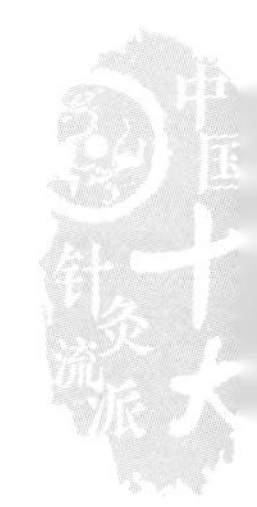

（二十三）清心醒神方

内关、人中、合谷、丰隆。

【手法】人中向鼻中隔斜刺，以有泪为度，内关、丰隆用凉泻法，使其产生凉感，合谷用怪蟒翻身法，以祛风豁痰，清心醒神。

【主治】疯狂、癔症、脏躁症、精神病。

清心醒神取内关，怪蟒翻身合谷边，

人中丰隆凉泻法，疯狂脏躁即可安。

（二十四）清肺止咳方

肺俞、大椎、尺泽、列缺、少商。

【手法】少商点刺出血；大椎、肺俞用凉泻法，使凉感传到胸部，不留针；尺泽、列缺用凉泻法，使上肢有凉感，留针20～30分钟，以清热宣肺，豁痰止咳。

【主治】风热犯肺，身热鼻煽，咳喘胸痛。

清肺止咳取肺俞，大椎尺泽列缺泻，

少商点刺几滴血，热咳痰喘即可解。

（二十五）清热理中方

尺泽、委中、中脘、天枢、足三里。

【手法】尺泽、委中用三棱针点刺出血，以泻毒热，止吐止泻；中脘、天枢、足三里用平补平泻法，留针20～30分钟，以疏导胃气。

【主治】霍乱腹痛，上吐下泻。

清热理中足三里，尺泽委中血几滴，

中脘天枢理中气，霍乱吐泻效真奇。

（二十六）清热解毒方

翳风、颊车、合谷、商阳、少商。

【手法】商阳、少商点刺出血；翳风、颊车、合谷用凉泻法，使口腔与上肢有凉感，以清热解毒，消肿止痛。

【主治】痄腮温毒，口唇生疮，咽喉肿痛。

清热解毒针翳风，颊车合谷凉感生，

商阳少商几滴血，痄腮口疮见奇功。

（二十七）补中益气方

中脘、天枢、气海、足三里。

【手法】中脘、天枢、气海用热补法，使腹部及会阴部有热感，足三里用热补法使下肢有热感。留针 20 ~ 30 分钟，以暖脾温中，益气涩肠。

【主治】脘腹隐痛，消化不良，脾虚泄泻等。

补中益气足三里，中脘天枢气海居，

热补留针和气血，温脾暖腹最适宜。

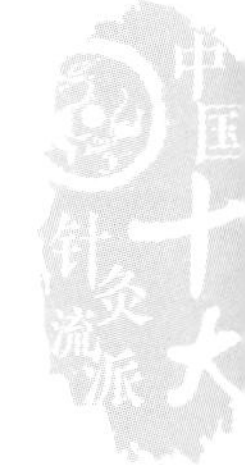

（二十八）培元止泻方

中脘、天枢、气海、腰俞、会阳。

【手法】中脘、天枢、气海用热补法，使腹部及肛门有热感，留针 20 ~ 30 分钟，出针后针腰俞、会阳，使热感传到小腹及肛门，以暖腹涩肠，培元止泻。

【主治】脾肾虚损，久泻久痢，五更下泻。

培元止泻取会阳，中脘天枢气海当，

腰俞适以热补法，脾虚肾泻得安康。

（二十九）升提举陷方

中脘、梁门、天枢、气海、足三里。

【手法】中脘向下斜刺透下脘，梁门向下斜刺透关门，天枢向下斜刺透外陵，气海向下斜刺透关元，足三里用热补法，使腹部及下肢有热感，以温中暖腹，促使胃腑提升。

【主治】中气下陷，下元不固，胃腑下垂。

升提举陷足三里，中脘梁门透关门，

天枢气海关元透，胃腑复位效如神。

（三十）养心定痛方

心俞、膻中、巨阙、内关。

【手法】心俞用热补法，使热感传到胸部，不留针；膻中、巨阙、内关用热补法，使胸腹部及上肢有热感，留针 20 ~ 30 分钟，以补益气血，养心安神。

【主治】心血虚损，脉律不整，心绞痛等。

养心安神取心俞，膻中巨阙内关补，

四穴如能明补泻，心痛胸闷即可除。

（三十一）升提摄血方

隐白、行间、人中。

【手法】隐白、行间向上斜刺，用补法，使针感向腹部传导，人中向鼻中隔斜刺，用补法，有泪为度，留针30～60分钟，以固气摄血，回阳救脱。

【主治】血崩昏迷，月经过多等。

升提摄血配方好，隐白统血人中妙，

更有行间调肝血，血崩昏迷有奇效。

（三十二）回阳固脱方

人中、神阙、关元、腰俞、会阳。

【手法】人中向鼻中隔斜刺，有泪为度，神阙、关元隔盐灸20～30壮；腰俞、会阳向上斜刺，用热补法，使热感传到腰部及腹部，留针10～20分钟，以培元醒神，回阳固脱。

【主治】中风脱证，亡阴亡阳等一切险症。

回阳固脱灸神阙，关元腰俞与会阳，

人中穴中定要补，脱气脱血保安康。

（三十三）消食导滞方

上脘、中脘、天枢、三关。

【手法】上脘、中脘、天枢点刺；三关点刺出血或挤出黄水，以消食导滞，通调胃肠。

【主治】小儿乳食积滞，吐乳吐食，消化不良。

消食导滞取上脘，中脘天枢一齐点，

三关纹上几滴血，乳食积滞便可痊。

（三十四）**消肿镇痛方**

阿是、手小节。

【手法】阿是（闪挫伤局部未破处）用围刺法，起针后针手小节，左病取右，右病取左，用平补平泻法，留针 20 ~ 30 分钟，留针期间每 3 ~ 5 分钟行针 1 次，使针感放散传导，同时让患者活动患处，以活血化瘀，疏经止痛。

【主治】闪挫跌打，筋肉损伤，无伤口、骨折者。

消肿镇痛阿是先，四周围刺活瘀血，

后针健侧手小节，挫伤肿痛即可解。

（三十五）**消坚散结方**

阿是、人迎、天髎、曲池。

【手法】阿是用围刺法和青龙摆尾法，徐徐拨动；人迎透扶突，曲池透臂臑，用提插平补平泻，使“气至病所”，以活血化瘀，散结消肿。

【主治】瘿肿、瘰疬。

消坚散结取阿是，人迎天髎与曲池，

围刺提插平补泻，瘿肿瘰疬即可治。

（三十六）排脓消肿方

阿是、大椎、合谷。

【手法】阿是（囊肿顶端），用三棱针点刺，将胶状黏液或脓水挤净，使囊肿或脓肿消失，再用平补平泻法针大椎、合谷，可防复发。

【主治】腱鞘囊肿，良性脓肿。

排脓消肿在顶端，阿是大椎合谷边，

若将黏液挤干净，腱鞘囊肿就可痊。

四、郑氏辨证针法配穴方

（一）昏迷者急醒其神，以救危脱

昏迷是常见的一种临床症状，为神明失用的临床表现，可以出现在多种危重病症的过程中。其病机或因清窍被蒙，经络之气厥逆不通，或因阴阳欲脱，以致“神明”失其作用而成。

主穴：人中。督脉属络于脑，人中系督脉、手阳明和足阳明之会穴。是人体最重要的醒神开窍之穴，昏迷者必先取之。取穴时，首先固定患者头部，以免患者摇头时，针被带出体外，施术时针向上斜刺，针尖直达鼻中隔，以患者目内泪水充盈为度，目中泪液充盈说明病有转机，神醒闭开。

1．中暑昏迷

症见脉虚数、身热、汗出、口渴，多因暑热内迫，耗气伤津，气火壅遏，阴阳之气逆乱所致。先针主穴人中用泻法，以泪出为度，配承浆，以助人中开清窍；如泪出而不睁眼者取十宣，点刺出血，以泄暑热，调和阴阳之逆乱；醒后汗出不止，针气海用平补平泻法，以益气养阴，共同达到清暑泄热，开窍醒神之功。

2．中风昏迷

中风昏迷分闭证、脱证。闭证症见突然昏倒，牙关紧闭，面赤气粗，喉中痰鸣，脉象弦数，多因气火冲逆，血气并走于上，痰浊堵塞窍络，脏腑经络功能失常，阴阳之气逆乱所致。先针主穴人中用泻法，促其眼泪流出，以开闭通窍；配承浆、十宣点刺出血，泄壅热，通气机；合谷用泻法，开噤、泄热；丰隆为胃之络穴，通脾胃之气机，降痰化浊。共奏降痰开窍、清热息风之功。脱证症见，突然昏倒，目合手撒，遗尿，四肢厥冷，脉象细弱，多因真气衰微，元阳暴脱，阴阳之气离决所致。先针主穴人中，用补法，使其眼泪充盈，以开窍醒神，配内关、神阙，用大艾炷隔盐重灸，以苏醒为度。关元为任脉与足三阴之会穴，三焦元气之所出，联系命门真阳，是阳中有阳之穴。脐为生命之根蒂，大艾重灸，能回垂危之阳，补气固脱。

3．晕针昏迷

因扎针发生晕针，突然昏迷，汗出脉微，多因病人体质虚弱，正虚不胜针力，精神过度紧张，而出现的脱象，先针主穴人中，用补法，边捻边进，使其眼泪充盈，以苏醒为度；如醒后眼不睁，取中冲用补法，以调节阴阳，助人中以开窍苏厥；如汗出脉微，配内关用关闭法，使针感传向胸部，用补法，以振奋心主之机能，补心气而恢复神志。

4．失血昏迷

多因妇女血崩流血过多引起脱气所致。出现神志昏迷，脉微欲绝，四肢厥冷。由于气与血联系密切，大失血后，血脱精亡使气失其依附，随之引起脱气。先针主穴取人中，用补法，针尖达鼻中隔后，推努顶住，促使病人仰头提气，达到提气摄血之效；补血必求肝与脾，肝为血海，脾为气血生化之源，故取肝、脾两经之井穴大敦、隐白用补法，针尖向上推努，以升气摄血；气海为元气之海，用补法以补气；三阴交为足三阴之会，用补法以养阴，诸穴合用，以培元固本，补气救脱。

（二）咳嗽者理肺止咳，勿忘五行

咳嗽多为肺的功能失调所致。内伤、外感均可引起，故在临证时要仔细鉴别。辨证准确，施治方能无误。

外感咳嗽：均有外感兼证，此处只谈风热咳嗽、风寒咳嗽的治疗。

主穴：肺俞、大椎。外邪束表犯肺，肺气失宣，取肺之背俞肺俞穴以宣肺，此为阴病行阳，从阳引阴使客邪外出；大椎为诸阳之会穴，可扶正祛邪，两穴合用能宣肺解表。

1．风热咳嗽

症见咳而不爽，痰稠而黄，鼻流浊涕，舌红、苔黄，脉数。多因风热犯肺，肺失清肃，热灼津液所致。先针主穴，用透天凉法，使其产生凉感出汗，配少商点刺出血，以清热宣肺，疏经止咳。

2. 风寒咳嗽

症见咳嗽，痰稀色白，恶寒，鼻流清涕，舌苔薄白，脉浮紧。多因风寒束表，肺气不宣所致。先针主穴，配风池、列缺用烧山火法，使其产生热感出汗，风池为少阳、阳维之会穴。用烧山火法，能发散风寒。列缺为肺之络穴，能宣肺利气，四穴合用能起到宣肺解表，化痰止咳之功。

3. 肺气虚或肺气实引起的咳嗽

主穴：中府、经渠。中府为肺之募穴，针向外下方肋骨上缘斜刺，使针感向胸腔传导，能调肺气。经渠为肺经之经穴，五行属金，为肺金之本穴，实证用泻法，虚证用补法，能理肺止咳。

（1）气虚咳嗽：症见咳嗽无力，言语低怯，舌质淡，苔薄白，脉虚弱。多因肺气亏损所致。先针主穴用补法，配膻中用灸法，能补气益精，理肺止咳。

（2）肺实咳嗽：暴咳而音哑，声高气粗，胸部满闷，舌红苔白，脉沉实，多因肺气壅塞，不得宣降所致。先针主穴，配尺泽用泻法，肺属金，合穴尺泽属水，水为金之子，取尺泽为实则泻其子。四穴合用能宽胸降逆，清肺止咳。

4. 五脏之咳及六腑之咳

五脏六腑的功能失调，也可以影响肺而致咳嗽，治五脏之咳，应取其俞穴，治六腑之咳，应取其合穴。

（1）肺咳：症见咳声嘶哑，痰少而黏，或痰中带血丝，舌红少津，脉细数。多因肺阴亏耗，阴虚内热，肺气失宣所致。取肺之俞穴太渊、肺俞，配募穴中府，用平补平泻法以清肺；列缺、照海为八脉交会穴，合于肺系、咽喉、胸膈，照海用补法以养阴，列缺用泻法以清肺，四穴合用，可起清肺养阴，宣肺止咳之功。

（2）大肠咳：症见咳则矢气，取曲池、上巨虚，配天枢、太渊、偏历用平补平泻法。可以调大肠，润肺止咳。

（3）心咳：症见咳则心痛，咽肿喉痹，口干，心跳，舌红，脉滑。多因心火上炎影响肺气肃降，取心之俞穴神门、心俞用泻法，以安神，配心之井穴少冲，点刺出血，以泻心火，肺之井穴少商点刺出血，以疏肺气，解胸闷，3 穴合用可起清心肺、消喉痹、止咳喘之功效。

（4）小肠咳：咳则遗矢，取小海、下巨虚，配关元、列缺用平补平泻法，能通调小肠，益气止咳。

（5）肝咳：咳则两胁痛，不可转侧，转则咳剧，舌边红，脉弦。多因郁怒伤肝，肝旺侮肺，肺金失降所致。取肝之俞穴太冲、肝俞，配荥穴行间，用凉泻法，使肝火得平，肺金不受其侮；肺之原穴太渊，络穴列缺，用平补平泻法，以宣肺止咳，四穴合用可起到清金制木、平肝润肺之功效。

（6）胆咳：咳则呕苦水，取阳陵泉，配丘墟、太渊、列缺用泻法，能泄胆热，清肺止咳。

（7）脾咳：症见咳甚流涎，痰多色白，少气体倦，舌淡苔白，脉缓无力。多因脾虚日久，运化无权，聚湿生痰，痰湿阻肺所致。取脾之俞穴太白，属土，为土中之土，用补法可培土以生金，配脾之合穴阴陵泉，用补法能健脾助运，肺之俞穴太渊用补法能补肺气，诸穴合用湿痰可除。

（8）胃咳：咳则干呕，取足三里，配列缺、内关用平补平泻法。能健胃宽胸，理肺止咳。

（9）肾咳：症见咳嗽兼喘，气短腰酸，面白微肿，脉沉细。多因肾虚纳气无力，金水不能相生所致。取肾之俞穴太溪、肾俞，合穴阴谷用补法以补肾益气；肺之俞穴太渊、肺俞，络穴列缺用平补平泻法，以止咳化痰；肺肾同治，金水相生，咳喘可除。

（10）膀胱咳：咳则遗尿。取膀胱之合穴委中，配原穴京骨、肺之背俞肺俞、络穴列缺用补法，以补益肺气，约束膀胱。

（三）呕吐者降逆止呕，和中健胃

外感内伤皆可引起呕吐，常为多种病证的兼见之症。此处只谈胃失和降，其气上逆所致呕吐的配穴。

主穴：内关、足三里。内关系手厥阴之络穴，通阴维脉，属心包，历络三焦，阴维主一身之里，故有宣通上、中、下三焦气机的作用；足三里为胃的下合穴，有调理脾胃、导滞降逆之功。针内关时，患者上肢放平伸直，手掌略比肘高，针足三里时，下肢放平伸直，足略比膝高，用关闭法，使其感应向上传导，用平补平泻手法，留针 20 ~ 30 分钟，即可收到立竿见影之效。

1．饮食伤胃，消化不良

症见吐物酸臭，嗳气厌食，胃脘胀痛，舌苔厚腻，脉象弦滑。多因饮食不节，宿食不消，致消化功能失常，胃气受阻，不得下降而致。如只呕不吐，先针主穴内关，呕吐并见先针主穴足三里，配公孙、中脘。公孙属足太阴脾经通冲脉，内关、公孙为八脉交会穴，使感应向上传导，用平补平泻法，留针 20 ~ 30 分钟，可调中焦而平冲逆之气；中脘为胃之募穴，针尖向下斜刺，用泻法，使上腹部的沉胀感向下传导，可助足三里消食止痛，导滞降逆。

2．郁怒伤肝，肝气犯胃

症见恶心呕吐，吞酸反胃，胸肋胀满，口苦，脉弦。多因肝气横逆犯胃，胃气不得下行所致。先用俯伏位取配穴膈俞、胆俞，针尖向外侧肋骨上缘斜刺，使感觉沿肋内放散，不留针；再针内关、期门、中脘、足三里用平补平泻法，留针 20 ~ 30 分钟，肝俞、期门为俞募配穴，以疏肝理气；中脘、内关、公孙，以降逆和胃，肝气得舒，胃气得降，呕吐可止。

3．脾胃虚寒，痰饮内停

症见面色皖白，身倦无力，口流清涎，呕吐时作，胃纳不受，舌淡苔白，脉象沉迟。多因脾胃虚弱，运化无力，致痰饮内停，胃失和降所致。先针脾俞、胃俞用补法或灸法，使患者背部有温热感，再针中脘、梁门、内关、足三里用热补法，使腹部和四肢有温热感。脾俞为脾之背俞穴，以健脾助运；中脘、胃俞为俞募配穴，加梁门以调理胃气，用补法加灸以益胃温中，而化痰

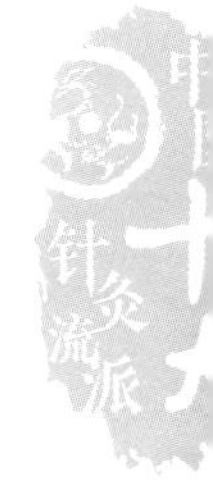

饮，则呕吐自除。

4．胃阴不足，胃失濡养

症见干呕烦热，舌红少津，脉象虚数。多因热病伤津，耗伤胃阴，胃失濡养，气失和降所致。先针主穴内关、足三里，配中脘、胃俞为俞募配穴，用平补平泻法。中脘、胃俞可和中健胃。如胃阳过盛，内关、足三里用泻法，以降胃气而清热生津，干呕可止。

（四）便秘者通调腑气，助运通便

便秘是指排便时间延长，通常在 4 ～ 7 天以上排便 1 次。常见的有热秘、寒秘、气秘、血秘。病因虽然不同，但大肠传导功能失常是造成便秘的主要原因。

主穴：大肠俞、天枢。两穴合用为俞募配穴，以疏通大肠腑气。腑气通则传导自能恢复正常。针天枢时，针尖略向下斜刺，使针感向下腹部扩散，患者小腹有下坠感；大肠俞直刺，使局部酸胀，针感向骶髂关节放散。如腹部触诊，无腹胀、痞块、硬结，并不下坠，虽数日大便不解者，不可滥用泻法，以免正气受损。

1．热秘

症见大便干结，腹痛拒按，口臭，舌红、苔黄燥，脉沉有力，多因阳火偏旺，阴津不足，大肠失调，腑气不通所致。先针主穴，配支沟、曲池、足三里用凉泻法，使凉感传到四肢末端。支沟为三焦经之经穴，三焦得通，津液下达而胃气得和，腑气自调；曲池、足三里为手、足阳明之合穴，以泄热保津。腑气通调，大便可通。

2．寒秘

症见面色清淡，四肢不温，小便清白，腹痛喜温，大便艰涩，舌淡苔白，脉象沉迟。多因阴寒内结，阳气不运，痼冷沉寒的临床表现，常见于年老体弱之人。先针主穴，配中脘、大横、足三里、丰隆用热补法，使腰骶、腹部和下肢产生温热感。中脘、大横可温中散寒；足三里为胃之下合穴，丰隆为胃之络穴，可通调腑气，共同达到助运通便的目的。

3．气秘

症见面色㿠白，精神疲乏，大便费力，并不干结，舌淡嫩，脉虚弱。多因肺气不足，大肠传送无力，糟粕停于肠道所致。先针主穴，配次髎、尺泽、中脘、足三里用补法，使针感传至腰骶、腹部和四肢末端。肺主气，肾纳气，次髎、尺泽能补肾气、肺气；中脘、足三里能补中益气，共同达到助运通便的目的。

4．血秘

症见大便秘结难下，面色无华，头晕心悸，舌燥少苔，脉象细涩。多因精血不足，肠道无血以滋、无津以润，大便涩滞难行所致。常见于血虚津亏的患者。且发病缓慢，病程长。先针主穴，用平补平泻法，配支沟透间使，用泻法，次髎、三阴交、照海用补法，使针感传到腰骶、腹部和四肢末端。支沟透间使用泻法，是治疗习惯性便秘经验配穴；次髎、三阴交、照海用补法，

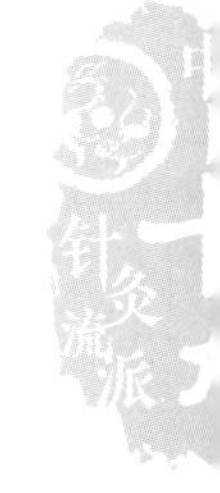

以养血益精，滋水行舟；诸穴共同达到养血通便的目的。

（五）脱肛者升提下陷，调气收肛

脱肛即肛门脱出，多因湿热下注，或久泻不止，致中气下陷，升举无力，下元虚弱，形成肛门松弛，不能收摄所致。

主穴：会阳、腰俞。会阳在肛门附近，尾骨尖旁5分，针向前直刺，用提插法，使感觉向肛门传导，并使肛门有抽动感；腰俞用捻转补法，使感觉传到骶髂部，并使患者局部有向上提的感觉，以收敛维系肛门之筋，促其自行回纳。不能回纳者，应用手将垂脱之黏膜推入肛门，以防感染、糜烂。

1. 湿热下注，大肠迫滞不收

症见肛门灼热、痒痛，大便或干或稀，后重不扬，用力则肛门脱出。多因气被湿滞，被热所扰，气随湿热下冲，致肛门下坠脱出。肛门为大肠之使，先针主穴，配天枢、大肠俞、承山用泻法，大肠俞、天枢为俞募配穴，使针感传到腹部和肛门，以调大肠腑气，承山属足太阳经之经别，自踹至腘，别入于肛，用泻法，使针感传到肛门，以清湿热，五穴配合可起到清热导滞、调气收肛的作用。

2. 久泻伤阳，中气下陷

症见身体虚弱，精神不振，肛门脱出不能上提。多因久泻或大病后体力亏损，调治失宜，致中气下陷所致。先针主穴，配督脉的百会、长强用补法，神阙、气海用灸法，百会使局部有胀感，有升举阳气之功，以起下陷之气；长强向上斜刺，沿尾骨和直肠之间进针，用补法，使酸胀感扩散到肛门周围，助会阳以加强肛门的约束能力；神阙、气海用灸法，使腹部有温热感，可升阳举陷，为治本之穴。

（六）遗尿者培补肾气，约束膀胱

遗尿是指睡中不自觉的排尿，轻者数夜1次，重者1夜数次，多因膀胱失约或肾气不固所致。

主穴：中极、三阴交。遗尿的基本病机为膀胱失约，中极为膀胱之募穴，足三阴与任脉之会穴，用补法可以固脬，针向下斜刺，用捻转法，使感觉传至外生殖器及会阴部，并有抽动感；三阴交用关闭法，使感应向上传导，用补法，统补足三阴之气，以加强膀胱之约束功能。

1．小儿遗尿

症见3岁以上儿童，睡后梦中排尿或不自觉遗尿，气短声怯，动则汗出，舌质淡，脉细弱。多因肾气未充，或先天不足，与精神刺激也有一定关系（如父母打骂）。先针主穴，配气海、百会用补法或灸10～15分钟。气海针向下斜刺，用补法，使针感传至外生殖器及会阴部，以固肾，培补下元，佐百会以升举阳气，兼调元神，灸可培元益气，患遗尿的儿童，多为阳气不足，易于感冒，应嘱其注意寒温，避免精神刺激。

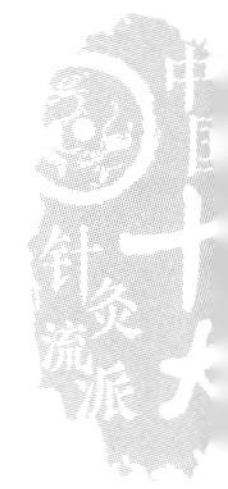

2．老年遗尿

症见畏寒肢冷，腰膝酸软，一有尿意不及入厕，或咳嗽遗尿。多因肾气虚弱，下元不固，致膀胱约束无权而成。先针主穴，配关元、复溜、肾俞、膀胱俞用补法，加灸，使腰骶、小腹和下肢有温热感，促其肾气充盈，三焦协调，膀胱复职，遗尿可止。

（七）尿闭者疏利膀胱，通调水道

尿闭以排尿困难，甚至小便闭塞点滴难出为主症，多因膀胱气化失司。多种疾病都可引起，急则治症，缓则治因，或症因同治。

主穴：中极、水道、涌泉。膀胱气化失司，取膀胱之募穴中极，针刺时，用提插法，使触电感向会阴部及外生殖器传导，以调节膀胱功能；膀胱失司，水道不通，取足阳明经之水道，针向内下方斜刺，用提插法，使感应向会阴部放散，往往能引起排尿；下焦不运，点刺涌泉穴，为上病下取，以利尿开闭；尿闭甚者，膀胱过度充盈，耻骨上方隆起，按之有波动感时，腹部穴位应浅刺。或用指针点按水道、中极 1 ~ 3 分钟，多数患者即刻排尿。

1．湿热下阻

症见小便淋漓涩痛，甚或点滴不通，小腹胀痛，口干，舌红苔黄，脉象洪数。多因湿热不化，下注膀胱，致气化失调，气机阻滞而成尿闭。先针主穴，配关元、秩边、三阴交用泻法，使感应传导放散到小腹和下肢。关元用泻法，助中极、水道，调三焦之气，以通调水道；湿热下阻，尿闭而下重，秩边用泻法，以疏通膀胱经气，配三阴交统调足三阴经经气，以运下焦，而水道可通。

2．肾气虚弱

症见排尿无力，小便不通，小腹胀痛，舌淡苔白，脉弱。多因肾气受损，阳气不足，致膀胱气化功能失常所致，此属虚证，先针主穴，配气海、肾俞、膀胱俞、阴陵泉、复溜用补法，使感应传导放散到腰骶、小腹和下肢。气海以温补下元，肾俞、膀胱俞以助中极振奋膀胱，阴陵泉、复溜运中焦，利下焦，尿闭可通。

3．跌仆损伤症见小便时通时闭，或欲尿不下

小腹胀满疼痛，舌质紫黯或有瘀斑，有外伤或手术病史。多因瘀血停留、膀胱气化受阻所致。先针主穴，配肾俞、小肠俞、膀胱俞、秩边、三阴交用平补平泻法，使针感传导放散到小腹和下肢，以活血逐瘀，通利膀胱。

（八）遗精者有梦清心，无梦固精

遗精是指在睡眠中有精液泄出，历代医家对本病分为梦遗和无梦之遗，梦遗多因邪火妄动，无梦之遗多因精关不固所致。

主穴：关元、三阴交。关元为足三阴与任脉之会，是人身元气之所存。用以振奋肾气；三阴交为足三阴经之会穴，以调足三阴之经气。关元向下斜刺，用补法，多捻转，使酸胀感放散到外生殖器，并有向上抽动感；三阴交用关闭法，使感应向上传导过膝，用补法。

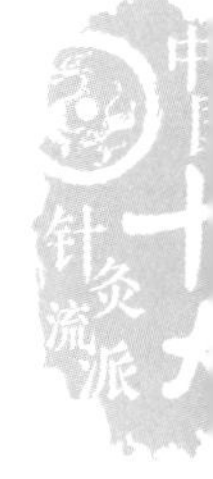

1．梦中遗精

症见梦中遗精，头昏耳鸣，心悸多梦，舌红少苔，脉象细数。多因心阴暗耗，心火偏旺，火扰精室所致。先针主穴，配神门、内关、肾俞、关元俞，使感应分别传到手指、腰骶、小腹、外生殖器和下肢。心经之原穴神门、心包经之络穴内关，用泻法留针 10 ~ 20 分钟，以降心火而交通心肾；肾俞、关元俞用补法，以壮水制火，补肾固精。

2. 无梦遗精

症见滑精频作，精神疲倦，面色㿠白，舌淡苔白，脉象沉弱。多因肾气虚损，精关不固，封藏失司所致。先针主穴，配气海、命门、关元俞、上髎用热补法加灸，使温热感传导放散到腰骶、小腹、外生殖器和下肢。气海、肾俞能补肾培元，命门能壮命门之火；关元俞、上髎能壮腰温肾，以固精关。

（九）疝气者行气导滞，消肿止痛

疝气以少腹痛引睾丸，或阴囊肿大胀痛为主症。疝气类别很多，有的需经手术治疗，这里只介绍寒滞厥阴和湿热下阻，阴囊肿痛的治疗。

主穴：关元、三阴交、大敦。疝气为任脉所主之病。古有“阴茎之病，从乎肝治；阴囊之病，当从乎脾治；精道有病，当从乎肾治”之法，故取任脉关元用金鸡啄米法，使针感传到睾丸；肝经大敦用灸法；脾经三阴交用关闭法，使针感向会阴部传导，以疏通经脉。

1. 寒滞厥阴

症见睾丸冷痛，牵引小腹，胀痛难忍，舌淡苔白，脉沉弦涩或紧。多因阴寒内盛，复感外寒，致气血凝滞所致。先取主穴，配肾俞、气海、归来用补法加灸 10 ~ 20 分钟，使腰、腹、会阴部和下肢有热感，以温经散寒，行气止痛。

2．湿热下阻

症见睾丸阴囊肿胀疼痛，舌红，苔黄腻，脉象弦数。多因暴怒伤肝，肝郁化热，湿热内蕴下注睾丸所致。先取主穴，配四满、气穴、阴陵泉、行间用泻法，留针 20 ~ 30 分钟，使针感传到小腹、睾丸和下肢。四满、气穴调肝益肾；阴陵泉清热利湿，行间疏肝解郁。数穴配合，达到清热利湿，消肿止痛的目的。

（十）头痛者按部分经，疏经止痛

头痛是病人自觉症状，内伤外感均可引起，因其涉及范围很广，在治疗前应做细致诊断，针灸治疗的特点是依据疼痛的部位，循经配穴。

主穴：风池、太阳。风池系足少阳、手少阳、阳维脉之会穴，能祛风清热，是治疗头脑、五官诸疾的重要腧穴，针时左手拇指压住穴位下方，针尖向对侧太阳斜刺，使酸胀感传向“病所”，守气，使针感维持 1 ~ 2 分钟，或穿过疼痛部位，传导明显者疗效佳，传导差者疗效差。太阳为经外奇穴，是治疗头痛的经验穴。

1．前额痛

属阳明经，有时连及眉棱骨，配上星、头维、攒竹、合谷。

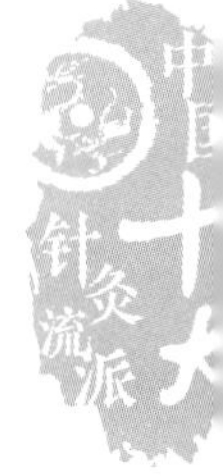

2．头顶痛

属厥阴经，有时连及目系，配百会、上星、后顶、脑空、太冲。

3．脑后痛

属太阳经，有时连及肩背，配天柱、百会、后顶、后溪。

4．偏头痛

属少阳经，有时连及耳区，配头维、颔厌、悬颅、中渚。

5．眼眶痛

属阳明经，有时目不能睁，配攒竹、鱼腰、四白、合谷。

以上所列，先针主穴，再针配穴，除风池不留针外，其他穴位留针 10 ~ 20 分钟，以扶正祛邪，疏经止痛。如外感风寒头痛，加列缺、外关用烧山火法，使身体产生热感生汗，以发散风寒；气虚头痛加足三里，用补法以补气；血虚头痛加三阴交用补法以养血；湿重头痛加丰隆，用平补平泻法以利湿；肝胆火盛头痛加侠溪、行间用泻法，以清泻肝胆；肾虚头痛加次髎用补法，以补肾；胃火上冲头痛加内庭，用泻法以清胃泻火。

（十一）胸痛者疏导气机，宣痹通阳

胸痛属古之胸痹，痹是闭塞之意，多因胸阳不振，阴寒内盛，气机不通，或瘀血停留，经络受阻所致。

主穴：膻中、阿是穴。膻中位于胸部任脉，系气之会穴，针向上或向下斜刺，得气后，行金钩钓鱼法，微微提抖几次，使前胸有沉重感，或拉坠感，可疏导胸部气机。阿是穴选在胸痛最甚处，用平补平泻法，以疏经止痛。

1．胸阳不振，阴寒内盛

症见胸痛彻背，喘息咳唾。舌淡苔白，脉象沉迟。多因阳气不足，阴寒内盛，使水饮痰积停留胸部，致气机受阻而发生疼痛。先针主穴，配肺俞、膈俞、肝俞、内关用烧山火法或平补平泻法，使温热感或重胀感传到胸部，留针 10 ~ 20 分钟。肺俞、膈俞能宣痹通阳，祛寒降逆；肝俞、内关能通调气机、宽胸止痛。

2．瘀血停留，经络受阻

症见胸痛如刺，定处不移，脉象弦涩。多因闪挫跌仆，瘀血停留于脉络，经气受阻所致。先针主穴，配心俞、厥阴俞、膈俞、支沟透间使，用平补平泻法，使针感传到胸部，留针 10 ~ 20 分钟。心俞、厥阴俞、膈俞能通血脉而逐瘀活血，支沟透间使，能疏经止痛。

（十二）胁痛者疏肝解郁，理气止痛

两胁为肝胆经所布，故胁痛多因肝气郁结，或瘀血停留所致。

主穴：期门、肝俞。期门为肝之募穴，肝俞为肝之俞穴，两穴相配为俞募配穴，针期门用老驴拉磨法，使针感放散。肝俞针尖向外侧肋骨上缘斜刺，使感应沿肋骨放散，以疏肝理气、活血化瘀。

1．肝气郁结

症见情志易怒，胁下胀痛，食欲不佳，胸闷不舒，舌苔白，脉弦。多因肝气郁结，气机受阻所致。先针主穴，配内关透外关、阳陵泉、行间用平补平泻法，使针感传到胁部和上下肢。内关透外关、胆经合穴阳陵泉、肝之荥穴行间。为手足同名经配穴，以加强疏肝解郁、理气止痛的作用。

2．瘀血停留

症见胁下刺痛，痛处不移，舌质黯红，脉象弦涩。多因肝郁日久，气滞而血瘀，或外伤引起瘀血停留所致。先针主穴，后配膈俞、阿是穴、太冲用平补平泻法，留针 10 ~ 20 分钟。膈俞为血之会穴，太冲为肝之原穴，阿是为部取穴，用平补平泻法，能活血逐瘀、行气止痛。

（十三）胃痛者健胃止痛，消食导滞

胃脘痛是指上腹胃脘的疼痛，多因肝气郁滞，食滞胃脘，或中焦虚寒所致。

主穴：中脘、足三里。中脘为胃之募穴，用金鸡啄米法，使针感向小腹传导，足三里为胃之合穴，用关闭法，使针感向上传导至胃脘为佳，两穴合用可治一切胃痛。

1．肝气郁滞

症见胃脘胀痛，痛连两胁，口苦吞酸，呃气或矢气较舒，情志不舒时加重，舌苔腻，脉弦。多因肝气横逆犯胃所致。先针主穴，配肝俞、期门、梁丘、内关用平补平泻法。肝俞、期门佐以内关能疏肝理气，中脘、足三里、梁丘能和胃止痛。

2．食滞胃脘

症见胃脘胀痛，恶心呕吐，呕吐物酸臭，苔腻脉滑。多因暴食暴饮，宿食不消所致。先针主穴，配内关、梁门、梁丘用泻法，留针 10 ~ 20 分钟。梁门助中脘以健胃消食，内关、足三里、梁丘能疏肝和胃，疏经止痛。

3．中焦虚寒

症见胃脘隐痛，时吐清水，体倦身疲，舌淡、苔白滑，脉象沉迟。多因脾阳不振，寒从内生，脾失健运所致。先针主穴，配下脘、天枢用热补法或灸法。中脘、下脘、天枢能温中散寒、行气止痛，足三里能健胃助运。痛止后加灸胃俞、脾俞以巩固疗效。

（十四）腹痛者通调腑气，止痛助运

腹痛可以出现在许多疾病中，多因寒温不适，气血不和，或内伤饮食所致。

主穴：中脘、天枢、足三里。中脘为胃之募穴、腑之会穴；天枢为大肠之募穴，可通调腑气，调整胃肠功能；足三里为四总穴之一，腹部疾病之要穴，三穴同用为腑病取合募之意。

1．寒痛

症见腹痛绵绵，喜温喜按，大便溏泄，舌淡苔白，脉象沉紧。多因中焦虚寒，复因外寒侵袭，或多食生冷，以致运化无权所致。先针主穴，配建里、气海用热补法或灸法，使腹部和下肢

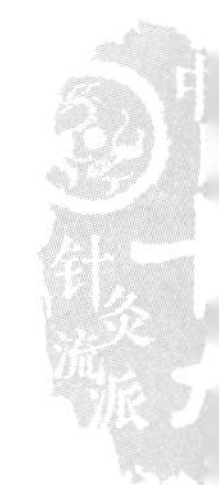

有热感。建里助中脘温中止痛，气海助足三里补气助运。

2．热痛

症见腹痛拒按，恶食嗳腐，大便干结，或泻而不畅，舌苔黄腻，脉象滑数。多因饮食不节，过食厚味，大量饮酒以致热结肠胃所致。先针主穴，配大肠俞、丰隆用凉泻法，使凉感传到腹部、腰骶和下肢。大肠俞助中脘、天枢通肠导滞，丰隆助足三里清热止痛。

3．气痛

症见腹痛胀满，矢气稍缓，时轻时重，舌苔腻，脉弦。多因情志不舒，肝失条达，横逆脾胃，气机郁滞所致。先针主穴，配肝俞、脾俞、三阴交用平补平泻法，使针感传到腹部、背腰和下肢。肝俞、脾俞以疏肝健脾，助中脘、天枢理气止痛；足三里、三阴交以理气活血。气机通，血流畅，则腹痛可止。

4．血痛

症见腹痛拒按，或按之有形，痛有定处，多在少腹，口干不欲多饮，舌黯红，脉弦涩。多因瘀血停留，气机不畅所致。先针主穴，配归来、阿是、血海、三阴交用平补平泻法，使针感传到小腹和下肢。归来、阿是能活血化瘀，血海、三阴交能疏经止痛。

（十五）腰痛者壮腰补肾，培元益气

许多疾病常伴有腰痛症状，涉及范围比较广，此处只谈一谈风湿、肾虚、闪挫所致的腰痛。

主穴：肾俞、关元俞。腰痛者以肾阳虚为多见，阳气虚损，风寒湿邪客于经脉，气血必然瘀滞，故腰痛日久常见气血瘀滞证。所以温补肾阳，行气活血为治疗腰痛之大法。腰为肾之外候，分布足太阳膀胱经，其经挟脊，抵腰中，循膂。故以肾俞、关元俞为主穴。针肾俞，针向脊柱斜刺，针关元俞，针尖向下斜刺，用热补法或烧山火法，使热感向腰骶放散，肾俞能壮腰补肾，关元俞能培元益气。

1．风湿腰痛

症见腰部酸楚疼痛，拘急不可弯仰，迁延日久，阴雨天加剧，舌苔白，脉象沉紧。多因风、寒、湿三气客于经络，致腰部气血运行失畅所致。先针主穴，配环跳、委中、昆仑用烧山火法，使热感传到腰骶和下肢。环跳助肾俞、关元俞温通经气，祛散寒湿，委中、昆仑为远部配穴，以疏通太阳经气。

2．肾虚腰痛

症见腰痛而困，或遗精盗汗，头晕耳鸣，舌淡苔薄，脉濡。多因肾精亏损，肾气不足所致。先针主穴，配命门、腰眼、上髎用热补法，使热感传到腰骶部。命门能填肾中真阳，腰眼、上髎助肾俞、关元俞以补肾壮腰、滋阴养阳。

3．闪挫腰痛

症见腰痛不能转侧，起卧加剧。多因跌仆闪挫、损伤腰肌、瘀血凝滞、经络不通所致。先针主穴，配志室、腰眼、阿是用烧山火法，使热感传到腰骶部，不留针，手小节用平补平泻法，留针20～30分钟，在留针时每3～5分钟，捻转提插1次，嘱患者活动腰部，以通利气血，消瘀导滞，疏经止痛。

（十六）月经不调理冲任，调和气血

月经不调是指月经周期、经量、经色等出现异常。多与冲脉、任脉及肝、脾等经有关。常见的有月经先期、后期、先后无定期及倒经。

主穴：关元、三阴交。冲任功能失调，肾气不充，肝不藏血，脾不生血，均可导致月经不调。故取任脉与足三阴经交会穴关元，足三阴经之会穴三阴交为主穴。

1．月经先期

症见月经先期而至，量多，或1个月数次。色深红，面色潮红，小便色黄，舌干口燥。多因肝郁化火或热蕴胞宫所致。先针主穴，配归来用平补平泻法，以助关元调理冲任。行间、三阴交用泻法，清肝热而凉血。

2．月经后期

症见经期延后，四五十天1次，量少，色淡，身体瘦弱，面色萎黄，舌淡少苔，脉象细弱。多因气血虚亏或寒邪客于胞宫，经血不能按期来潮而致。先针主穴，配天枢、气海用热补法，以培补冲任，温经养血。

3．月经先后无定期

症见经行不畅，提前或延后，经量或多或少，色紫黯，精神抑郁，乳房胀痛连及胸胁，舌紫，少苔，脉弦。多因肝气郁结，气血失和所致。先针主穴，配膈俞、肝俞、乳根、归来、血海用平补平泻法。膈俞以活血化瘀，肝俞、乳根以疏肝理气，关元、归来、血海、三阴交以调和气血。

4．倒经

症见经行不畅，伴有鼻衄，头痛，舌紫，脉滑数。多因血热气逆，损伤经络，以致血溢于外。先针主穴，配气海、归来、二间、合谷、血海、行间用平补平泻法。关元、气海以补气摄血，二间、合谷以清热止衄，归来、血海以调和气血，三阴交、行间以平肝降逆，引血归经。

月经不调一症，先期多属血热，后期多为虚寒，不定期多为肝郁，倒经多为血热气逆，但临证时还应结合经量、经色、经质综合分析。量过多为虚热，量少为化源不足；色浅淡多为虚寒，色紫黯或质稠多热多实；质稀多虚多寒。配穴时，月经量少、血源不足的虚证用补法为主；月经过多，经期较长的用升提摄血法治标为主；经色浅淡，形体虚寒的用热补法或灸法，以祛寒补虚为主；经色紫黯、经血瘀滞的用平补平泻法或泻法，以活血化瘀为主；经血时稠时稀的用平补平泻法，或阳中隐阴，或阴中隐阳法，不可只凭时间之先后而定寒热虚实。

（十七）痛经者行气活血，通经止痛

痛经是指妇女在月经期或行经前后，少腹或腰部疼痛，甚则剧痛难忍而言，多伴有月经不调，临床多分为经前痛、经期痛和经后痛。

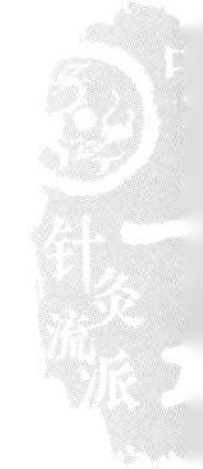

主穴：关元、三阴交。本病多因血瘀或寒凝胞宫，以致气机不畅，脉络阻滞不通所致。以关元、三阴交为主穴，能行气活血，通经止痛。

1．经前或经期腹痛

经行不畅，色紫有块，胸胁胀痛，口干不欲多饮，舌有瘀点，苔黄，脉弦。多因受寒饮冷，瘀血停留，滞于胞中，经行受阻，不通而痛；或七情郁结，气滞不通而成。先针主穴，配膈俞、膻中、气海、血海、阿是用平补平泻法，留针 10 ~ 20 分钟。膈俞、血海、三阴交活血化瘀，膻中、气海、关元行气通经。

2．经后腹痛

痛势绵绵不休，喜温喜按，月经色淡量少，面色萎黄，舌淡无苔，脉象细弱。多因气血不足，血海空虚，胞宫失养所致。先针主穴，配天枢、归来用补法，以补气养血，温经止痛。

痛经除在时间上分虚实外，还应结合疼痛部位、性质等进行综合分析。少腹痛多为气滞，小腹痛多为血瘀，全腹痛多为气血不和；胀痛多为气滞，绞痛多为寒，刺痛多为瘀，掣痛多为热，拒按为实，喜按多为虚等。气滞的用泻法，血瘀的用烧山火法，气血不和的用平补平泻法，实热的用凉泻法，虚寒的用热补法或灸法。

（十八）崩漏者塞流澄源，培元端本

崩漏是指妇女阴道不规则出血。经血非时而下，暴下如注为崩，淋漓不断为漏，久漏不止可转崩，崩势稍缓可变为漏，多因气虚、血热、冲任失调所致。

主穴：血海、隐白。血海，针尖向上斜刺，使针感向腹部传导，有祛瘀血，生新血，调治一切血病的功能；隐白为脾之井穴，针尖向上斜刺，能醒神止血。

1．气不摄血

症见下血过多，昏迷不醒，脉微欲绝。多因气虚血失统摄，气血两脱所致。先针主穴，配人中、内关、中冲用补法，百会、大敦用灸法。内关、中冲能强心，人中、百会能提气摄血，血海、大敦、隐白能止崩醒神，七穴合用为回阳救脱、固气止血、升提塞流之法。

2．肝不藏血

症见月经过多，或突然崩漏不止，夹有血块，血色深红，烦热口渴，精神虚奋，舌红苔黄，脉数。多因肝气郁结化热，藏血失职，热迫血行，或暴怒伤肝，肝不藏血所致。先针主穴，配行间、大敦用泻法，留针 20 ~ 30 分钟。四穴合用为清热宁血、澄源止崩之法。

3．冲任虚寒

症见经漏绵绵不止，色淡或黯，少腹寒凉，腰痛疲乏，舌淡苔白，脉沉细弱。多因劳伤过度，冲任气虚，不能制约经血所致。先针主穴，配关元、归来、三阴交用热补法。五穴合用，为温补冲任、培元端本之法。

崩漏者急则治其标，以止血为主，古称塞流；缓则治其本，以清热凉血为主，谓之澄源；下血势已缓，或善后调理，以补血养血为主，名为端本。

（十九）带下者查色观质，固精利湿

带下是指妇女阴道分泌物增多，黏稠如涕如浓。多因任脉不固，带脉失约，以致水湿浊液下注而成，常见的有白带、黄带、赤白带。

主穴：带脉、三阴交。带脉穴属奇经八脉之一的带脉。带脉统摄一身无形之水，故带脉穴为治疗带下症的重要穴位，侧卧取穴，直刺，使针感放散到小腹，能利湿止带；三阴交能统调三阴经之气血。

1．白带

症见带下清稀色白，精神疲倦，四肢清冷，舌淡苔白，脉象缓弱。多因脾肾阳虚，运化失职，湿气下行所致。先针主穴，配关元、阴陵泉、隐白、上髎用补法或灸 10 ~ 20 分钟。关元、上髎温固下元而止带，阴陵泉、隐白健脾渗水湿。

2．黄带

症见带下色黄黏稠，气味腥臭，心烦，口渴不欲多饮，舌苔黄腻，脉濡数。多因脾湿下注，久而化热，湿热蕴结所致。先针主穴，配阴谷、隐白、大赫、气海用泻法。带脉、大赫、阴谷清热止带，气海、三阴交、隐白健脾利湿。

3. 赤白带

症见带下赤白夹杂，淋漓不止，腰腿酸痛，舌红少苔，脉象细弱。多因阴虚内热，扰动冲任，损伤血络所致。先针主穴，配气海、关元、上髎用补法。带脉、关元固任止带，气海补气摄精，上髎固精利湿，三阴交调补三阴经气血。

（二十）乳汁不足先活络，健脾催乳

乳汁不足是指产后乳汁量少，不能满足婴儿需要。多因胃气不足，或肝气郁滞所致。

主穴：膻中、少泽。妇人乳汁，乃冲任气血所化，故取任脉经气之会穴膻中，刺时针尖向乳房两侧横刺，使针感向整个前胸扩散；少泽是增加乳汁分泌的经验穴，用捻转法留针 10 ~ 20 分钟。

1. 胃气不足

症见乳房松软，身体瘦弱，营养不良，气血不足，乳汁缺乏。多因脾胃素虚，气血化源不足，或分娩失血过多，气随血耗所致。先针主穴，配膺窗、乳根、中脘、足三里、三阴交用补法。乳房为足阳明经所过，配膺窗、乳根疏通阳明以助膻中、少泽催乳；中脘、三阴交、足三里健脾胃以生化气血。

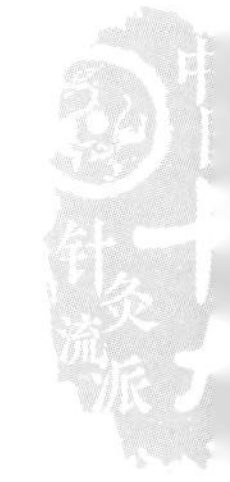

2. 肝气郁滞

症见胸胁胀满，乳房胀痛，乳汁少，闷闷不乐，口苦脉弦。多因情志郁结，气机不畅，致乳脉不行。先针主穴，配屋翳、膺窗、乳根、肝俞、阿是用平补平泻法。屋翳、膺窗、乳根助膻

中、少泽以活络通乳，阿是以散结化瘀，肝俞以疏肝理气。

（二十一）小儿抽风急醒神，柔肝息风

小儿抽风是以四肢抽搐，口噤，角弓反张为主症的病症。多因外感风寒，入里化热，或乳食不节，损伤脾胃，肝木失养，引动肝风所致。

主穴：人中、合谷。人中向上斜刺，以泪出为度，清热息风，镇惊醒神；合谷由虎口赤白肉际向上斜刺，至两掌骨之间，用关闭法，使感应向上传导，通经开窍。

1．六气化火，肝热生风

症见初起壮热面赤，摇头弄舌，手足乱动，继则口噤唇青，面色青紫，角弓反张。多因外感时邪，内伤饮食，实热内邪，引动肝风所致。先针主穴，人中用泻法，合谷用赤风摇头法，配风府向下颏斜刺，用泻法，十宣、大椎、陶道、身柱、大敦点刺出血，以清热凉肝，息风镇惊。

2．脾胃虚弱，肝失濡养

症见面黄肌瘦，大便溏泄，手足抽搐。多因脾胃虚弱，营养失调，中阳不足，土弱木侮，肝风内动所致。先针主穴，用平补平泻法，以息风止痉，配中脘、气海、内关、足三里、三阴交用补法加灸，以培补脾胃，养血柔肝。

（二十二）耳鸣耳聋利其窍，活络开聪

耳鸣为耳内如有鸣声，耳聋为耳的听觉失聪。耳鸣为耳聋之渐，耳聋为耳鸣之甚。

主穴：听宫、中渚。听宫为手太阳、手少阳、足少阳之会穴，用金鸡啄米法，使感应传向耳内，并使鼓膜有向外鼓胀的感觉，有通窍聪耳的作用。中渚为三焦经之俞穴，针向腕部斜刺，使针感向指端或上臂放散传导。有活络开聪之功。

1．新病耳鸣、耳聋

胆火上扰耳聋：症见突然发作，鸣声如钟，或如潮水声，甚至全聋，头痛面赤，口苦咽干，心烦易怒，舌红苔黄，脉弦数。多因新感外邪，扰动胆火，循经上行，耳窍被蒙所致。先针主穴，配听会、率谷、翳风、侠溪用泻法。听会、率谷、翳风助听宫开窍聪耳，侠溪助中渚以清热泻火。

风寒上扰耳聋：症见耳内闷响，听力减退或消失，鼻塞不通，舌淡苔白，脉浮。多因风寒上扰清窍所致。先针主穴，配风池用烧山火法，使热感传到前额和耳区，使其出汗，不留针；合谷用烧山火法，使热感向上传导，使其出汗；上迎香用平补平泻法，以祛风散寒，开窍聪耳。

2．久病耳鸣、耳聋

症见鸣声如蝉，音低而弱，病程较长，耳聋逐渐加重，头晕目眩，腰酸遗精，舌质红，脉细弱。多因肾精不足或病后精血未充，精气不能上达于耳所致。先针主穴，配耳门、百会、肾俞、照海用补法，补肾益精，升清聪耳。

（二十三）聋哑患者先治聋，聪耳开窍

聋哑有先天与后天之分，先天患者多因胎儿期受损，壅塞清窍所致，轻者有不同程度的残余听力，或半聋哑。重者听力消失，全聋哑，神智迟钝；后天患者多因感受外邪，上扰神明，或肝胆火旺，肾气未充，或用药不当，清窍被蒙所致。

主穴：听宫、哑门。听宫为治耳病的要穴，用金鸡啄米法，哑门系督脉和阳维之会穴，是治疗聋哑、失语的常用穴，针时左手食指紧按针穴，右手持针向下颏方向直刺 3 ~ 5 分，得气后用金鸡啄米法，均匀地提插 1 分钟，使针感传向喉舌部，同时配合语言训练，不留针。

1. 全聋哑

以通窍聪耳，先治聋后治哑。先针主穴，配耳门、翳风、外关、陵下；或听会、耳门、中渚；两组穴位均用金鸡啄米法，得气后留针 10 ~ 20 分钟，交替轮换使用。听力逐渐恢复后，再配上廉泉向舌根部斜刺，治疗哑症。

2. 半聋哑

以聪耳利声、聋哑并治。先针主穴，配合谷、陵下，或耳门、翳风、上廉泉、中渚；两组穴位均用金鸡啄米法，得气后留针 10 ~ 20 分钟，交替轮换使用，以通窍聪耳，促其发音。

（二十四）牙痛留针时要长，镇痉止痛

牙痛是口腔疾患中常见的症状。常分为实火牙痛、虚火牙痛和风火牙痛。

主穴：下关、翳风、合谷。下关为足阳明与足少阳之会穴，针沿颧骨弓直刺，使针感向上下齿扩散，可通利牙关，清热止痛；翳风为手少阳与足少阳之会穴，针向鼻尖斜刺，使针感传向下齿，可通关开窍；合谷为手阳明经之原穴，针向手腕直刺，使针感向牙齿传导，可通调经气而止齿痛。

1. 实火牙痛

症见牙齿胀痛，口渴喜冷饮，大便热结，舌质红，苔黄燥，脉洪大。多因阳明积热，郁而化火，上犯牙齿所致。针刺主穴，配巨髎、颊车、内庭用泻法，留针 20 ~ 30 分钟，以疏泄阳明，清热止痛。

2. 虚火牙痛

症见满口牙痛，并有松动感觉，口干舌燥，脉象细数。多因肾水不足，虚火上炎所致。先针主穴，配太溪用补法，滋阴降火；颧髎、颊车用泻法，留针 20 ~ 30 分钟，止痛固齿。

3. 风火牙痛

症见牙痛龈肿，痛引颜面如蚁走窜，怕热喜凉，头晕目眩，舌红少苔，脉象浮数。多因素体阴亏，风邪化火，上扰阳明所致。先针主穴，配风池、太阳、巨髎、颊车用泻法，留针 20 ~ 30 分钟，以清热祛风，疏经止痛。

（二十五）冻疮者温经散寒，行气活血

冻疮是指严寒侵袭机体引起的损伤。

主穴：阿是，在损伤部周围用艾条熨热灸。冻疮在手者，先取主穴，配合谷、后溪、中渚；在足者，配行间，内庭、申脉。用熨热灸 20 ~ 30 分钟，以温经散寒，行气活血。

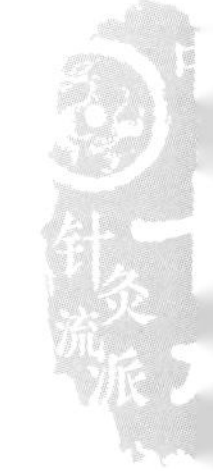

（二十六）鹅掌风用烧山火，祛风止痒

鹅掌风是指手心痒痛，或干裂，或起硬皮。多因外感风、寒，胃中火盛，血液枯燥所致。

主穴：针合谷透劳宫，用烧山火法，并用 2 条毛巾在开水中浸泡后，交替乘热轮换，将手包缠 20 ~ 30 分钟，使手出汗，以祛风止痒。

辨证配穴：手掌痒痛，先针主穴，配中渚、后溪用烧山火法，留针 20 ~ 30 分钟，使手掌出汗，以疏风止痒。手掌剥皮，干裂出血或皮肤起疱流黄水，加八邪用烧山火法，阿是（患处）用熨热灸 20 ~ 30 分钟，以疏风活血，除湿止痒。手掌干痒起硬皮，加局部涂鲜蒜汁，用熨热灸 20 ~ 30 分钟，以活血润燥，祛风止痒。

第三节　“温通针法”及其临证应用规律

一、温通针法

郑魁山先生临证以手法治疗疑难杂症而著称，“温通针法”即是先生在数十年的临床实践中，独创的治疗各种疑难杂证的特色针刺手法。该手法补泻兼施，能激发经气并通过推弩守气，推动气血运行，使气至病所，具有温经通络化痰浊，祛风散寒，行气活血，扶正祛邪的作用。具体操作方法：左手拇指或食指切按穴位，右手将针刺入穴内，候气至，左手加重压力，右手拇指用

力向前捻按6或9次，使针下沉紧，针尖拉着有感应的部位连续小幅度重插轻提6或9次，拇指再向前连续捻按6或9次，针尖顶着有感应的部位推弩守气，使针下继续沉紧，同时押手施以关闭法，以促使针感传至病所，产生热感，守气1～3分钟，留针后，缓慢出针，按压针孔。

（一）过眼热针法

以风池穴为主施温通针法，使热感传导至眼区，称为“过眼热”针法。用以治疗各种眼疾常获良效。风池穴处针感较明显，但临床不掌握针刺要领，无针感传导，则影响疗效。古人云“气至而有效”，所以促使针感沿经络传至病所是提高疗效的重要手段。风池穴为少阳经与阳维脉、阳跷脉的交会穴，针刺得当可使针感循少阳经、阳维脉、阳跷脉的走向而达眼、耳、额颞部，这也是风池穴可治疗五官疾病的原理。

【操作方法】患者正坐，自然体位，督脉风府旁斜方肌外侧，枕骨下凹陷中取穴。选用1寸毫针，双手配合针尖朝向对侧目内眦进针0.5～0.8寸，进针后，刺手仔细体会针下气至感觉，得气后再行温通针法，使眼部产生温热舒适感，守气1～3分钟，守气后出针，按压针孔。常用配穴：攒竹、太阳、内关、光明、太冲透涌泉等。

（二）穿胛热针法

取天宗穴为主施用温通针法，使热感传导至肩、臂部，起到散寒止痛的作用，称为“穿胛热”针法。治疗风寒湿侵袭所致的上肢麻木疼痛和肩凝症等。天宗穴为手太阳小肠经穴，位于肩胛冈下窝，古人有“肩重，肘臂痛不可举，天宗主之”之说。天宗穴用一般之刺法往往不易产生针感传导及温热感，采用温通针法则可使针感定向传导扩散并在肩关节局部产生温热感，通利关节，温经活络止痛。

1．治疗肩周炎操作方法

患者取俯伏位，在天宗穴处用指压法找到敏感点，左手拇指为押手，右手持 1.5 寸毫针直上斜刺 1 寸左右，得气后即行温通针法，使针感沿肩胛传至肩关节部，守气 1 ~ 3 分钟，使患者肩关节部感到温暖舒适，然后退针至皮下，出针，按压针孔。嘱活动肩关节数次，再取侧卧位，针肩前、肩髃、肩贞、条口穴，行温通针法，留针 20 分钟。

2．治疗上肢麻木操作方法

取俯伏位，在天宗穴处找到敏感点，左手拇指为押手，右手持 1.5 寸毫针向腋窝方向斜刺，得气后行温通针法，使针感经肩关节沿上肢直达手掌，循经产生温热舒适感，守气 1 ~ 3 分钟，留针 20 分钟。同时配合针刺患侧曲池、外关行温通针法，点刺十宣。此法也可用于治疗上肢疼痛、震颤、拘挛等，疗效均好。

对中风后肢体偏瘫、痿软和风湿痹证等，病在上肢部，取风池、大椎、大杼、肩髃、曲池、外关、合谷、后溪等，病在下肢部，取肾俞、关元俞、环跳、风市、阳陵泉、足三里、悬钟、足临泣等，治疗时按顺序由上而下依次针刺，用温通针法，使热感传导至肢体远端，起到活血通脉、恢复肢体运动功能的作用，称之为“通经接气法”。

（三）通督热针法

此方法是郑氏针法主要传承弟子对温通针法临床应用的发挥。以大椎穴为主施温通针法，使热感传导至背腰部，称为“通督热”针法。用以治疗强直性脊柱炎、肩背肌筋膜疼痛综合征及肩背腰部寒冷不适诸症常获良效。大椎为督脉要穴，是督脉与手足三阳经交会之所，既可调解督脉经气，又可调节六阳经经气。因此，大椎穴施温通针法能达到祛邪除蒸、散寒通痹、振奋阳气、温阳通督、益气补虚的功效。

【操作方法】患者取俯伏坐位，在大椎穴处左手拇指为押手，右手持1～1.5寸毫针直下斜刺0.8～1寸，得气后即行温通针法，使针感沿脊柱下传至背腰部，产生温热舒适感，守气1～3分钟，然后退针至皮下，出针，按压针孔。常用配穴：命门、外关、风市、足三里、三阴交、太冲等。

（四）周天热针法

此方法是郑氏针法主要传承弟子对“温通针法”临床应用的发挥。以气海穴为主施温通针法，使热感传导至上腹、胸、头面、腰背、四肢部，称为“周天热”针法。用以治疗脏腑病及各种疑难病症常获良效。气海穴乃肓之原穴，为元气之海。因此气海穴施温通针法能温阳益气，益肾强身。

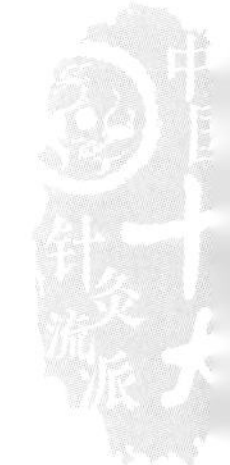

【操作方法】患者取仰卧位，在气海穴处左手拇指为押手，右手持1.5～2.0寸毫针直刺进针1～1.2寸，得气后即行温通针法，使温热舒适感传导至上腹、胸、头面、腰背、四肢部，守气3～5分钟，然后退针至皮下，出针，按压针孔。常用配穴：

百会、内关、中脘、天枢、丰隆、复溜、太冲透涌泉等。

二、“温通针法”的临证运用

（一）治疗冠心病

冠心病是全球性的常见病、多发病、急危重症之一，严重威胁着人类的健康和生存质量。多年来郑老在临床上取内关穴为主施以温通针法，使针感向心性传导，治疗急、慢性冠心病取得了比较满意的疗效。郑老认为，本病究其实质不外虚实两端，其实者为寒凝、气滞、血瘀、痰浊痹阻胸阳，阻滞心脉；虚者为心脾肝肾亏虚，功能失调，尤以心阳亏虚为著，临床上多虚实夹杂。治疗采用急则治其标，以活血化瘀，辛温通阳，泄浊豁痰为主；缓则治其本，以温阳补气，益气养阴，滋阴益肾为法。

【辨证取穴】以内关穴为主穴，心阳亏虚、寒邪内侵者，配通里、心俞、厥阴俞；痰浊阻络者，配丰隆、胃俞、脾俞、中脘、足三里；气滞血瘀者配膻中、膈俞、肝俞、太冲、脾俞。本病发生多为中老年人，肾气虚衰，不能鼓舞心阳。故郑老治疗本病除施以温通针刺手法外，常配以肾俞、京门，俞募相配，以固护先天之本，鼓舞心阳，补气益肾阴。

【操作方法】针刺时左手拇指按在内关穴下方，右手持 1 寸毫针刺入穴位 0.5 ~ 0.8 寸，施以温通针法，使针感传向心胸部，具有促进血液循环，调节心脏的功能，可宽胸降气，活血通络，宁心安神。临床对各种原因所致的心脏供血不足，心律不齐及心痛等疾患，都可用之。根据不同证型选取上述配穴，施以温通针法。实证手法刺激量重，守气时间长；虚证手法刺激量轻，守气时间短。

典型病案（胸痹，胸阳不振痰浊阻滞型）

李某，女，54岁，2000年4月10日初诊，患者心前区阵发性压榨样疼痛有5年之久，痛时向左肩及左上肢放射，有时痛连小指。既往有高血压、高脂血症病史。发时常服硝酸甘油、单硝酸异山梨酯、速效救心丸及复方丹参滴丸等中西药物。近日频繁发作，服上述药物效果欠佳，遂请郑老诊治。

初诊：患者体型肥胖，嗜食肥甘，怯寒肢冷，胸部憋闷疼痛，并连及左肩臂，面色口唇紫黯，舌体胖有齿痕及瘀斑，苔白腻润滑，脉沉细涩。此乃胸阳不振，痰浊阻滞，瘀血痹阻心脉。治以温振心阳，通脉祛瘀，化痰泄浊。

取内关为主穴，配以心俞、膻中、肾俞、丰隆。施以温通针刺手法，针刺内关时左手拇指按在内关穴下方，右手持1寸毫针刺入穴位0.5～0.8寸，施以温通针法，使针感传向心胸部，针后立竿见影，胸痹疼痛立刻缓解。留针30分钟，并嘱其节饮食，调情志。

复诊：4月12日，胸痹疼痛次数明显减少且持续时间显著缩短，取穴、治法同前。之后，隔日针刺1次，连续治疗半个月，血压基本恢复正常，又巩固治疗半年。1年后随访，胸痹疼痛未见复发，其血脂也基本恢复至正常范围。

医案解读

冠心病是全球性的常见病、多发病、急危重症之一，严重威胁着人类的健康和生存质量。本案例郑老据其体型肥胖，嗜食肥甘，怯寒肢冷，胸部憋闷疼痛，并连及左肩臂，面色口唇紫黯，舌体胖有齿痕及瘀斑，苔白腻润滑，脉沉细涩，辨证为胸阳不振，痰浊阻滞，瘀血痹阻心脉。郑老在临床上经数十年总结的“温通针法”以“温化瘀浊，通经调气”为要旨，选穴内关、心俞、重在活血祛瘀，通利心脉；内关为手厥阴之络穴，又为阴维交会穴，阴维、冲脉合于胃心胸，阴维主一身之里。内关施以温通针法，使针感传向心胸部，具有促进血液循环，调节心脏的功能，可宽胸降气，活血通络，宁心安神，临床对各种原因所致的心脏供血不足，心律不齐及心痛等疾患，都可用之。膻中为局部穴，宽心利气，缓解疼痛。丰隆施以温通针法以健脾温化痰浊。配以肾俞时时顾护先天之本，以鼓舞心阳，补气益肾阴。手法精妙，选穴精当是“温通针法”治疗冠心病的特点。

（二）治疗头面五官疾患

【辨证取穴】以风池穴为主施以温通针法是郑老临床治疗头面五官科疾患运用较多而疗效显著的方法。风池穴是足少阳、手少阳和阳维脉之会穴，具有祛风解表，清头明目，健脑安神，通达脑目脉络之功效。加之温通针法使气至病所，以温经通络化痰浊，祛风散寒，行气活血，扶正祛邪。郑老用于临床治疗眼病、鼻病、耳病、偏正头痛、眩晕、早期面瘫等，常获良效。

【操作方法】郑魁山先生精研针刺手法，对风池穴的运用独具一格，临床治疗头面五官科疾病时常以风池为主穴，通过针尖方向的调整及左手大指的推弩，将针感引向病所，以通关开窍，祛邪扶正，达到治疗疾病的目的。针刺风池穴时宜选用 1 寸毫针，进针 0.5 ~ 0.8 寸，患者正坐，自然体位，督脉风府旁斜方肌外侧，枕骨下凹陷中取穴。进针后，刺手仔细体会针下气至感觉，得气后再行温通针法，同时紧按在穴位下方的左手大指配合刺手将针感根据病情推向眼、耳、鼻、口等五官诸窍处，治疗相应部位的病变。守气后出针，不留针。郑老认为风池穴处针感较明显，但临床不掌握针刺要领，无针感传导，则影响疗效。古人云“气至而有效”，所以促使针感沿经络传至病所是提高疗效的重要手段。风池穴为少阳经与阳维脉、阳跷脉的交会穴，针刺得当可使针感循少阳经、阳维脉、阳跷脉的走向而达眼、耳、额颞部，这也是风池穴可治疗五官疾病的原理。

【辨证施治】

1．治疗眼病

郑老临床治疗各种眼疾，以风池穴为主施温通针法，针尖朝向对侧目内眦，使热感传导到眼区，守气 1 分钟，不留针。促使瘀血消散、吸收，称为“过眼热”针法。

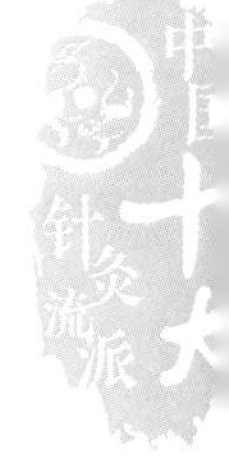

（1）近视：郑老认为本病多因肝肾不足，视物过劳所致。治疗以风池穴为主施温通针法，配以攒竹、鱼腰、太阳、承泣透睛明用补法，以益气明目。体弱血虚，配肝俞、肾俞、光明用补法，以补益肝肾，养阴明目。

（2）眼底出血：郑老认为本病多因怒气伤肝，或外伤及其他慢性疾患引起络脉受损，血溢血瘀，睛目被蒙，久则气血障碍，精血不能上荣于目所致。治疗取风池、曲鬓、角孙施以温通针法，使热感传到眼底，内睛明用压针缓进法，太阳、鱼腰、攒竹、阳白、四白用平补平泻法，留针 10 ~ 20 分钟，以活血化瘀，清头明目。玻璃体混浊有陈旧性积血，配瞳子髎透太阳，阳白透丝竹空，以通络活血，祛瘀生新。眼底静脉曲张、有出血先兆时，配上迎香点刺，脑空、合谷、三阴交用平补平泻法，以清热散瘀、防止出血。肝肾不足（或见血小板降低），配大椎、身柱、膏肓、肝俞、肾俞用热补法或加灸，以补益肝肾，养血明目，预防复发。

（3）视神经萎缩：郑老认为本病多因失血过多，外感风邪，饮食劳倦，忧思郁结，气血不能上荣于目所致。治疗取风池穴施以温通针法，使热感传到眼底，守气 1 分钟，不留针。内睛明用压针缓进法，瞳子髎、攒竹、球后用平补平泻法，留针 10 ~ 20 分钟，以通络明目。头晕烦躁，配丝竹空、鱼腰、曲鬓、肝俞、合谷、光明用平补平泻法，以镇静安神。遗精阳痿，疲乏无力，配脑空、大椎、肝俞、肾俞用热补法，以培补肝肾，益精明目。

典型病案（视神经萎缩，肝肾不足、目失濡养型）

王某，男，30 岁，1993 年 3 月 16 日初诊。患者于 10 天前始觉双眼视力减退，呈渐进性，被诊为“视神经萎缩”，屡用中、西药物（药名不详），效不佳，而来就诊。

初诊：症见：视物模糊且容易疲乏，头目疼痛，睡眠差，胃纳可，两便调。检查：神清，视力右 0.4，左 0.3，眼底检查见双眼视乳头颞侧呈淡黄色，边缘清楚，生理凹陷及视网膜血管正常；双眼视野检查，均有中心暗点；舌淡苔白，脉缓尺弱。证属肝肾不足，目失濡养。治以滋养肝肾，活血明目。

穴选用：风池、肝俞、肾俞。风池用热补法，配合押手的推努，使热胀感传到眼区，守气半分钟，不留针；肝俞、肾俞用热补法，留针30分钟。

复诊：1993年3月30日，经针14次，视力上升为右0.6，左0.5。共56次，诸症基本消失，视力右0.9，左0.9，眼底及视野复查，均属正常。

医案解读

郑魁山教授精研针刺手法，对风池穴的运用独具一格，临床治疗五官科疾病常以风池为主穴，通过针尖方向的调整及左手大指的推努，将得气的感觉引向病所，以通关开窍，祛邪扶正，达到治疗疾病的目的。本案视神经萎缩，证属肝肾不足，目失濡养。以风池穴为主，配以肝俞、肾俞，行热补手法，气至病所，以滋养肝肾，活血明目，故获良效。热补手法具有扶正祛邪，活血化瘀，通关开窍之功效。手法的操作要领：触到感觉后，左手加重压力，将气至的感觉向患处推努，同时右手拇指向前连续捻按针柄3～5次，候针下沉紧，再连续重插轻提3～5次，拇指继续向前连续捻按3～5次，使针下保持沉紧。针尖顶着产生感觉的部位守气，一般守气半分钟，缓慢将针拔出，急扪针穴。

2. 内耳眩晕症

郑氏认为本病多因正气不足，痰饮上泛所致。

治疗：以风池为主穴施以温通针法，针尖朝向鼻根，并利用左手关闭配合刺手的推弩手法，使热感传到耳中或头顶部位，起到通窍聪耳的作用。配百会、神庭、听宫、内关、合谷、丰隆用平补平泻法，以温阳化湿，升清降浊。心慌不能入睡，配印堂、神门以安神定志；神志昏迷，配人中以开窍醒神；耳聋、耳鸣，配耳门、听会以清泻肝胆，利窍聪耳；头胀痛、眼球震颤，配太阳、攒竹以祛风止痛；恶心呕吐，厌食，配中脘、三阴交以平肝和胃。

典型病案（眩晕，肝郁气滞、风痰上扰型）

刘瑞霞，女，52 岁，农民。2006 年 5 月 11 日初诊。

头晕头痛、耳鸣 10 年，每因气候变化、情绪影响及劳累后加重，曾服中药治疗。近日生气后加重。

初诊：患者眩晕，呕吐，头痛，凌晨加重，睡眠差，二便正常，纳可，余无异常。舌红，苔白，脉弦。血压：110/70mmHg，体温：36.4℃，心率：76 次 / 分。诊断为眩晕，美尼尔氏综合征。证系肝郁气滞，风痰上犯清窍。治宜疏肝解郁，祛痰利湿，升清降浊。

选穴治疗：以风池为主穴施以温通针法，针尖朝向鼻根，并利用左手关闭配合刺手的推弩手法，使热感传到耳中或头顶部位，百会、神庭、印堂、合谷、听宫、丰隆、内关、太冲针用平补平泻法，每日 1 次，每次留针 30 分钟。

复诊：针 3 次，头晕、头痛明显好转。针 10 次，头晕、头痛消失，睡眠较前明显好转，共针 15 次痊愈。

医案解读

本病案眩晕因肝郁气滞、风痰上犯清窍所致。治疗以风池为主穴施以温通针法。风池穴是足少阳、手少阳和阳维脉之会穴，具有祛风解表，清头明目，健脑安神，通达脑目脉络之功效。加之温通针法使气至病所，以温经通络化痰浊，祛风散寒，行气活血，扶正祛邪。配百会、神庭、听宫、内关、合谷、丰隆用平补平泻法，以祛痰利湿，升清降浊。配印堂、神庭以安神定志；配耳门、听会以清泻肝胆，利窍聪耳；配太冲以疏肝解郁。

3. 药毒性耳聋

药毒性耳聋是比较难治的一种五官科病症，郑老认为本病多因风寒上扰、湿浊内停，肝胆火盛，蒙闭耳窍所致。

治疗：以风池穴为主用温通针法，进针风池得气后押手大指向同侧耳部推弩，使热感传至耳中，达到通窍聪耳的作用。守气 1 分钟后出针。风寒上扰，寒湿内停型：配合谷用烧山火法，听会、上迎香用平补平泻法，以祛风散寒，利湿开窍。肝胆火盛，蒙闭清窍型：配支沟、百会、听宫、翳风，用凉泻法，以疏泻肝胆，开窍聪耳。经络失养，耳窍不聪型：配耳门、听宫、听会、翳风、百会、哑门、支沟、液门、合谷，用平补平泻法，以疏经活络，开窍聪耳。

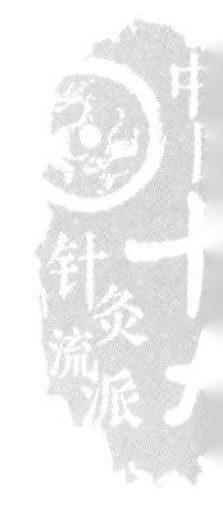

典型病案

验案1. 链霉素中毒性耳聋（肝胆火盛型）

魏某，男，44岁，甘肃省百货公司司机。因听力突然减退11天，1983年8月13日初诊。患者1983年8月1日出差，右耳突发疼痛，当时诊为“急性卡他性中耳炎”，经肌内注射青、链霉素2天，病情加重，出现耳鸣、听力减退。8月4日在某医院检查，又发现鼻中隔穿孔。继续肌内注射青、链霉素8天，做耳咽管通气术5次，右耳即不痛，但耳鸣、耳聋加剧。

初诊：五官科检查：右外耳道内有少量油剂，鼓膜充血，鲜红色水肿，光锥消失，活动好，轻度内陷，未见明显穿孔。音叉试验：右耳感受性听力下降，左耳气导略差；电测听检查：右耳骨导1500～3000Hz时，给左耳加噪音50分贝，左侧轻度耳聋，右侧重度耳聋。鼻黏膜充血，中隔大穿孔。自觉耳内嗡嗡作响，两耳不闻，舌质红、苔黄腻，脉弦滑，80次/分。此乃风热外侵，胆火上扰，蒙闭清窍。宜用祛风清热、疏泻肝胆、开窍聪耳之法治之。

取支沟、风池，用凉泻法，使凉感传至前额；百会、听宫、翳风，使头部、耳内有凉感，留针30分钟。

复诊：按上述方法治疗到8月23日，针达10次时，听力逐渐好转，已能闻及近距离说话声和电视机的响声。之后则改为每周针治3次，治疗至10月30日，共针治35次，听力恢复正常。

医案解读

本案之初证属风热外袭，但病已过10日，加之化学药毒，致使毒热内侵，肝胆火盛，上扰清窍，突发耳聋。针刺凉泻法可泄热解毒、通经活血。支沟、风池为三焦、胆经腧穴，可祛风清热，疏泄肝胆；百会能醒神开窍；听宫、翳风为治耳病之要穴，能聪耳通窍。上穴施以凉泻手法，"气至病所"使凉感传至前额，头部、耳内有凉感，以致肝胆火盛得以清降，血毒得以清解，蒙闭之清窍得以聪开。体现了郑老临床善用针刺手法的特点。

验案2. 链霉素中毒性耳聋（风寒上扰湿毒内停）

付某，男，58岁，兰州，中国市政工程西北设计院工程师。因听力突然减退42天，1983年3月19日初诊。患者1983年1月上旬感冒，中旬去西安出差，感冒加重，注射青、链霉素，下旬返回兰州，继续注射青、链霉素，并口服土霉素，2月5日早晨参加追悼会，因心情沉重，加之天气寒冷，受凉后出冷汗，自觉全身酸痛，鼻塞严重，呼吸困难，下午突然听力减退。2月7日经某医院内科治疗，效果不显，2月12日去某医院五官科就医，经口服土霉素、黄连上清丸，麻黄碱滴鼻，注射大青叶注射液后，舌干口渴异常，17日转入兰州某医院，诊断为神经性耳咽管阻塞，经注射青霉素，输液10天未见好转。3月11日用导管疏通右耳咽管后，鼻孔流血，病情加重，耳内闷响，听力尽失。

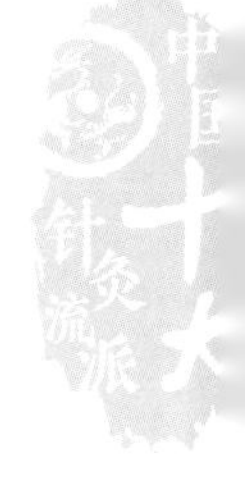

初诊：3月19日转来我院，五官科检查：鼻黏膜充血、肿胀、通气不畅，两耳鼓膜内陷，听力减退，两耳气、骨导均减

低，双侧重度耳聋。其他检查：胸部 X 线片示肺纹理较重。心电图、超声波、鼻部拍片、血常规、二便、血小板、生化、肝功等均正常。患者鼻塞不通、张口呼吸，呼吸音粗，舌质淡，苔白腻，脉浮有力（74 次 / 分）。此乃风寒上扰，湿毒内停，闭阻少阳，壅遏清窍。宜采用祛风散寒，利湿毒疏肝胆，开窍聪耳之法治之。

取合谷、风池，用烧山火法，使热感传至前额而使全身出汗，上迎香点刺，上星、听会，用平补平泻法，留针 30 分钟。

复诊：3 月 23 日鼻子通气，听力增加，减去上迎香、上星，加翳风，手法和留针同前。治疗到 4 月 25 日，针达 31 次时，听力和身体恢复正常，治愈停诊。

医案解读

本案之初乃风寒束表，但病程日久，屡次重感，致寒邪闭阻少阳，加之长时间注射青、链霉素，致使湿毒内停，壅遏清窍，突发耳聋。针刺烧山火法可祛风散寒、温化湿浊、驱毒通经活血。患者初期耳聋伴严重鼻塞，先取合谷、风池穴施以烧山火手法，使热感传至前额令全身出汗，以祛风散寒、利湿毒疏肝胆；继之点刺上迎香、上星以通利鼻窍；听会乃手足少阳、阳明之会穴，善治耳疾，施以平补平泻手法以聪耳通窍。针至五诊时鼻已通气，听力增加，此时减通利鼻窍之上迎香、上星，加翳风以增强聪耳通窍之力。针治 31 次获愈。此案与前案同属链霉素中毒性耳聋，但辨证不同，选穴、施用手法亦不同，皆获良效。之中蕴含了郑老配穴和手法之精要，凸显针刺手法之重要性。

4. 慢性鼻炎及嗅觉障碍

郑老认为本病多因外感风寒，或外邪滞留积久化热，闭阻清窍所致。治宜祛邪，通络开窍。

治疗：选风池穴用温通针法，针尖朝向鼻尖，针刺得气后用押手将针下气至感觉推向鼻部，守气 1 分钟后出针。风寒型：配攒竹、迎香、合谷用烧山火法，以祛风散寒。湿热型：配上星、上迎香、迎香、合谷用泻法，以清热化浊。头痛，眩晕，配百会、头维用泻法留针 20 ~ 30 分钟，以镇痛安神。咳嗽，喷嚏，配风门、肺俞、上迎香用平补平泻法，以疏风润肺。

典型病案（嗅、味觉障碍，风寒滞留、闭阻清窍型）

何某，女，58 岁，退休工人，1994 年 3 月 5 日初诊。患者因感冒风寒而致鼻塞，不闻香臭 2 个月余。经省医院神经内科、五官科诊疗，脑 CT 检查、脑电图均未见异常，曾服中药效果不显，即来针灸治疗。

初诊：患者神清，语言清晰，鼻塞，不闻香臭，味觉减弱，甜、酸、苦难分，舌淡，苔薄白，脉弦。诊断：嗅、味觉障碍。辨证属风寒滞留，闭阻清窍。治宜祛风散寒，通络开窍。

取：风池、上迎香。嘱患者取俯伏位，消毒后，风池穴行温通针法，左手拇指置穴位下方行关闭法，右手持针进至皮下 0.8 寸左右，针尖斜向鼻尖，至针感产生并沿针侧向上传导达鼻部时，捻转守气 1 分钟，出针，两侧同样操作。浅刺上迎香穴 0.2 寸，留针 15 分钟。当针刺风池并有针感传

导时，患者即感鼻腔、口腔内有清润感，针刺上迎香后感觉更强。

复诊：1994 年 3 月 6 日，述昨日回家后即能品尝出辛辣味，感觉基本恢复正常，要求续针 2 次巩固疗效，治 3 次后痊愈。

医案解读

风池穴针感较强，但临证不掌握针刺要领，而无针感传导时，则影响疗效。古人云“气至而有效”，故促使针感传至病所是提高疗效之重要手段。风池穴为少阳经与阳维脉、阳跷脉之交会穴，针刺得当可使针感循少阳经、阳维脉、阳跷脉之走向达眼、耳、额颞部，此即风池穴可治五官疾病之机制。本案中取风池穴行温通针法以通络开窍，针感直达病所，激发少阳、阳维、阳跷经气，同时针感调节脑神经功能，使其主司嗅味觉之功能恢复，达“开窍”之功效。

5．眼睑下垂

郑老认为本病多因脾胃气虚湿邪阻络所致。治宜益气健脾利湿，通络开窍。

治疗：取风池（双侧）、阳白、攒竹、鱼腰、太阳、足三里、脾俞、肝俞、申脉。风池穴用温通针法，左手关闭，右手持针，斜向同侧眼球方向进针，使针感向前额方向传导，待针感传至眼睑及眼眶时守气 1 分钟后出针。脾俞、肝俞均行补法守气 1 分钟，不留针。阳白透鱼腰和攒竹透鱼腰交替选用，余穴均用补法，留针 30 分钟。

典型病案（眼睑下垂，气虚湿阻型）

朱某，女，25岁，干部。1995年11月8日初诊。

患者双眼上睑抬起无力1年余。1994年7月在野外工作时，觉烦闷，头昏，多汗，疑中暑。至晚觉困盹乏力，眼睑沉重，次日便觉双眼睑抬起困难，睑内微有灼热感，检查发现睑膜轻度充血，即予外用内服消炎药物治之。经治数日，眼睑下垂症状未改善，且逐渐发展至眼睑完全松弛，障碍视力，外视只能靠双手抬起眼睑。经外院诊断为单纯性上睑提肌弛缓，予服抗弛缓药物，症状旋即改善，但停药后，症状复发。

初诊：精神欠佳，双眼上睑松弛无力，脉缓，舌淡苔白。诊断：胞睑无力。证属气虚湿阻；治宜益气健脾利湿，通络开窍。

取穴：风池、阳白、攒竹、鱼腰、太阳、足三里、脾俞、肝俞、申脉。风池穴用温通针法，嘱患者取俯伏位，消毒后，左手取押手关闭法，右手持1寸毫针，斜向外侧外眼角方向进针至皮下0.8寸左右，待针下有沉重感，患者有针感沿针侧头部向上行走时，即行捻转补法，使针感向前额方向传导，待针感传至眼睑及眼眶时守气1分钟，然后出针。双侧针法相同，均不留针。脾俞、肝俞均行补法守气1分钟，不留针。阳白透鱼腰和攒竹透鱼腰交替选用，余穴均用补法，留针30分钟。每日针1次。

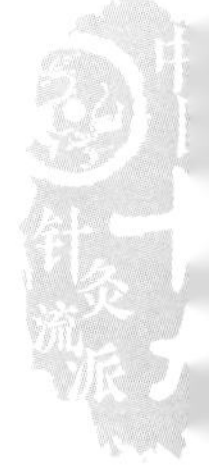

复诊：经初次针后，患者当时即觉头脑清爽，眼睑轻松且能完全睁开，嘱停服一切中西药物。次日，症状有所反复，但较治疗前改善。经4次治疗后眼睑已能轻微抬起，至第15次时，双上睑已能完全抬起，仅觉眼睑不能随意控制。续治10次，症状完全消失。2 个月后随访，症状未发。

医案解读

风池穴为少阳经与阳维脉、阳跷脉之交会穴，本案取之行温通针法通络开窍，使针感直达眼睑及眼眶部，同时激发少阳、阳维、阳跷经气，使其主司眼睑开合之功能恢复正常。配以其他穴位行协同作用，共奏益气健脾利湿，通络开窍之功。

6. 偏头痛

郑老认为本病多因气血两虚，或肝火、肝风上扰清窍，气血异常脑络失养所致。治宜行气活血，通补脑络，补泻兼施。风池穴处于脑窍，是治疗肝火、肝风上扰清窍的重要穴位，对气血异常所致头痛效果明显，所以临床常选风池穴治疗诸多头部疾病，以行气活血，通利脑窍。

治疗：取风池、太阳（均为患侧），双侧内关、合谷、阳陵泉、足三里。风池行温通法，针尖向患侧，左手关闭，右手进针，促使针感至前额，使经脉通利，气血健运，稽留之邪随血行而自灭。守气 1 分钟，出针，余穴行平补平泻法，以疏通经络，调理气血。留针 20 分钟。

典型病案（偏头痛伴低血压，气血两虚型）

偏头痛伴低血压证属气血两虚，脑络失养者，取风池穴行温补法，行气活血通脑络，配穴心脾同治，确有良效。

卢某，男，42 岁，干部。1996 年 5 月 20 日初诊。

患者左侧偏头痛20年，伴低血压3年。因失眠引起偏头痛，服安眠药后缓解，劳累及看书时症状诱发或加重。3年前伴有耳鸣、头晕、心悸、疲乏无力及食欲减退等症状，经检查确诊为偏头痛伴低血压。

初诊：精神欠佳，神清，舌淡，苔花剥，脉细弱，BP：10.7/6.67kPa。证属气血两虚，脑络失养。治宜补气养血，通补脑络。

取：风池、太阳（均为患侧），双侧内关、合谷、阳陵泉、足三里。风池行温补法，左手关闭风池穴下方，右手进针至皮下0.8寸左右，行捻补针法，促使针感沿针侧至前额，守气1分钟，出针，余穴行补法，留针20分钟。每日1次。

复诊：经治3次后，头疼症状即减轻，针治至10次时，头痛消失，血压13.3/8.0kPa，诸症消失，续针5次巩固疗效。1个月后随访未复发。

医案解读

风池穴处于脑窍，是治疗肝火、肝风上扰清窍之要穴，对气血异常所致头痛效果明显，临床常选风池穴治疗诸多头部疾病，以行气活血，通利脑窍。本案例患者因气血虚弱致风邪稽留于一侧脑络，气血不通则头痛，病程日久致气血亏虚。取风池穴活络通脑，针尖向患侧，针感沿经络达前额，使经脉通利，气血健运，稽留之邪随血行而自灭。循经选穴与局部取穴相配以疏通经络，调理气血。内关、合谷、足三里以益气和胃。心脾同治，气血健旺，经脉通利，则诸症自愈。

7．治疗面瘫

郑老认为面瘫早期的合理治疗至关重要。临床运用温通针法针刺远端穴位配合局部穴位轻浅刺法以蠲邪扶正，推动经气，祛风散寒，疏通经脉，调和气血。隔日针治一次，减少了治疗频次，避免了对患侧强刺激所带来的不良反应，使经脉通畅，营卫调和，经筋得以濡养，从而使面瘫得以恢复。该方法治疗急性期周围性面瘫，可以提高治愈率，缩短疗程。

治疗：主穴：健侧合谷，患侧风池。配穴：患侧翳风、头维、太阳、阳白、攒竹、鱼腰、下关、地仓、颊车、四白、禾髎、夹承浆。每次取双侧太冲及 3 ~ 4 个配穴，轮换选用。操作方法：首先在健侧合谷行温通针法，使患侧面部产生热感或走窜感，守气 1 分钟；其次针患侧风池，针尖朝向鼻尖方向，行温通针法使针感到达前额部，守气 1 分钟，不留针。最后取 3 ~ 4 个配穴（发病 3 日内取健侧穴）及双侧太冲，轻、浅刺入 3 ~ 8mm，不施手法，不行针；除风池穴所有穴位留针 30 分钟。隔日 1 次。

典型病案

验案 1．早期面瘫（脉络空虚、风寒阻络型）

王某，男，54 岁，2002 年就诊。患者 5 天前夜间睡觉受凉，晨起发现左眼闭合不全，进食时漏饭，流口水，口角歪向右侧，并伴发颈及耳后部疱疹疼痛，左眼视物模糊。自服“牛黄解毒片”等药，效不佳，遂来我科就诊。

初诊：神清，流涎，左额纹消失，左眼裂扩大，眼睑不能闭合，左鼻唇沟变浅，口角向右歪斜。颈及耳后部有疱疹。伸舌居中，舌质淡红，苔白，脉弦数。四肢肌力正常，BP：120/80mmHg。证属脉络空虚，风寒阻络。治以温通经络，祛风散寒，扶正祛邪。

主穴：健侧合谷，患侧风池。配穴：患侧翳风、头维、太阳、阳白、攒竹、鱼腰、下关、地仓、颊车、四白、禾髎、夹承浆。每次取双侧太冲、左侧光明及 3 ~ 4 个配穴，轮换选用。选用 28 ~ 30 号 1 寸不锈钢毫针，首先在健侧合谷进针 10 ~ 20mm，行温通针法，使患侧面部产生热感或走窜感，守气 1 分钟；其次针患侧风池，针尖朝向鼻尖方向进针 10 ~ 20mm，行温通针法使针感到达前额部，守气 30 秒，不留针。最后取 3 ~ 4 个配穴，用 30 号 1 寸毫针，轻、浅刺入 3 ~ 8mm，不施手法，不行针；双侧太冲、左侧光明施平补平泻法。除风池穴所有穴位留针 20 分钟。隔日 1 次，10 次为 1 个疗程，疗程间休息 2 ~ 3 日。嘱其避风寒，勿过劳。

复诊：2002 年诊治 5 次时，症状明显减轻，视物清晰。依前法又针治 3 次，眼睑闭合自如，鼓颊、皱额等面肌功能正常，无流涎、吃饭流滞现象，颈及耳后部疱疹痊愈，疼痛消失，共诊治 8 次痊愈。

医案解读

本案证属脉络空虚，风寒阻络。发病 5 天属面瘫早期，伴发颈及耳后部疱疹疼痛，属西医之“亨特面瘫”，临床预后较差。

郑老运用温通针法针刺远端穴位配合局部穴位轻浅刺法以蠲邪扶正，推动经气，祛风散寒，疏通经脉，调和气血。隔日针治一次，减少了治疗频次，避免了对患侧强刺激所带来的不良反应，使经脉通畅，营卫调和，经筋得以濡养，从而使面瘫得以恢复。合谷、风池穴施温通针法使“气至病所”可促进患部血液循环，加速新陈代谢，使面部肌肉筋脉得以温煦濡养，亦可促进神经细胞的再生或功能恢复，使受压的面神经产生兴奋，增强肌纤维收缩，改善面神经的营养，从而减轻了面神经的受压程度，缩短了受压时间。面瘫早期局部选穴宜少，宜轻、浅、弱刺激，使面神经产生兴奋，改善冲动传导，促进纤维再生，从而使面神经功能尽快恢复，因此配以局部穴位轻浅刺法。太冲、左侧光明施平补平泻法，以清肝明目，疏经活络。“温通针法”是郑魁山先生在数十年的临床实践中，独创的治疗各种疑难杂证的特色针刺手法。该手法能激发经气并通过推弩守气，推动气血运行，使气至病所，具有温经通络，祛风散寒，行气活血、扶正祛邪的作用。

验案 2. 陈旧性面瘫（风寒阻络、正虚邪恋型）

丁某，女，33 岁，教师。2006 年 4 月 12 日初诊。

口眼㖞斜 2 个月。患者于 2 个月前因感冒而见头痛、耳后痛，3 日后出现左侧口眼㖞斜，鼻唇沟变浅，额头纹消失。遂到私人诊所就诊，经中药汤剂，维生素治疗以及针灸治疗 2 个月，效果不佳。

初诊：患者左侧额头纹消失，眼睑不能闭合约 0.5cm。左侧鼻唇沟消失，口角㖞斜，右眼视物不清，舌淡苔薄白，脉弦。

诊断为陈旧性面瘫，辨证系风寒阻络，正虚邪恋型；治宜疏风散寒，温经通络，益气养血祛风。

选穴治法：风池（双）、合谷（健）、头维、阳白、攒竹、丝竹空、承泣、地仓透颊车、颊车透地仓、承浆、太阳、人中、迎香、足三里（双）。首先在健侧合谷行温通针法，使患侧面部产生热感或走窜感，守气 1 分钟；其次针双侧风池，针尖朝向鼻尖方向行温通针法使针感到达前额部，守气 30 秒，不留针。足三里行温通针法，余穴平补平泻法，留针 30 分钟，每日 1 次。嘱其避风寒。

复诊：共针 24 次，恢复正常，停诊。

医案解读

“温通针法”郑老在数十年的临床实践中，独创的治疗各种疑难杂证的特色针刺手法。该手法补泻兼施，能激发经气并通过推弩守气，推动气血运行，使气至病所，具有温经通络化痰浊，祛风散寒，行气活血，扶正祛邪的作用。本案证属陈旧性面瘫，系风寒阻络，正虚邪恋，运用温通针法针刺远端穴位配合局部穴位平补平泻法，可蠲邪扶正，推动经气，祛风散寒，疏通经脉，调和气血。使经脉通畅，营卫调和，经筋得以濡养，从而使面瘫得以恢复。

（三）治疗脑病

1．血管性痴呆

本病是最常见的老年期痴呆之一，是中老年人群中的常见病和多发病，已成为严重威胁人类健康的重大问题，给家庭和社会造成了很大的负担。郑老多年来在临床上用温通针法治疗血管性痴呆症取得较满意的疗效。郑老认为该病以肾虚为本，痰凝血瘀为标，本虚标实是老年性痴呆的基本病机。血管性痴呆多发生于中风之后，以老年人居多，与心、肝、脾、肾功能失调密切相关。主要由于中风后脑髓受损，加之风火痰瘀夹杂为患，闭阻脑脉，以至元神失养，灵机记性渐失，发展为血管性痴呆。在治疗上应强调标本同治，立活血化瘀，祛痰开窍，补肾填髓治疗大法。温通针法通过激发经气推弩传导，使经气源源不断地通向病所，其推动作用具有行气血，消壅滞，温通经脉的功能。达到“活血化瘀，祛痰开窍，补肾填髓”的治疗作用，又达到“血脉和利，精神乃居”的效果。

辨证取穴：主穴：人中、风池（双）、百会、内关。配穴：心肝火盛取太冲、行间、少府；气滞血瘀取合谷、血海；痰浊阻窍加足三里、丰隆；髓海不足加太溪、绝骨、大椎；肝肾不足加肝俞、肾俞、命门；脾肾两虚加脾俞、肾俞、足三里。口眼歪斜取患侧地仓透颊车、下关、迎香、合谷（健侧）；半身不遂取患侧肩髃、曲池、手三里、外关、合谷、环跳、阳陵泉、足三里。

操作：以风池为主穴施以温通针法，并利用左手关闭配合刺手的推弩手法，使热感传到头顶部位，守气 1 分钟，不留针。以达行气活血，通利脑窍的目的，促进脑部的血液循环，使局部淤血消散。余穴均施以温通针法，留针 30 分钟。达到疏通经气，通调督脉，祛瘀通络，补肾填精，醒脑开窍，益智复聪的目的。

典型病案（中风偏瘫，肝阳上亢型）

杨凤刚，男，60岁，退休干部。2006年6月20日初诊。

脑血栓后右侧肢体不遂1年余。患者于1年前行走时发觉右侧肢体行动不便，遂前往医院检查，头颅CT示正常，核磁共振示左脑血栓形成，经西医治疗后，症状好转。

初诊：右侧肢体活动不便，右上肢上抬不至头，右腿不能抬起。查：自动体位，神清，精神可，口齿清楚，右侧肢体肌力明显减低，右上肢不能上举至头，右下肢沉软，不能抬起。舌淡红，苔薄黄，脉弦。既往患高血压5年，糖尿病5年。诊断：脑血栓后遗症。证系肝阳上亢，气血上逆，清窍受蒙，经隧不利；治宜平肝降逆，祛风开窍，活血化瘀，温经通络。

选穴操作：以风池为主穴施以温通针法，并利用左手关闭配合刺手的推弩手法，使热感传到头顶部位，守气1分钟，不留针。百会、大椎、肩髃、肩髎、曲池、外关、合谷、秩边、环跳、血海、足三里、阳陵泉、太冲、太溪、绝骨，以上配穴按顺序由上而下针刺用“通经接气法”施温通针法，使热感逐渐传到肢体末端。同时给予口服通心络胶囊、静脉滴注川芎注射液。

复诊：治疗10次后，右侧上肢上举至头，右侧下肢可抬离地面。共治疗5个疗程，症状明显改善，停诊休息。

医案解读

本案属中风后脑髓受损，风火痰瘀夹杂为患，闭阻经脉，以至清窍受蒙，经隧不利。治疗应标本同治，平肝降逆，祛风开窍，活血化瘀，温经通络。温通针法通过激发经气推弩传导，使经气源源不断地通向病所，其推动作用具有行气血，消壅滞，温通经脉的功能。达到“活血化瘀，祛痰开窍，温经通络”的治疗作用。以风池为主穴施以温通针法，以达行气活血，通利脑窍的目的，促进脑部的血液循环，使局部淤血消散。余穴施以“通经接气法”，针用温通针法，留针 30 分钟。达到疏通经气，温通经络之目的。

2．小儿脑瘫

小儿脑性瘫痪是指出生前到出生后 1 个月内发育期非进行性脑损伤所致的综合征。该病目前在临床上缺少行之有效的特效疗法。郑老在临床上运用温通针法治疗本病，取得了很好的疗效。郑老认为其病机主要为先天禀赋不足，后天失养或感受邪毒，髓海受损，致肝肾亏损，心脾不足，气血亏虚，精乏髓涸，心窍蒙蔽，筋脉失养所致。肾为先天之本，主骨，生髓，藏精，通于脑，脑为髓之海，为精明之府，赖心气、脾气、肝阴、肾精所充养。病理改变涉及肾、肝、心、脾及脑、髓、骨、脉等多个脏腑器官，故临床以调补肝肾、益精生髓、醒脑开窍、养心益智、疏经通络、强筋壮骨为基本治疗法则。

治疗：主穴取风池、百会、四神聪、绝骨、肾俞、三阴交。配穴：说话不清加哑门、上廉泉；上肢运动无力加曲池、外关、合谷；下肢运动无力加髀关、伏兔、阴市、梁丘、阳陵泉；足内外翻加照海、申脉。操作方法：以风池穴为主，施以温通针法使针感向头顶方向传导，以达通利脑窍的目的。余穴均施以温通针法，留针 30 分钟。10 天为 1 个疗程，连续治疗 6 个疗程。

风池、百会、四神聪、绝骨、肾俞、三阴交是郑老临床上治疗小儿脑瘫的经验穴。以上经验配穴更兼以温通针法，可以很好地达到疏调补肝肾、益精生髓、醒脑开窍、养心益智、疏经通络、强筋壮骨的目的。温通针法与经验穴的配合，是郑老几十年来在临床上治疗脑瘫行之有效的方法。

典型病案（脑瘫，脑髓受损、肝肾不足型）

王某，女，5 岁，2006 年 5 月 31 日初诊。

无法独立行走，不能言语，伴有癫痫小发作 3 年余。患儿顺产，8 个月时曾腹泻，输液时出现抽搐，持续 1 分钟左右。1 岁左右曾从床上坠落 2 次，当时有呕吐现象。兰州大学第一医院查 0 ~ 3 岁小儿神经心理发育测查结果示：智龄为 6.3 个月，发育商 14 个月（时 3 岁 8 个月零 13 天）；2006 年兰医一院视频脑电图示：中~重度异常脑电波；省中医学院附院及陆军总院 CT 平扫示：颅脑无异常。

初诊：查：患儿目光呆滞，表情淡漠，时伴有癫痫小发作，双手不时互击，无法独立行走，不能言语，口吐泡沫。舌淡苔薄，脉数。诊断：脑瘫，证系脑髓受损，肝肾不足。治宜醒脑开窍，固肾补脑，温通经络，强筋壮骨。

选穴：风池（双）、人中、百会、绝骨、肾俞、三阴交、哑门、大椎、神庭、肩中、承浆、合谷（双）、太冲（双）。温通针法，不留针。每日 1 次。10 日为 1 个疗程。西医给予镇静类药物治疗。

复诊：2006 年 6 月 7 日，父母代诉患儿睡眠较前好转，口水较前减轻，不吐泡沫，目光较前灵活，面部有表情。治法、选穴同前。2006 年 6 月 13 日复诊，患儿目光较前灵活，唤其名字有反应，有喜怒表情，抽搐较前减轻，梦中仍有抽搐，抽后遗尿。治法、选穴同前。2006 年 6 月 20 日复诊，经留针治疗后，患儿逐渐进入睡眠状态，梦中偶有抽搐，间歇时间长，醒后精神好，仍有遗尿，表情较前明显改善。2006 年 7 月 11 日，患儿表情较前丰富，对于针刺有恐惧感，右上肢抬高可至耳旁。针刺时，知躲闪，会用手挡针，针后一般均可熟睡 30 ~ 50 分钟，睡眠中偶有抽搐 1 ~ 3 次。醒后患儿精神可，神情欢愉，偶可呼唤父母。舌淡苔薄，脉数。2006 年 7 月 25 日，患儿表情较前丰富，目光较前有明显改善，可与人用目光对视，右上肢可抬高至耳上，扶持可行走。睡眠较前有所好转抽搐较前减少。偶尔能喊爸爸、妈妈、姐姐等，癫痫发作呈阵发性。舌淡苔薄，脉浮数。选穴：风池（双）、哑门、大椎、神庭、百会、印堂、水沟、承浆、合谷（双）、太冲（双）。温通针法，留针 30 分钟。共治 5 个疗程，获显效，继续治疗。

医案解读

本案证属脑瘫，因后天失养，髓海受损，致肝肾亏损，精乏髓涸，心窍蒙蔽，筋脉失养所致。肾为先天之本，主骨，生髓，藏精，通于脑，脑为髓之海，为精明之府，赖心气、脾气、肝阴、肾精所充养。风池、人中、百会、四神聪、绝骨、肾俞、三阴交是郑老临床上治疗小儿脑瘫的经验穴。以上经验穴更配以温通针法，可以很好地达到调补肝肾、益精生髓、醒脑开窍、疏经通络、强筋壮骨的目的。温通针法与经验穴的配合，是郑老几十年来在临床上用来治疗脑瘫行之有效的方法。

（四）治疗风寒湿痹证

对风寒湿侵袭所致的上肢麻木疼痛和肩凝症等，取天宗穴为主施用温通针法，使热感传导至肩部，起到散寒止痛的作用，称为“穿胛热”针法。郑老几十年的临床实践证明，温通针法治疗风湿病具有独特的疗效。

1．治疗肩周炎

郑老认为本病常因扭伤、过劳、风寒湿侵袭所致。采用祛风散寒、温经通络、活血舒筋利节之法治之。

治法：患者取俯伏位，在天宗穴处用指压法找到敏感点，左手拇指为押手，右手持 1.5 寸毫针直上斜刺 1 寸左右，得气后即行温通针法，使针感沿肩胛传至肩关节部，针尖顶住感应部位守气 1 分钟，然后退针至皮下，将针向下呈 30° 角刺入 1.2 寸左右，同样得气后施温通针法，使患者感觉肩关节有抽动感，守气 1 分钟；再退针至皮下，如此反复操作 3 次。使患者肩关节部感到温暖舒适，嘱活动肩关节数次，再取侧卧位，针肩前、肩髃、肩贞、条口穴，行温通针法，留针 20 分钟。针尖向上斜刺主要使其到达斜方肌、冈下肌、大圆肌及其支配神经，调节肩胛、肩关节部肌肉群的功能活动；针尖向下斜刺的关键在于使其到达背阔肌上部，调节肌肉活动，协调肩关节的后伸、内收及内旋功能。采用温通针法，达到通利关节、温经活络止痛之效。

典型病案（肩周炎，正气不足、寒湿痹阻型）

朱某，女，42岁，教师。1996年4月26日初诊。

患者右肩关节疼痛3年，加重1周。经多家医院诊断为肩周炎，曾针灸、中药外敷及内服等疗效不显，近来因感冒受凉后疼痛加重。

初诊：患者右肩部肤凉，活动时疼痛，局部肌肉紧张，压痛明显，肩关节外展明显受限，杜加氏试验（+），梳头动作受限，肩关节X线检查（-）。舌淡苔薄，脉细缓。辨证属正气不足，寒湿痹阻经络；治宜温经通络止痛。

取天宗穴为主，嘱患者取俯伏卧位，在天宗穴处用指压法找到敏感点，左手拇指为押手，右手持1.5寸毫针斜向直上刺入1寸左右，寻找针感，待患者有酸胀感时即行捻转补法，使针感沿肩胛扩散至肩关节部，针尖顶住感应部位守气1分钟，此时患者告知有温热感逐渐产生，即退针至皮下，再将针尖向下呈30°角刺入1.2寸左右，寻找针感，同样施行捻转补法，使患者感觉肩关节有抽动感，守气1分钟，再退针至皮下，按前法依次向上斜刺、守气、出针至皮下、向下斜刺，守气，共3次，出针后患者即感肩关节部温暖舒适，嘱活动肩关节数次，再让患者取侧卧位，针肩前、肩髃、肩贞、条口穴，行捻转补法，留针20分钟。每日1次。

复诊：守上法共治疗5次，诸症消失。2个月后随访无复发。

医案解读

天宗穴为手太阳小肠经穴，位于肩胛冈下窝，其深层肌肉结构有斜方肌、冈下肌、大圆肌，支配神经依次有脊神经后支、副神经、肩胛神经等。古人有“肩重，肘臂痛不可举，天宗主之”之说。天宗穴用一般之刺法往往不易产生针感传导及温热感。本案例针刺天宗穴时，针尖向上斜刺针尖部达斜方肌、冈下肌、大圆肌及其支配神经，调节肩胛、肩关节部肌肉神经的功能活动；针尖向下斜刺使针尖到达背阔肌之上部，调节肌肉的活动，协调肩关节的后伸内收及内旋功能。同时采用针刺捻补法守气可使针感定向传导扩散并在肩关节局部产生温热感，配合捻补针刺肩部三穴及条口穴，共奏通利关节，温经活络止痛之效。

2. 治疗上肢麻木

郑老认为针刺采用温通手法，可达到温经通络，行气活血祛风，从而消除上肢麻木疼痛等症状。

治法：取俯伏位，在天宗穴处找到敏感点，左手拇指为押手，右手持 1.5 寸毫针向腋窝方向斜刺，得气后行温通针法，使针感经肩关节沿上肢直达手掌，循经产生热感，守气 1 分钟，留针 20 分钟。同时配合针刺患侧曲池、外关行温通针法，点刺十宣。此法也可用于治疗上肢疼痛、震颤、拘挛等，疗效均好。

典型病案（痹证，寒湿凝滞型）

寒湿凝滞型痹证，针刺天宗穴为主，行通经达气法，配曲池、外关穴，行捻补手法，点刺十宣穴。三诊而愈。

瞿某，男，28岁，技术员。1994年11月2日初诊。

患者右前臂渐进性麻木20天。患者于20天前在抢修水道时，因浸泡水中时间较长，后即感右手臂冰凉，逐渐从手指至前臂出现麻木，持物无力。曾在某医院诊断为神经炎，采用口服维生素类药物及电、热疗法，疗效不显。

初诊：右手臂冰凉，逐渐从手指至前臂出现麻木，持物无力。舌淡红，苔白，脉弦紧。证属寒湿凝滞经脉，治疗宜温通经络，行气活血。

取右侧天宗穴行通经达气法，嘱患者取俯伏位，在天宗穴处找到敏感点，消毒后，左手拇指为押手，右手持1.5寸毫针向同侧腋窝方向斜刺，待针尖下感觉有冲动感应时，患者即出现酸困胀针感，随即使针尖顶住有感应部位，捻补守气1分钟，使针感经肩关节沿上肢直达手掌，并循经产生热感，留针20分钟。同时针刺同侧曲池、外关穴，均捻补手法，留针20分钟，点刺十宣穴（患侧）。

复诊：治疗1次后，患者即感病症明显减轻，每日针1次，共针3次即愈。

医案解读

寒湿凝滞血脉，经络不通，气血不达即出现麻木。手太阳小肠经贯肩并通行上肢，主司上肢功能活动，针刺天宗穴并行温补手法守气，可使上肢经气贯通，达到温经通络，行气活血祛风之效。从神经、经络的角度讲，从天宗穴向腋窝方向斜刺至一定深度可刺激腋神经，调节神经兴奋性，促使上肢肌肉收缩舒张，促进血液循环，从而改善神经及其他组织营养；配合针刺患侧曲池、外关、十宣奏协同之功，从而消除麻木等症状。此法可同样应用于治疗上肢其他疾病，如疼痛、震颤、拘挛等，疗效均好。

3．中风后肢体偏瘫、痿软和风湿痹证

治疗：病在上肢部，取风池、大椎、大杼、肩髃、曲池、外关、合谷、后溪等；病在下肢部，取肾俞、关元俞、环跳、风市、阳陵泉、足三里、悬钟、足临泣等，治疗时按顺序由上而下依次针刺，用温通针法，使热感传导至肢体远端，起到活血通脉、恢复肢体运动功能的作用，称之为“通经接气法”。

典型病案（坐骨神经痛，寒湿阻滞经脉型）

萧某，女性，32岁。1999年12月5日初诊。自诉左侧下肢疼痛1个月，加重1周。患者1个月前突感左侧下肢自臀部以下牵掣性疼痛，直至足背，以下肢后外侧为甚，行走、受冷及劳累后疼痛加重。经某医院诊断为坐骨神经炎。曾卧床休息及服用布洛芬、芬必得等，病情反复发作，即前来针灸治疗。

初诊：左下肢行走时呈脚尖着地，咳嗽及屏气时疼痛加重不明显，腰椎棘突无压痛，颌胸试验阴性，大腿后侧及坐骨神经行走区域有明显压痛，直腿抬高试验阳性，CT检查未见腰骶椎异常，伴舌红、苔薄白，脉弦细。辨证属于寒湿阻滞经脉之痛痹。治疗原则为通经活络止痛。

取穴：左侧肾俞、秩边、委中、昆仑，以上各穴均采用温通法，先针刺肾俞，使针感向下传导至秩边，守气 1 分钟，再从秩边续针，使针感下传导至腘窝或足背，守气 1 分钟，再从委中针刺，使针感向传导至昆仑穴，守气 1 分钟，针刺昆仑，使针感传导至足背，守气 1 分钟，每穴留针 20 分钟，加艾炷，每日 1 次。

复诊：自述当日针治后即疼痛大减，守前法三诊后症状完全消失。

医案解读

接气通经之主要目的即使被针穴位之针感传至病所，以疏通经络、畅行气血，治疗疾病。若针感未达病痛部位，应在针感所到之处，以接力赛之方式在本经或附近穴位针刺以续接经气，使针感传导至病痛部位。上接下引即通过经穴的层次接力传递，使经气或针感沿经脉循行，直达病所。《灵枢·九针十二原》指出："刺之要，气至而有效。"郑老深谙其要旨，以温通法针足太阳经穴为主，先刺肾俞，使针感向下传导至秩边，再从秩边续针，使针感下传导至腘窝或足背，再从委中针刺，使针感传导至昆仑穴，针刺昆仑，使针感传导至足背，气至病所，对寒湿阻滞经脉之痛痹确获良效。

第四节　择时选穴临证运用规律

一、"纳子法"运用规律

实证：须在气血输注本经的时间，取本经所属"五行"之子穴泻之。如遇咳嗽有热的肺（金）实证，于寅时泻尺泽（水），即金生水，水为金之子。

虚证：须在气血始流过本经的时间，取本经所属“五行”之母穴补之。如遇咳喘肺经虚证，于卯时补太渊（土），即土生金，土为金之母。

如补泻时间已过，或不虚不实之证，则取本经原穴或本穴。如酉时遇牙痛，龈肿的大肠经（金）实证，取大肠经原穴合谷泻之；戌时遇胃脘隐痛的胃腑（土）虚寒证，则取胃经本穴足三里（土）补之。但也常配用本经脏腑的俞、募穴和阿是穴施治。

因为它按气血输注某经的时间，也就是某经气血最盛的时候，迎其经之盛，取子穴泻子；气血始流过某经的时间，也就是某经气血最虚的时候，随其经之虚，取母穴补之。所以也称它为“迎随补泻”。

典型病案（胃脘痛，胃溃疡虚寒型）

王某，男，45岁，于1973年9月29日初诊。

患者1971年5月发现胃痛，嗳气吞酸，饮食逐渐减少。

初诊：患者胃痛，嗳气吞酸，纳少，每天食量不足250g，身体逐渐虚弱，疲乏无力，恶寒喜温，钡餐透视诊断为胃溃疡。检查：巨阙、中脘处有明显压痛，舌淡，舌苔薄白，脉弱。证系虚寒性胃痛；治以温中散寒。

巳时取解溪，配中脘，用补法，留针30分钟，胃痛即止。

复诊：第5天胃痛复发，又来就诊，因流注时间已过，则用补法针足三里（胃经本穴），配中脘，留针 30 分钟，胃痛又止。以后约患者每日巳时来就诊，仍取解溪，配中脘，留针 30 分钟，治疗 1 个月即愈。

医案解读

“纳子法”是根据气血流注到某经的时辰，结合五俞穴，配属五行属性，用实则泻其子，虚则补其母的原则，按时开穴并施以补泻手法，治疗病症。虚则补其母，就是在气血始流过本经的时辰，本经气血最虚，取母穴用补法，可以扶正补虚而气血不致郁滞。本案例患者身体虚弱，疲乏无力，恶寒喜温，舌淡，舌苔薄白，脉弱。一派虚寒之象。郑老临证尊子午流注针法之“纳子法”，虚则补其母，择时取穴，每日在气血始流过胃经的时辰巳时（此时胃经气血最虚），取胃经（属土）之母穴解溪（属火），以温中散寒；配中脘用补法，以健脾和胃、助运气血。流注时间已过者，则取胃经本穴足三里（属土）针用补法 ，以益气和胃。气血健旺，经脉通利，气得除，则胃痛诸症自愈。

二、“纳甲法”运用规律

脏腑经络辨证按日干取穴

胆火风阳，循经上扰偏头痛，头痛如裂，面赤口苦：甲日甲戌时取窍阴，配风池、头维、颔厌，用泻法，留针 20 ~ 30 分钟，以祛风降逆，疏经止痛。

肝失条达，情志郁结，两胁胀痛，胸闷不舒，饮食减少，脉弦：乙日乙酉时取大敦，配期门、肝俞、行间，用平补平泻法，留针 20 ~ 30 分钟，以理气活血，疏肝止痛。

小肠受寒，小腹痛，牵及睾丸肿大冷痛，小便不利：丙日丙申时取少泽，配关元、四满、三阴交、大敦，灸 10 ~ 20 分钟，以温经散寒，消肿止痛。

心血不足，胆怯受惊，心悸易怒，多梦易醒：丁日丁未时取少冲或辛亥时取神门，配心俞、巨阙，用补法，留针 10 ~ 20 分钟，以养血宁心，镇惊安神。

胃气素虚，再受寒邪，胃脘痛，食难消化，形寒怕冷，时吐清水：戊日戊午时取厉兑或壬戌时取冲阳，配胃俞、中脘、足三里，用补法或灸 10 ~ 20 分钟，以温中散寒，和胃止痛。

脾失健运，不能散精，不思饮食，大便溏泄，神疲肢软：己日己巳时取隐白或癸酉时取太白，配脾俞、气海、腰俞、会阳，用补法或灸 10 ~ 20 分钟，以健脾助运，温固下元。

大肠传导失职，湿热相搏，腑气受损，大便脓血，腹痛，里急后重：庚日庚辰时取商阳或甲申时取合谷，配中脘、天枢、曲池、大肠俞，用泻法，留针 20 ~ 30 分钟，以清热利湿，通调大肠。

痰饮伏肺，风寒外袭，哮喘，喘急胸闷，呼吸急促，喉间哮鸣，张口抬肩，咳吐稀痰，形寒无汗：辛日辛卯时取少商或乙未时取太渊，配肺俞、定喘、膻中、列缺，用烧山火手法，留针或灸 10 ~ 20 分钟，以发散风寒、宣肺平喘。

风寒之邪侵袭足太阳膀胱经，头项强痛，鼻塞目痛，腰脊冷痛，发热恶寒：壬日壬寅时取至阴或丙午时取京骨、后溪，配天柱、风门、大椎、攒竹，用烧山火手法，以发散风寒，疏调膀胱。

惊恐伤肾，精气空虚，遗精阳痿，阴茎痿软、不能勃起，神疲腰酸、头晕目眩：癸日癸亥时取涌泉，配太溪、肾俞、志室、命门、关元、三阴交、百会，用补法或灸 10 ~ 20 分钟，以补肾益气，培元固本。

典型病案（聋哑，脑炎后遗症风邪犯脑型）

胡某，男，5 岁，1979 年 1 月 25 日初诊。

患者聋哑和下肢不能活动 18 天。缘于 1 月 8 日开始高烧住院，诊断为脑炎，经注射青、链霉素 3 天，高烧即退，但发现耳聋、瘖哑，下肢不能站立，不能行走，经中西医药物治疗无效，转针灸治疗。

初诊：检查：舌质红、无苔，脉细数，表情精神一般，耳聋、瘖哑，下肢不能站立、不能出步，哭声正常。证系风邪犯脑，耗伤津液，神明不清。治宜清热养阴，开窍醒神。

1 月 25 日上午 8 时（壬辰日、甲辰时），先取侠溪为主，配风池、哑门、上廉泉、秩边、梁丘、血海、阳陵泉、绝骨，用泻法，不留针，针治 1 次后即可迈步。

复诊：先针开穴为主，配穴手法同前，治疗到 30 日，针达 4 次时，即能说话，自己扶墙能走，但仍耳聋，30 日上午 8 时

（丁酉日、甲辰时），先取阳陵泉为主，配穴手法同前，减风池、哑门、上廉，加听宫，治疗到 2 月 14 日，针达 15 次时，自己能走，能跑，听力恢复正常，即停诊。同年 5 月 20 日随访，完全恢复正常。

医案解读

本案系风邪犯脑、耗伤津液、神明不清所致痿证并伴耳聋、瘖哑，鉴于如此重疾，采用子午流注“纳甲法”寻求开穴先针之，其次配合辨证取穴，针用泻法，以清热养阴、开窍醒神。针治 15 次获愈。古人认为开穴乃气血生旺之时，《内经》曰：“顺天之时而病可与期”，子午流注开穴因时制宜，因天时而调气血。因此在经气流注时间内运用“纳甲法”，有助于辨证配穴之功效发挥。疑难重疾用之常获良效。

三、“灵龟八法”运用规律

主客配穴主治病证

1．公孙主、内关客，或内关主、公孙客

胃脘痛（胃和十二指肠溃疡），胃痛拒按，呕吐，便黑：配上脘、中脘，用平补平泻法，留针 20 ~ 30 分钟，以理气活血，和中止痛。

腹痛吐泻（急性胃肠炎），腹痛水泻，恶心呕吐；配中脘、天枢、气海，用平补平泻法，留针 20 ~ 30 分钟，以调理胃肠，镇痛止呕。

眩晕（内耳性眩晕，梅尼埃病），反复突然发作眩晕，不能站立，恶心呕吐，耳鸣，听力减退：配风池、百会、听宫，用平补平泻法，留针 20 ~ 30 分钟，以升清降浊，安神定志。

温疟（疟疾）寒战高热，头痛昏迷：配大椎、人中、液门，用泻法，留针 20 ~ 30 分钟，以清热祛邪，开窍醒神。

2. 临泣主、外关客，或外关主、临泣客

胁痛（胆囊炎），上腹部阵发性绞痛，腹胀，烦躁，恶心呕吐，配日月、阳陵泉，用泻法，留针 20 ~ 30 分钟，以清热利胆，理气止痛。

耳聋（神经性耳聋），听力减退，心烦易怒：配听宫、翳风、率谷，用泻法，留针 20 ~ 30 分钟，以清泻少阳，开窍聪耳。

胁痛（肋间神经痛），胸闷不舒，胁肋胀痛：配期门、肝俞、行间，用泻法，留针 20 ~ 30 分钟，以疏肝解郁，理气止痛。

伤风（感冒），发热恶风，头痛无汗，咽喉肿痛：配风池、大椎，用透天凉手法，留针 10 ~ 20 分钟，以发散风热，清利咽喉。

3. 后溪主、申脉客，或申脉主、后溪客

急惊风（脑炎），高热头痛，神志不清，强直性抽搐，口噤不开：配人中、百会、天柱、大椎、命门、合谷，用泻法，十宣，点刺出血，以清热解毒，祛风镇惊。

目赤肿（急性结膜炎），眼睛红肿热痛，眵多流泪：配风池、睛明，用泻法，留针 10 ~ 20 分钟，攒竹，点刺出血，以清热散风，消肿止痛。

颈项强（颈椎病），颈项强痛，活动受限，头痛、手麻：配天柱、百劳、大椎，用烧山火手法，留针 10 ~ 20 分钟，以活血化瘀，通利关节。

腰脊痛（脊椎炎），脊椎强直，腰背酸痛：配大椎、命门、腰阳关、华佗夹脊，用热补法，以通利关节，活血止痛。

4．列缺主、照海客，或照海主、列缺客

喉痹（急性喉炎），发热喉塞，声音嘶哑，呼吸困难：配翳风、承浆，用泻法，留针 20 ~ 30 分钟，少商，点刺出血，以清热解毒，养阴利咽。

咽肿（慢性咽炎），咽部黏膜充血，肿胀、干燥、有异物感：配翳风、颊车、廉泉、用平补平泻法，留针 20 ~ 30 分钟，以清热养阴，消肿利咽。

哮喘（支气管炎），咳吐黏痰，胸闷气喘：配百劳、身柱、肺俞，用平补平泻法，留针 10 ~ 20 分钟，以宽胸理气，润肺化痰。

痨（肺结核），午后潮热，干咳、咯血：配大椎、肺俞、至阳、命门，用补法，留针 10 ~ 20 分钟，以养阴清热，补肾润肺。

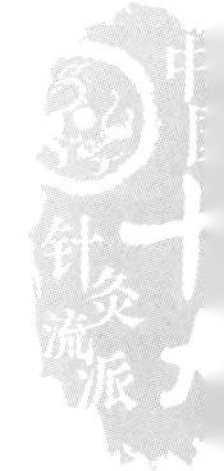

典型病案（头痛，风袭经络，夹火上扰型）

李某，女，66 岁，农民，1978 年 9 月 26 日初诊。

患者20多天前晚上乘凉，突然感到项后有一阵冷风吹来，当即头痛、头胀，枕后部似裂开样剧痛，不能忍受，即送当地医院，经中西药及针灸等多种方法治疗20多天症状不减。

初诊：患者头痛剧烈、沉重，以头顶及枕部最剧烈，不能卧，卧则不能起，躺下时头部冠状缝处剧疼如裂，终日两手抱头，不能入睡，颈项强直，眼红肿、视物不清；右膝肿痛、活动受限。血压180/100mmHg，舌苔薄白，脉弦数。脑系科检查：双瞳孔等大，光反射正常，四肢肌力、肌张力正常，腱反射活跃，双足蹄反射中性，颈活动明显受限，右侧颈肌紧张；项抵抗（+），右膝、踝反射（+）；眼科检查：双眼结膜高度充血，瞳孔小，眼底动脉细；X线拍片：颈椎骨质稀疏，颈椎4、5、6间隙狭窄，边缘可见增生性改变；头骨照片：颅骨骨质稀疏，未见其他异常改变；脑超声波检查：脑中线未见偏移；诊断为脑动脉硬化，颈椎病。此乃风邪侵袭经络，夹火上扰，经络受阻，气血逆乱而致头痛。治宜祛风清热，调理气血，疏经止痛。

9月26日下午4时（辛卯日、丙申时），先取照海为主，留针，配风池、风府、大椎、百劳、天柱、脑空，不留针；百会、头维、太阳、攒竹、球后、合谷，用平补平泻法，留针30分钟，针治1次头痛减轻。

复诊：27日上午10时许（壬辰日、乙巳时），先针外关为主，后针足临泣；28日上午10时（癸巳日、丁巳时），先针公孙，后针内关，配穴及手法同前。针治3次时，头痛、颈项强直减轻，眼红肿渐消，视力好转，则加配梁丘、血海、膝眼、足三里，和以上穴位交替轮换使用；每日随时按“灵龟八法”先取开穴，后取以前配穴，用平补平泻法，10 月 22 日，针达 26 次时，头痛，眼红肿消失，视力恢复正常，颈项活动自如，膝肿痛消失，血压 140/90mmHg，舌苔薄白，脉缓，治愈。同年 11 月 23 日通信联系，未复发。

医案解读

本案证属“头风”，因风邪侵袭经络，夹火上扰，经络受阻，气血逆乱所致，不通则痛。郑老采用“灵龟八法”，每日随时按“灵龟八法”先取开穴，后取辨证配穴，用平补平泻法，以祛风清热，调理气血，疏经止痛。获愈。灵龟八法是以八脉交会穴为主的一种按时配穴方法，八法所用八穴与奇经八脉相通，奇经八脉对十二经气血具有统率和调整作用，故对各经病变所致的头痛都有治疗作用。

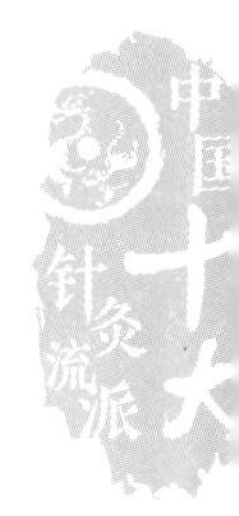

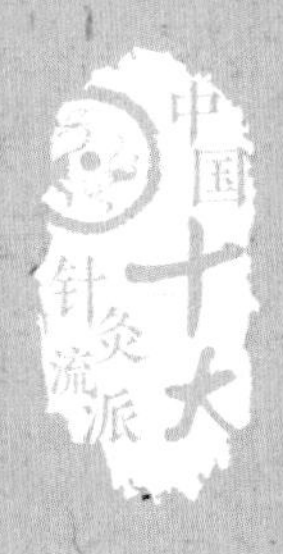

甘肃郑氏针法流派临床经验全图解

第三章

郑魁山针灸临床经验视频+图解

郑魁山先生生前以精湛的针法医术治疗疑难病症而著称，临床中屡起沉疴，救人无数。患者遍及甘肃、西北乃至国内外。本章内容以郑魁山先生在20世纪80年代末和90年代初临床诊治患者的珍贵影像资料为基础，整理汇编，虽未能概其全，但确能真实地再现一代针灸大师郑魁山先生务实求效的风范，从中亦实能窥见郑氏针法临证之精要。（注：当时摄制郑魁山先生临床诊治的影像时，为了控制影像资料的总时长，在剪辑过程中对每个穴位针刺前的消毒过程均未做保留，特此说明。）

第一节　气至病所法治疗头痛

一、概述

头痛是病人自觉症状，内伤外感均可引起，因其涉及范围很广，在治疗前应做细致诊断，针灸治疗的特点是依据疼痛的部位，循经配穴。

主穴：风池、太阳。风池系足少阳、手少阳、阳维脉之会穴，能祛风清热，是治疗头脑、五官诸疾的重要腧穴，针时左手拇指压住穴位下方，针尖向对侧太阳斜刺，使酸胀感传向“病所”，守气，使针感维持1～2分钟，或穿过疼痛部位，传导明显者疗效佳，传导差者疗效差。太阳为经外奇穴，是治疗头痛的经验穴。

1. 前额痛属阳明经，有时连及眉棱骨，配上星、头维、攒竹、合谷。

2．头顶痛属厥阴经，有时连及目系，配百会、上星、后顶、脑空、太冲。

3．脑后痛属太阳经，有时连及肩背，配天柱、百会、后顶、后溪。

4．偏头痛属少阳经，有时连及耳区，配头维、颔厌、悬颅、中渚。

5．眼眶痛属阳明经，有时目不能睁，配攒竹、鱼腰、四白、合谷。

以上所列，先针主穴，再针配穴，除风池不留针外，其他穴位留针 10 ~ 20 分钟，以扶正祛邪，疏经止痛。如外感风寒头痛，加列缺、外关用烧山火法，使身体产生热感生汗，以发散风寒；气虚头痛加足三里，用补法以补气；血虚头痛加三阴交用补法以养血；湿重头痛加丰隆，用平补平泻法以利湿；肝胆火盛头痛加侠溪、行间用泻法，以清泻肝胆；肾虚头痛加次髎用补法，以补肾；胃火上冲头痛加内庭，用泻法以清胃泻火。

二、诊治验案视频＋图解

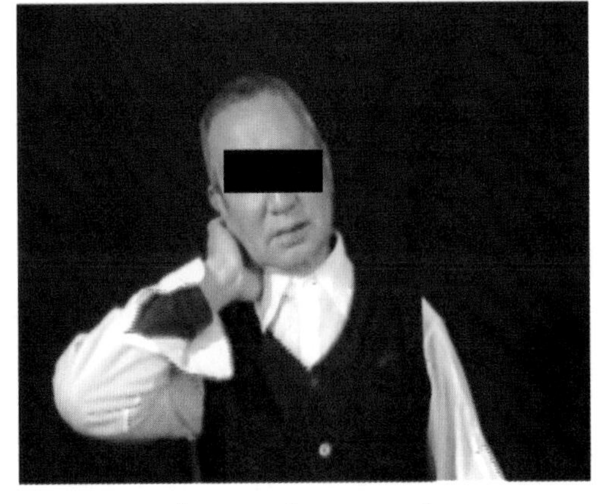

图 3-1　头痛患者

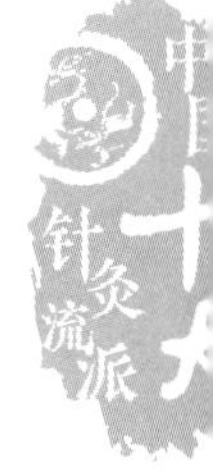

此患者为感受风邪，脉络拘急，清窍不利所至偏头痛。郑魁山先生治以风池穴为主行关闭法使气至病所，配合按部取穴，以祛风止痛，疏通经络。

【治疗原则】祛风止痛，疏通经络。

【配穴处方】风池、百会、头维、太阳、合谷。

【针刺操作方法】风池：左手五指排开拇指揣按穴位下方，直刺0.4～0.7寸，用搜法找到针感，捻转法行针，使针感上传至疼痛部位，称气至病所，这种针法称为关闭法，气至病所后，

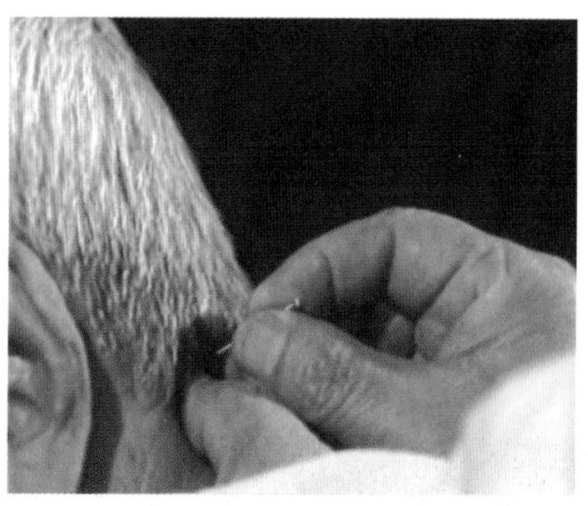

图 3-2 风池 - 关闭法

视频 3-1 风池 - 关闭法

刺激量达到一定程度后出针（图 3-2，视频 3-1）；百会：向后平刺 0.5 寸，用捻转法行气（图 3-3，视频 3-2）；头维：定位在患者做咬牙动作时，咬肌上缘额角发际内 0.5 寸处，针向后下方、咬肌下斜刺进针 0.5 寸，捻转法行气，使针感传到侧头部（图 3-4，视频 3-3）；太阳，直刺 0.5 寸，捻转法行气（图 3-5，视频 3-4）；合谷，直刺 0.5 寸，泻法行气，向外拉提守气（图 3-6，视频 3-5）。留针 20 分钟。

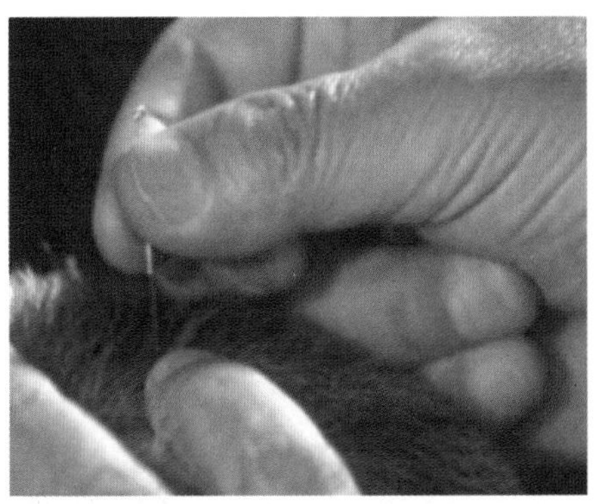

图 3-3　百会 - 捻转法行气

视频 3-2　百会 - 捻转法行气

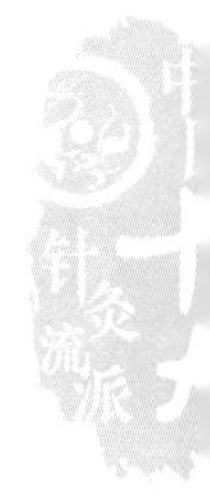

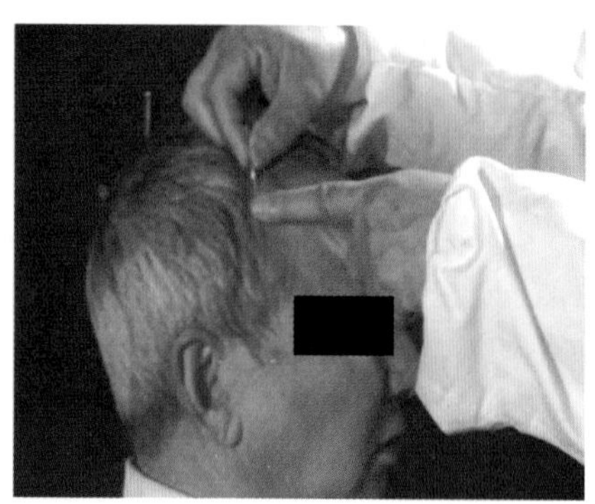

图 3-4 | 头维 - 捻转法行气

视频 3-3 | 头维 - 捻转法行气

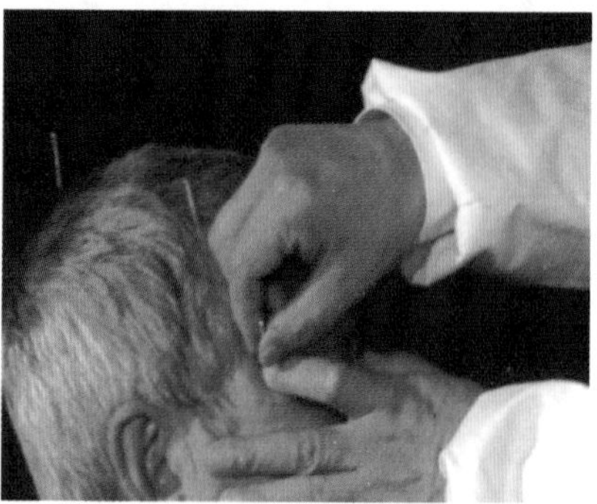

图 3-5 | 太阳 - 捻转法行气

视频 3-4 | 太阳 - 捻转法行气

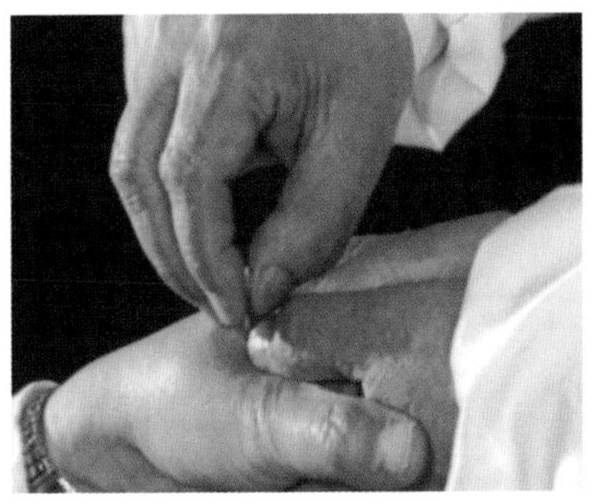

图 3-6　合谷－泻法行气

视频 3-5　合谷－泻法行气

第二节　治疗中风（脑血管意外后遗偏瘫）

一、概述

中风起病急骤，症见多端，容易反复发作，危及生命，常留有后遗症。临证需辨证施治。

脑血管意外后遗偏瘫属于中医学中风、半身不遂、偏枯范畴。多因五志过极，饮食不节，精血亏损，脏腑失调，偶受外因，肝阳暴张，气血痰火，一并于上，清窍受蒙，经隧不利所致。

主症：语言謇涩，口流涎液，嘴眼㖞斜，半身不遂，舌苔白

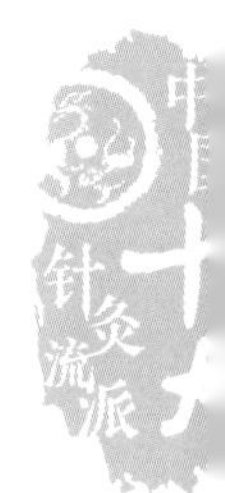

腻，脉弦滑，血压升高，划趾试验阳性。

治疗：

（1）实证：拘急硬瘫，双侧取穴或先健侧取穴（巨刺）。针肩髃、曲池、合谷、环跳、风市、阳陵泉、足三里、绝骨用平补平泻法，留针 20 ~ 30 分钟，以祛风活络，舒筋利节。手指拘急，加配三间用平补平泻法，留针 20 ~ 30 分钟。肌肉和关节痛，加配痛处附近穴位，留针或针后加灸 10 ~ 15 分钟。足内翻，配申脉；足外翻，配照海；用补法，以扶正补虚。口眼歪斜，配风池、颊车用平补平泻法，留针 10 ~ 20 分钟，以散风活络。痰热中阻，大便秘结，减足三里，加天枢、丰隆用透天凉法，留针 10 ~ 20 分钟，以祛痰通便。身热不语，配风府、风池用透天凉法，不留针；舌强不语，配金津、玉液用速刺法出血，以散血凉血，清热开窍。目闭鼻塞，配上迎香用速刺法，以取嚏开窍。脉弦硬面赤，配内关、足三里用透天凉法，留针 20 ~ 30 分钟，以开胸降逆，平肝泻火。

（2）虚证：弛缓软瘫，患侧取穴或分段取穴或少取穴。上肢：先取大椎、大杼、风门用烧山火法，不留针，以振奋阳气，再用同样手法针肩髃、臂臑、曲池、外关、合谷。下肢：先取肾俞、关元俞、秩边用烧山火法，不留针，以补肾培元，再用同样手法针环跳、风市、阳陵泉、足三里、绝骨、申脉以活血通络。肩关节下垂或臂不能上举，配天宗、肩髎、臑会用同样手法。手足麻木，配后溪、申脉或气海，针后加灸 10 ~ 20 分钟，以培本振阳。肌肉萎缩，在萎缩部位加灸 10 ~ 20 分钟，以温经活络。二便失禁，配腰俞、会阳针后加灸 10 ~ 20 分钟，以温固下元。心悸脉弱，配内关留针 5 ~ 10 分钟，以养心安神。

二、诊治验案视频＋图解

（一）诊治中风后遗症验案（吞咽困难）

患者以右半身不遂，不能吞咽饮食，不能言语为主诉。治疗以解除吞咽困难为重点（图 3-7）。

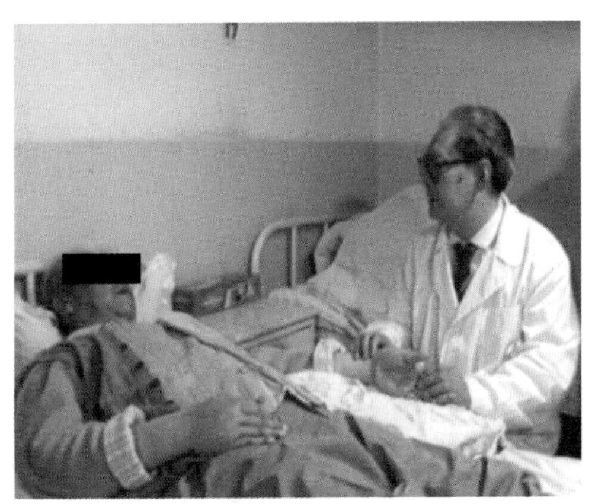

图 3-7　中风患者 1

【治疗原则】祛风豁痰，通利咽喉。

【配穴处方】风池、风府、上廉泉、列缺、阳溪、三阴交、照海。

【针刺操作方法】先取风池，直刺 0.7 寸，平补平泻法，不留针（图3-8，视频3-6）；风府，左手揣按穴位下方，右手持针向下颌方向直刺0.7寸，平补平泻，不留针，与风池穴协同以祛风醒脑开窍（图3-9，视频3-7）；上廉泉，喉结上1寸，舌骨上方取穴。向舌根方向斜刺0.5寸，平补平泻法，不留针（图3-10，视频3-8）；列缺，向上斜刺0.5寸，用泻法以疏调经脉（图3-11，视频3-9）；阳溪，向太渊穴方向斜刺0.5寸，平补平泻法，与上廉泉协同以利咽通痹（图3-12，视频3-10）；三阴交，直刺1寸，补法行气（图3-13，视频3-11）；照海，直刺0.8寸，用补法行气，与三阴交协同以滋补肝脾肾之阴、疏经活络（图3-14，视频3-12），留针15分钟。治疗后，患者吞咽功能改善、能进少量饮食。

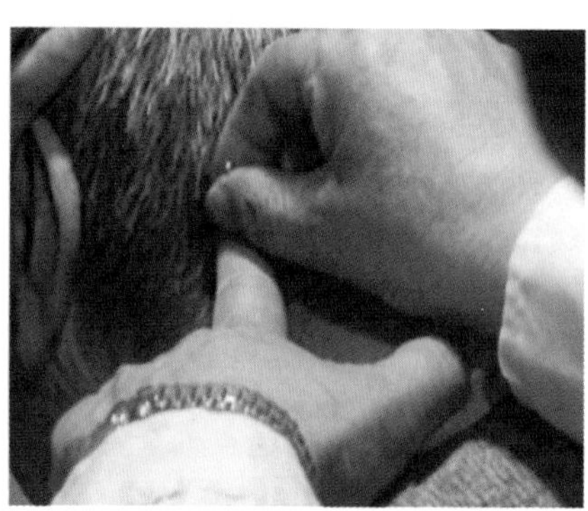

图3-8 风池－平补平泻法

视频3-6 风池－平补平泻法

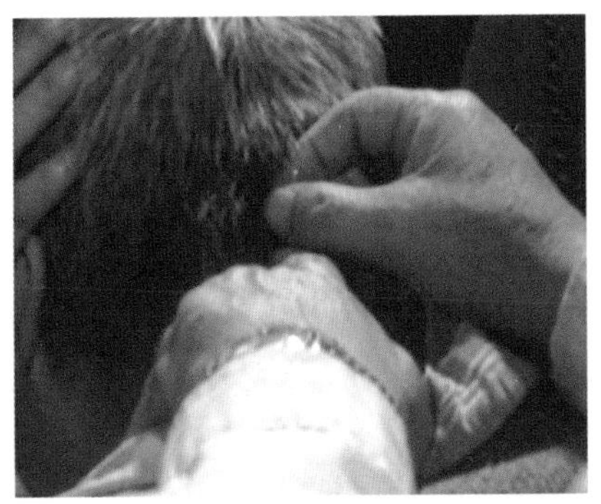

图 3-9 风府-平补平泻法

视频 3-7 风府-平补平泻法

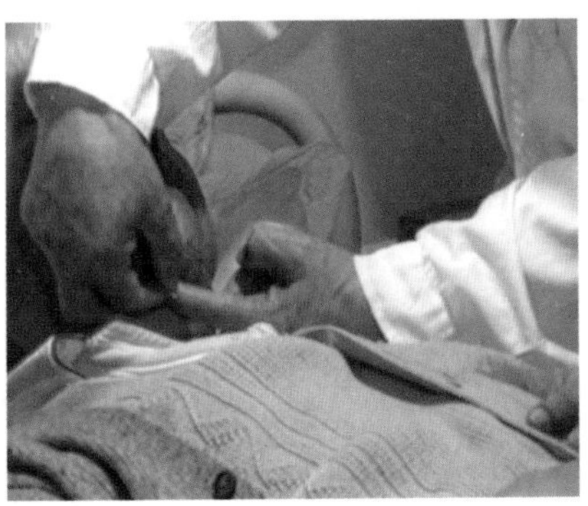

图 3-10 上廉泉-平补平泻法

视频 3-8 上廉泉-平补平泻法

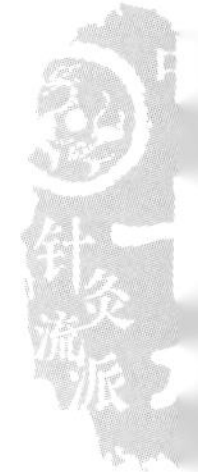

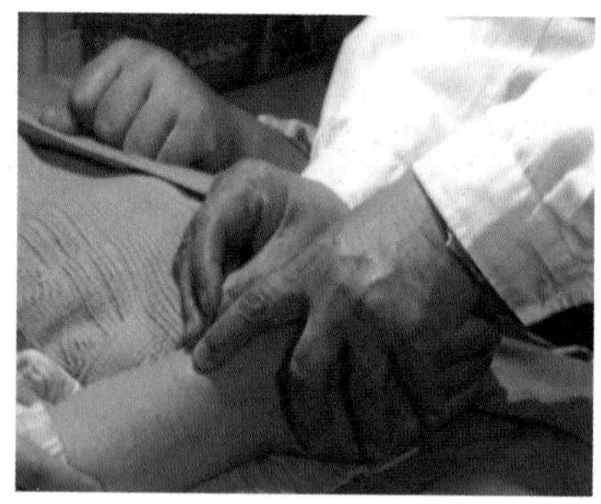

图 3-11 列缺 - 泻法

视频 3-9 列缺 - 泻法

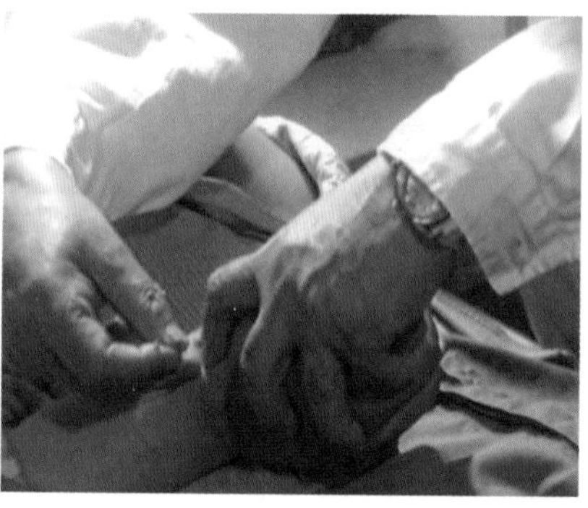

图 3-12 阳溪 - 平补平泻法

视频 3-10 阳溪 - 平补平泻法

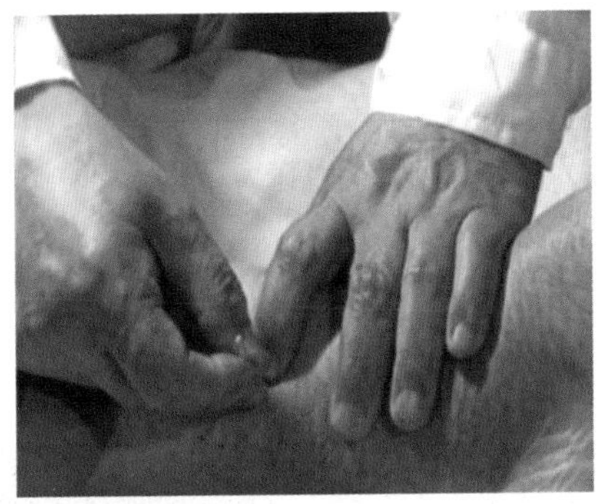

图 3-13　三阴交－补法行气

视频 3-11　三阴交－补法行气

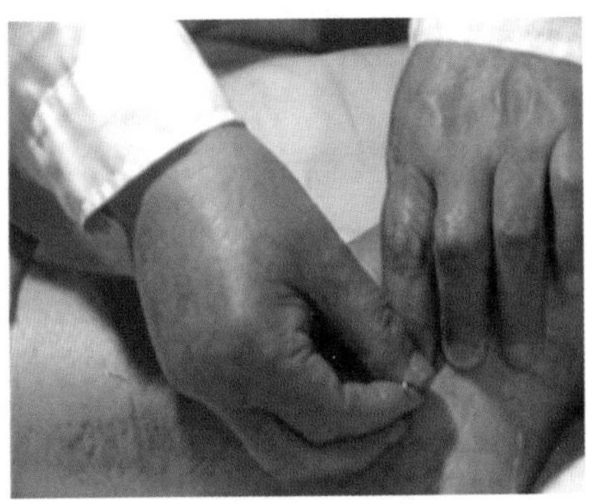

图 3-14　照海－补法行气

视频 3-12　照海－补法行气

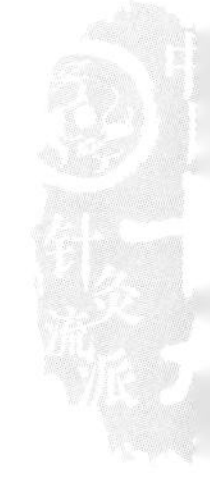

（二）诊治中风后遗症验案（肌肉萎缩拘挛，流涎）

患者以左侧身体偏瘫，患肢肌肉萎缩拘挛、流涎为主诉（图 3-15）。

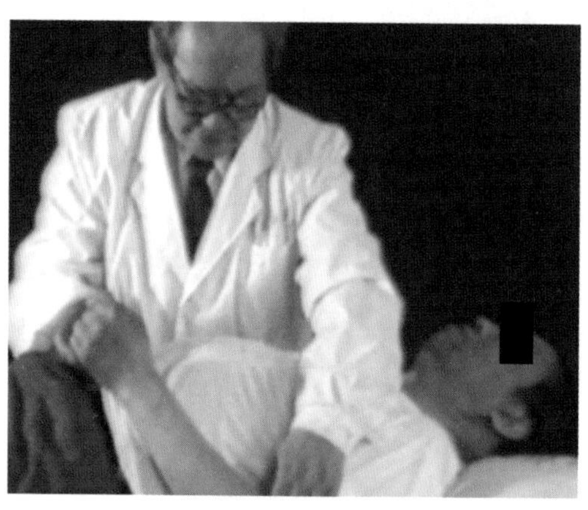

图 3-15 中风患者 2

【治疗原则】豁痰利咽，益阴柔（濡）经活络。

【配穴处方】列缺、阳溪、三间、三阴交、照海。

【针刺操作方法】列缺向上平刺 0.4 寸。用泻法行气（图 3-16，操作同视频 3-9）；阳溪，向太渊方向斜刺 0.4 寸，豁痰利咽（图 3-17，操作同视频 3-10）；三间直刺 1 寸，解除手指拘挛（图 3-18，视频 3-13）；三阴交直刺 1 寸，用补法行气（图 3-19，操作同视频 3-11）；照海直刺 1 寸，用补法行气（图 3-20，操作同视频 3-12）。

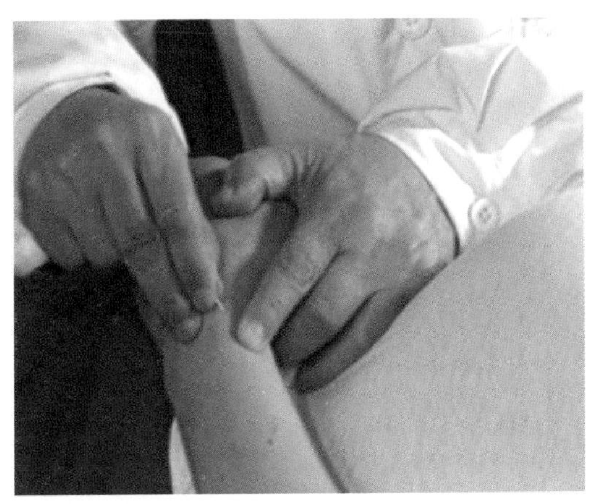

图 3-16 | 列缺 - 泻法行气

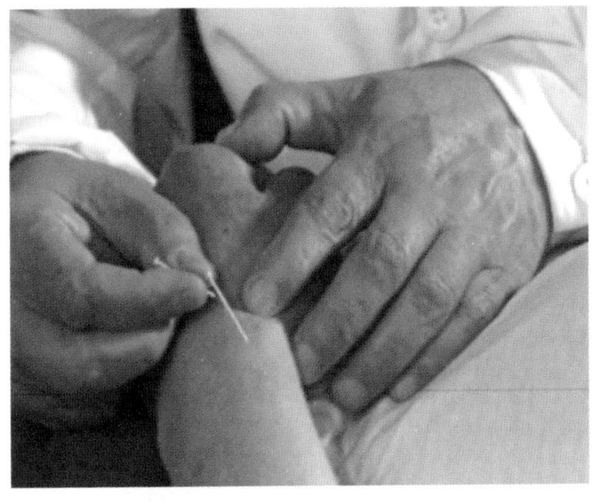

图 3-17 | 阳溪 - 斜刺

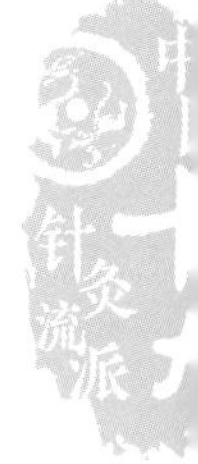

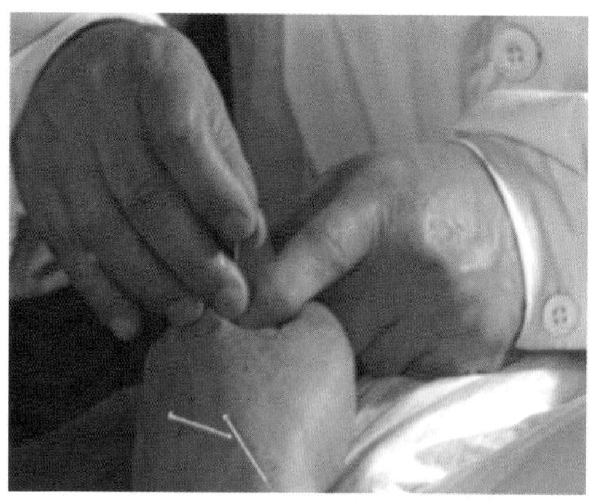

图 3-18 三间 - 直刺

视频 3-13 三间 - 直刺

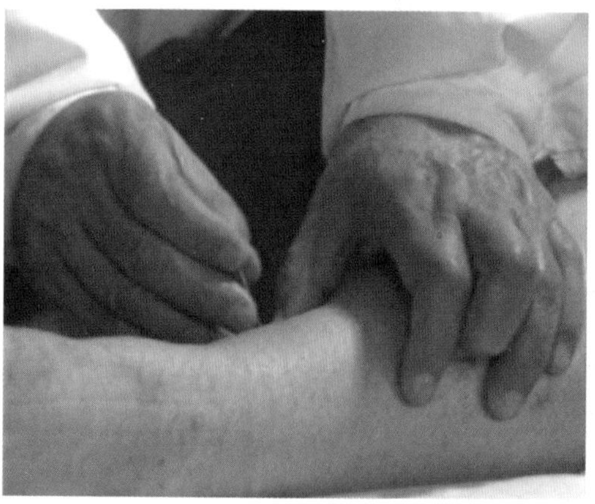

图 3-19 三阴交 - 补法行气

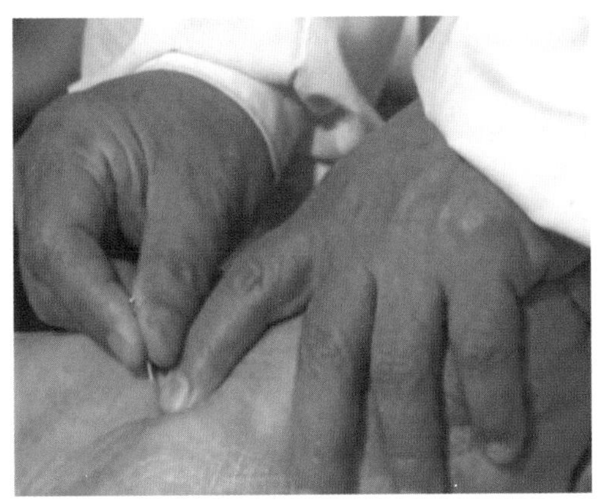

图 3-20 | 照海－补法行气

（三）诊治中风后遗症验案（肢体弛缓性软瘫）

患者以右侧肢体弛缓性软瘫为主诉（图 3-21）。

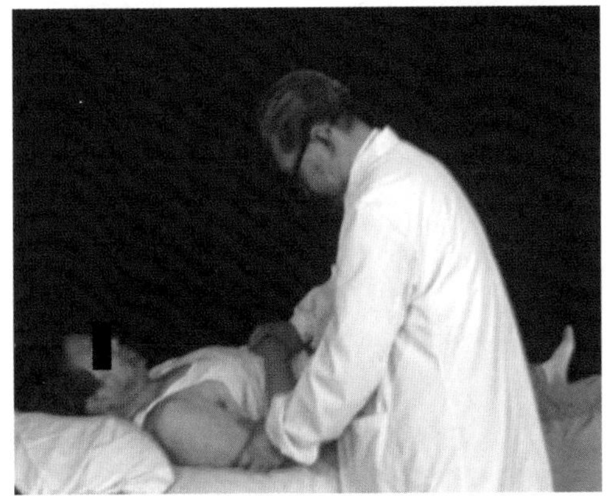

图 3-21 | 中风患者 3

【治疗原则】温通法通经接气配穴诊治。

【配穴处方】上肢取患侧肩髃、臂臑、曲池、手三里、合谷。

下肢取患侧环跳，阳陵泉、绝骨、丘墟。

【针刺操作方法】由近端，至远端依次取穴针刺。使针感贯通经络。先取肩髃穴向三角肌下直刺1寸，用温通法，行气使针感向远端传导（图3-22，视频3-14）；再刺臂臑穴使针刺感觉向下传导（图3-23，视频3-15）；用温通法依次针刺曲池穴、手三里穴、合谷穴，使针刺感觉贯通上臂部（图3-24～图3-26；视频3-16～视频3-18）；下肢先刺环跳穴，用温通法行气，使针刺感觉，向远端传导（图3-27，视频3-19），再针刺阳陵泉穴，使针刺感觉向下传导（图3-28，视频3-20）；用温通法，针刺绝骨穴（图3-29，视频3-21），再针刺丘墟穴，使针感贯通下肢（图3-30，视频3-22）。经过治疗63次，患者饮食、书写功能正常。

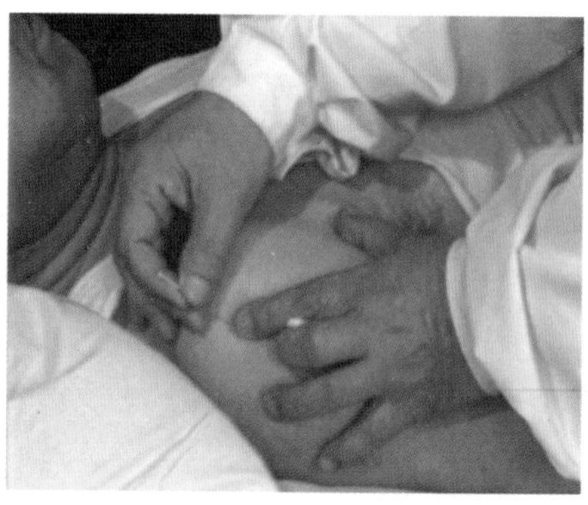

图3-22 | 肩髃 - 温通法

视频3-14 | 肩髃 - 温通法

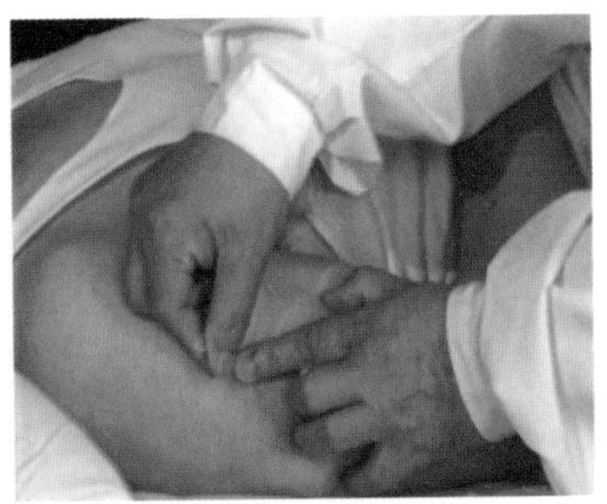

图 3-23 | 臂臑－温通法

视频 3-15 | 臂臑－温通法

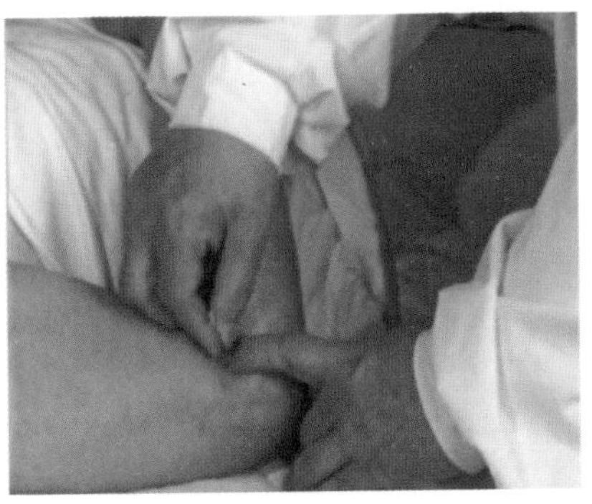

图 3-24 | 曲池－温通法

视频 3-16 | 曲池－温通法

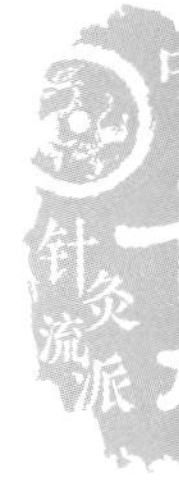

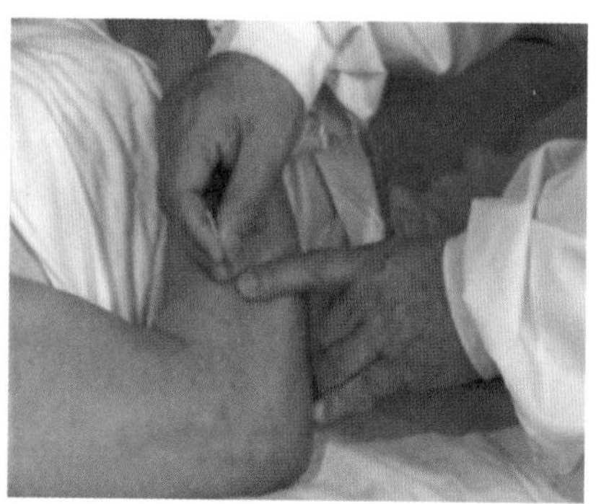

图 3-25 | 手三里 - 温通法

视频 3-17 | 手三里 - 温通法

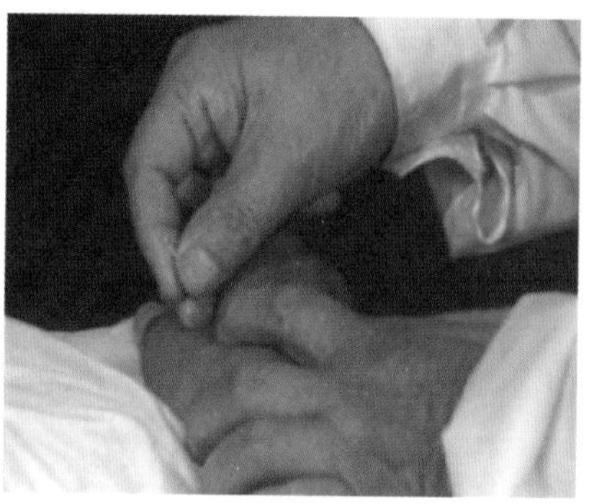

图 3-26 | 合谷 - 温通法

视频 3-18 | 合谷 - 温通法

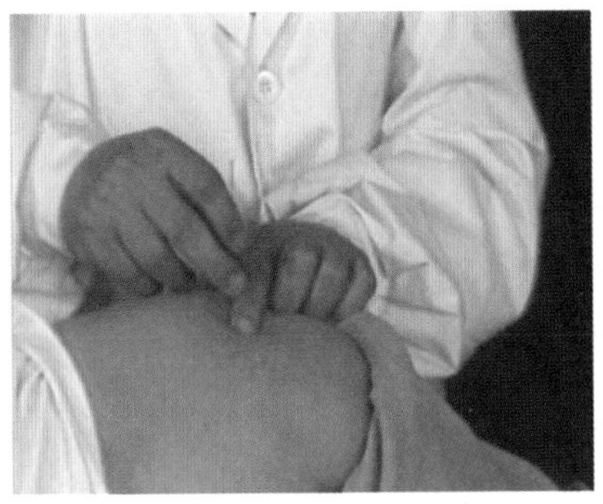

图 3-27 | 环跳 - 温通法

视频 3-19 | 环跳 - 温通法

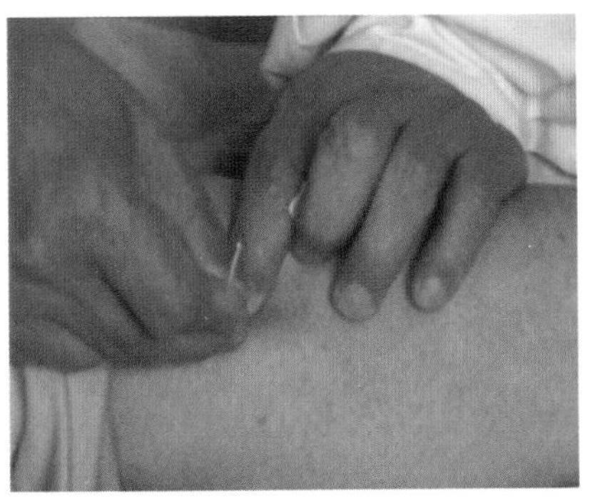

图 3-28 | 阳陵泉 - 温通法

视频 3-20 | 阳陵泉 - 温通法

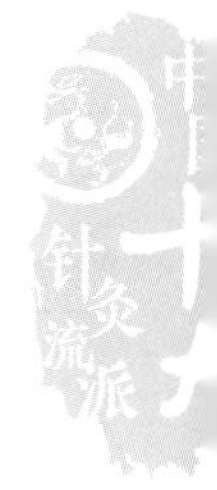

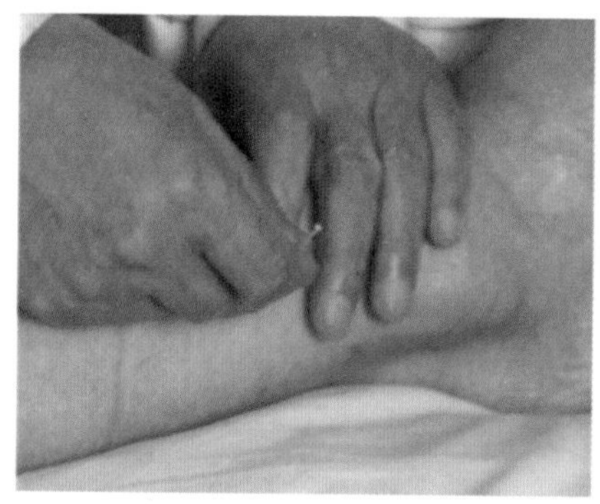

图 3-29 绝骨 - 温通法

视频 3-21 绝骨 - 温通法

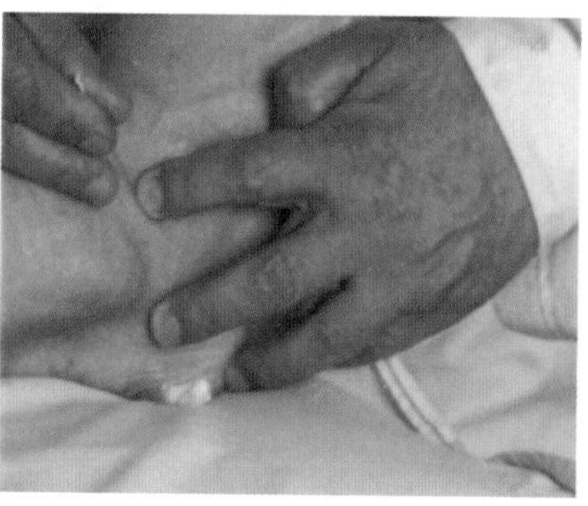

图 3-30 丘墟 - 温通法

视频 3-22 丘墟 - 温通法

第三节 穿胛热法治疗肩周炎

一、概述

肩周炎属中医痹症、肩凝症、漏肩风范畴。常因扭伤、过劳、风寒湿侵袭所致。以单侧或双侧肩关节酸重疼痛、肩关节运动障碍等症状为主症。五十岁左右者为多见。采用祛风散寒、温经通络、活血舒筋利节之法治之。西医认为本病是关节囊和关节周围软组织的一种退行性、炎症性疾病。

二、诊治验案视频 + 图解

图解诊治肩周炎患者（图 3-31）。

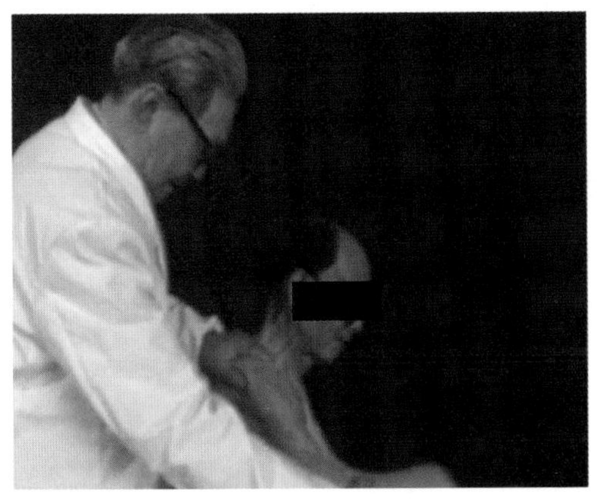

图 3-31 肩周炎患者

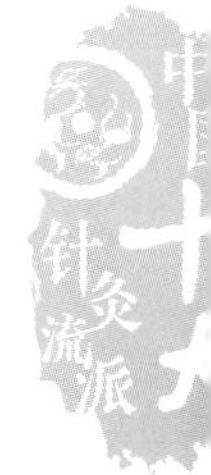

【治疗原则】温通经络，舒筋止痛。

【配穴处方】天宗、肩井、肩髃、肩髎、曲池、外关、后溪。

【针刺操作方法】天宗穴，在腋后皱襞上端内约四横指，肌肉间凹陷处取穴。将左手指按压在穴位的下方。向内上方斜刺约1.2寸，用烧山火法或温通针法，使酸胀感传至肩前，针尖顶住感应部位守气1分钟，使患者肩关节部感到温暖舒适。该穴针感较强，可通过肩胛传到手指，治疗痹痛，行针后不留针，嘱活动肩关节数次（图3-32，视频3-23）；肩井穴，用捏提肌肉进针法针刺，将左手拇指放置在穴位上，用拇指和食指两指将穴位部位的肌肤提起，向前直刺1寸左右，用烧山火法或温通针法行针使热感，传至肩关节，不留针（图3-33，视频3-24）；肩髃穴针刺体位：让患者抬臂，约与肩平行，肘关节固定在医者的胸前，左手的拇指按压在穴位上，体会到穴位的空隙，右手持针直刺，约1寸，用烧山火法或温通针法，使酸胀热感，传入肩关节内，当针感达到一定强度后即出针（图3-34，操作同视频3-14）；肩髎穴针刺方法同肩髃穴（图3-35，视频3-25）；曲池穴，直刺1寸（图3-36，操作同视频3-16）；外关穴，直刺0.27寸（图3-37，视频3-26）；后溪穴直刺0.5寸，留针让患者活动患肢，用这种针法，可以使患者肩部温热，疼痛随之缓解（图3-38，视频3-27）。

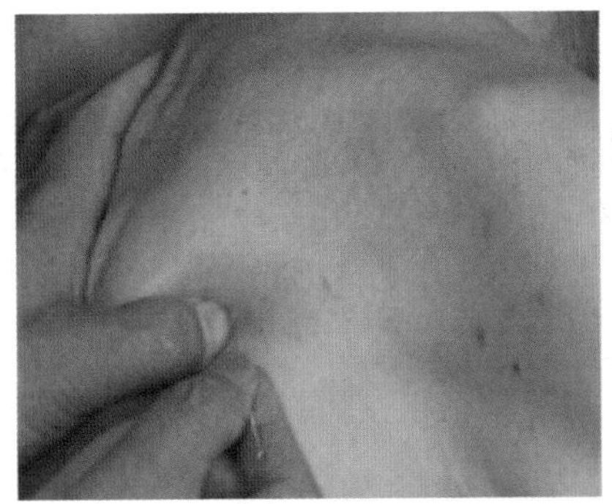

图 3-32 | 天宗 - 温通法

视频 3-23 | 天宗 - 温通法

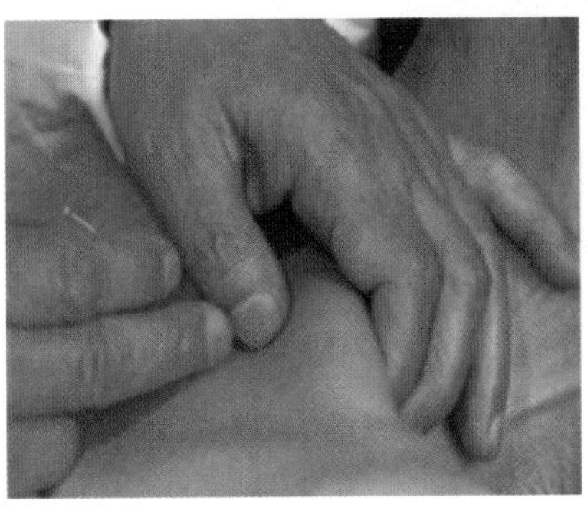

图 3-33 | 肩井 - 温通法

视频 3-24 | 肩井 - 温通法

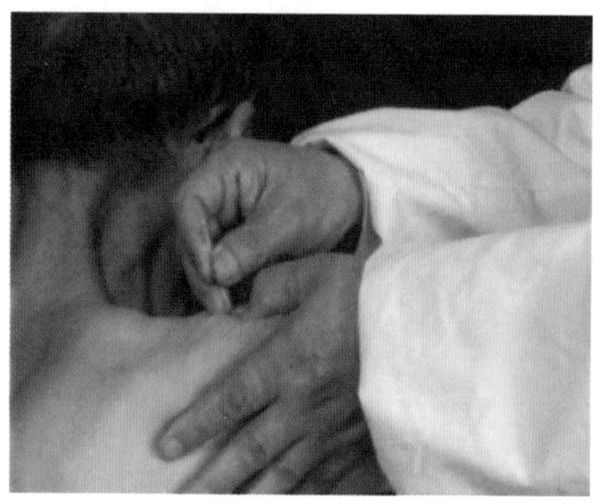

图 3-34 | 肩髃 - 温通法

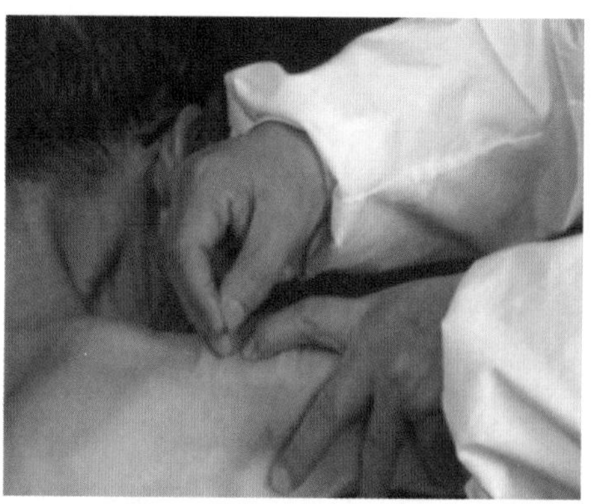

图 3-35 | 肩髎 - 温通法

视频 3-25 | 肩髎 - 温通法

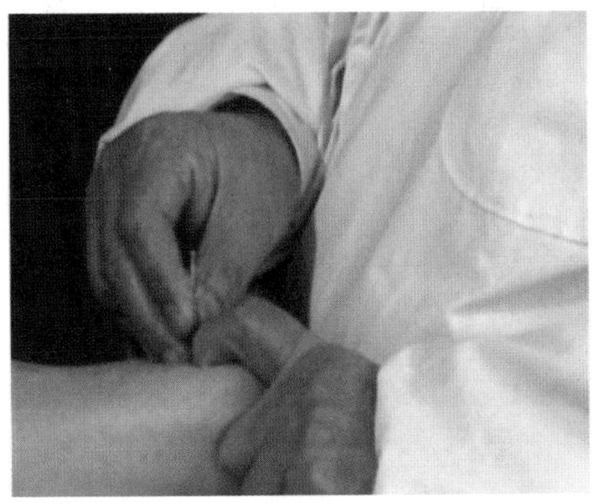

图 3-36 | 曲池 - 温通法

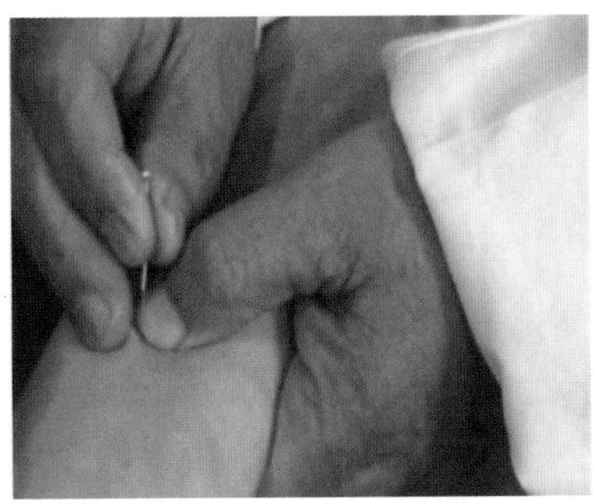

图 3-37 | 外关 - 温通法

视频 3-26 | 外关 - 温通法

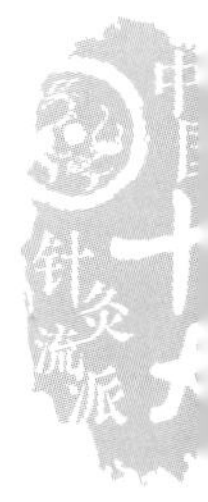

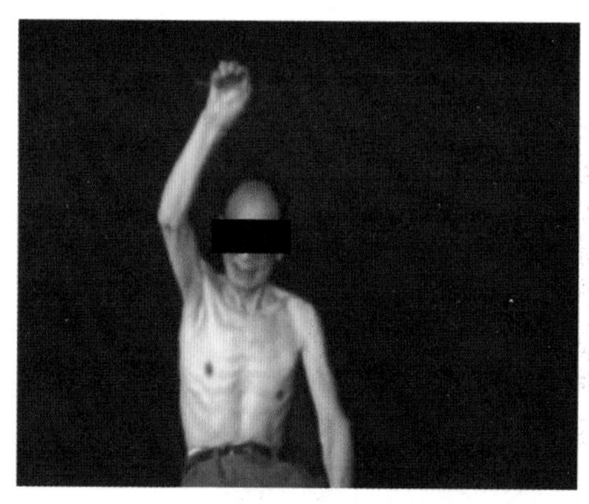

图 3-38 | 后溪 - 温通法

视频 3-27 | 后溪 - 温通法

第四节　疏利关节法治疗关节疼痛

一、概述

关节疼痛，属于中医学痹证、历节风范畴。多因身体虚弱，风寒湿侵袭所致。主要症状有：关节酸痛呈游走性，或关节疼痛肿胀，甚至屈伸不利，或关节周围呈红肿热痛，常反复发作。

治疗：

（1）肩关节炎：针肩井、肩髃、肩髎、曲池。

（2）肘关节炎：针曲池、天井、手三里。

（3）腕关节炎：针外关、阳池、阳溪、合谷。

（4）指关节炎：针外关、中渚、八邪、后溪。

（5）髋关节炎：针秩边、环跳、关元俞、风市。

（6）膝关节炎：针梁丘、血海、膝眼、阳陵泉、足三里。

（7）踝关节炎：针悬钟、昆仑、解溪、丘墟。

（8）趾关节炎：针申脉、足临泣、公孙、八风。

（9）四肢窜痛：针曲池、合谷、阳陵泉、足三里。

（10）全身窜痛：针风池、大椎、肝俞、关元俞、申脉。

以上配穴可根据病情加减。膝窝痛，配委中。单一关节红肿、剧痛，配阿是穴用平补平泻法，留针 20 ~ 30 分钟，以疏散风热。关节肿胀，积水剧痛，活动困难，配阿是穴，用烧山火法或温通法，以温阳利湿，活血止痛。

二、诊治验案视频＋图解

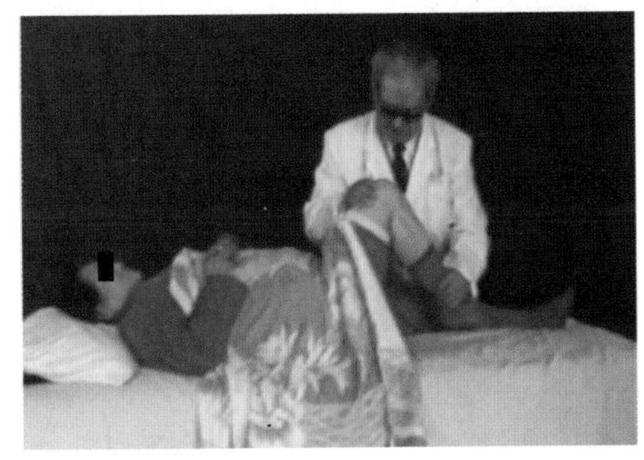

图 3-39　膝关节疼痛患者

【治疗原则】温经祛寒，疏经止痛。

【配穴处方】血海、鹤顶、膝阳关、膝眼、足三里。

【针刺操作方法】血海穴，直刺1寸，用温通法行气（图3-40，视频3-28）；鹤顶穴，向上直刺，0.5寸（图3-41，操作同视频3-28）；膝阳关直刺1寸（图3-42，操作同视频3-28）。膝眼向关节腔方向直刺1寸，用温通法行气，使关节产生温热感（图3-43，视频3-29）；足三里穴直刺1.2寸，用温通法行气，留针20分钟（图3-44，视频3-30）。患者经以上治疗后疗效显著，肿胀和疼痛消失。

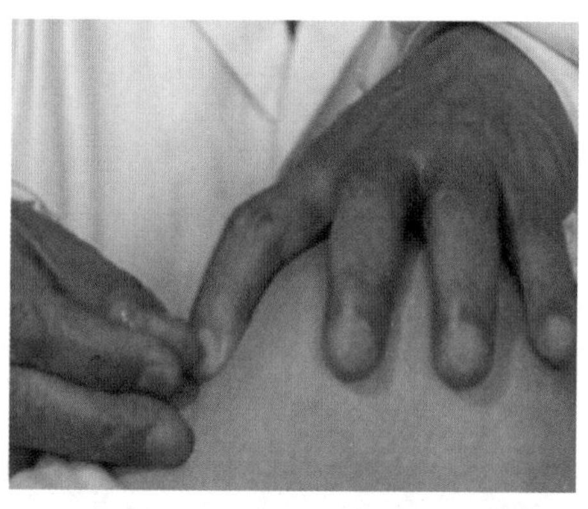

图3-40 血海穴－温通法行气

视频3-28 血海、鹤顶、膝阳关－温通法行气

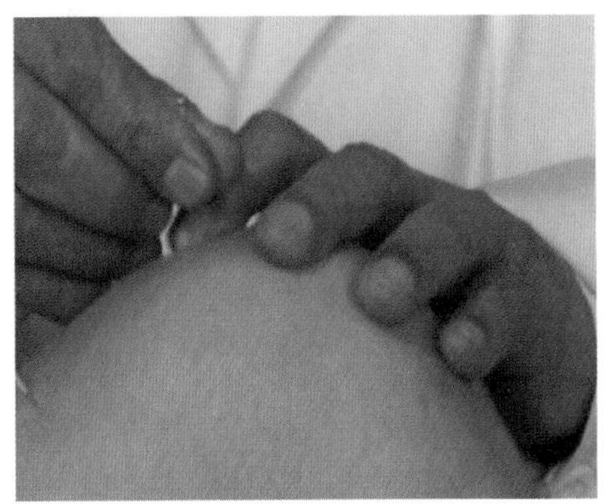

图 3-41 鹤顶－向上直刺

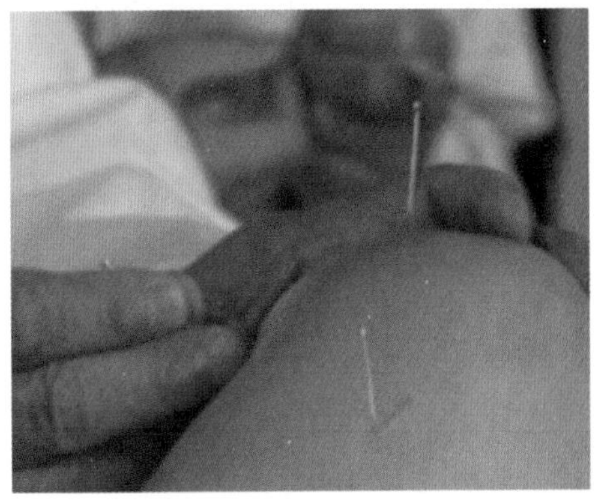

图 3-42 膝阳关－直刺

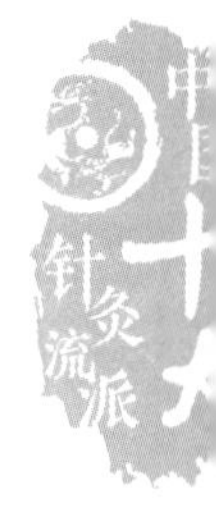

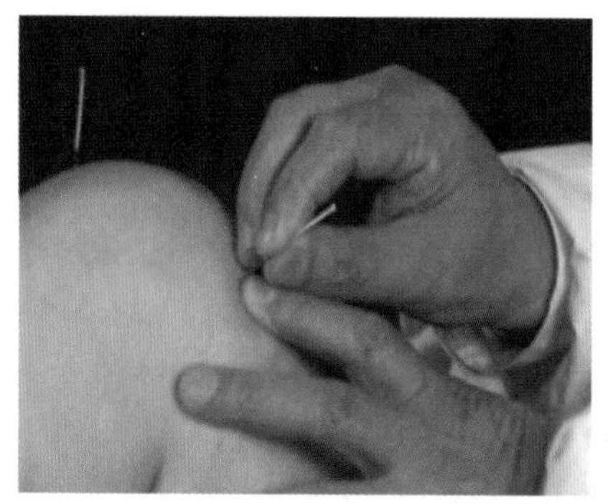

图 3-43 膝眼 - 温通法行气

视频 3-29 膝眼 - 温通法行气

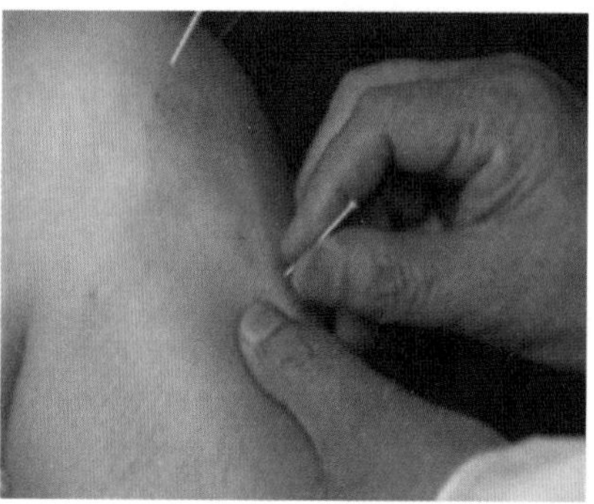

图 3-44 足三里 - 温通法行气

视频 3-30 足三里 - 温通法行气

第五节　疏经通络治疗面痛

一、概述

面痛属现代医学三叉神经痛。表现为面颊抽掣疼痛。是由于阳明经络受风毒之邪侵袭，气血凝滞所致。

二、诊治验案视频＋图解

图解诊治面颊疼痛患者，为三叉神经第二支痛（图 3-45）。

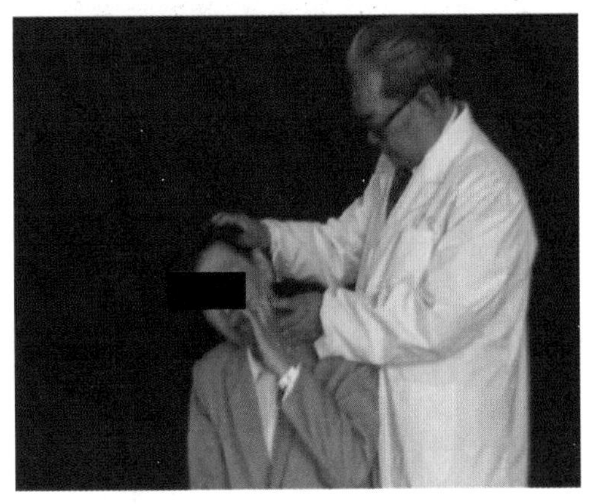

图 3-45　面颊疼痛患者

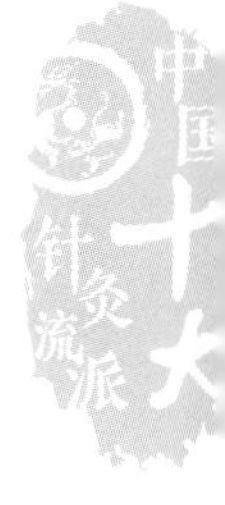

【治疗原则】疏通阳明、太阳、少阳经脉。

【配穴处方】翳风、听宫穴、下关、颧髎、巨髎、合谷。

【针刺操作方法】翳风，直刺0.6寸，用泻法行气，使针感，传至面颊部（图3-46，视频3-31）；听宫穴，直刺0.6寸，用泻法行气（图3-47，视频3-32）；下关穴，直刺1寸，用泻法行气（图3-48，视频3-33）；颧髎穴直刺0.5寸，用泻法行气（图3-49，视频3-34）；巨髎穴直刺0.5寸，用泻法行气（图3-50，视频3-35）；合谷穴，直刺0.5寸，用泻法行气（图3-51，操作同视频3-5）。根据疼痛程度留针30分钟以上。

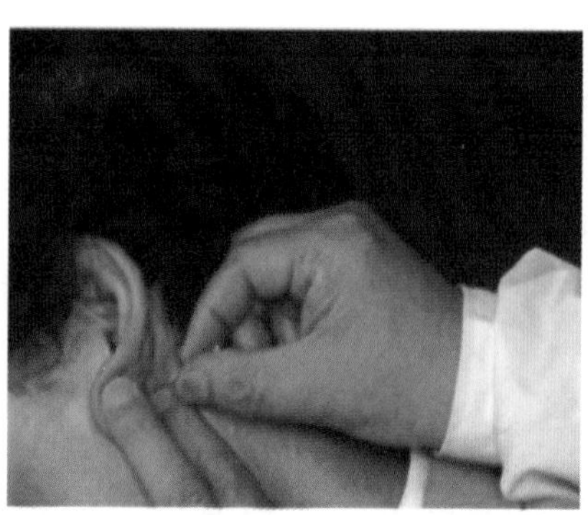

图3-46 翳风－凉泻法行气

视频3-31 翳风－凉泻法行气

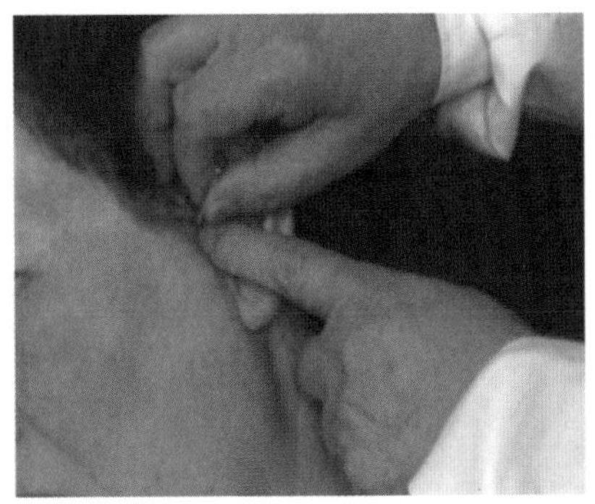

图 3-47｜听宫－凉泻法行气

视频 3-32｜听宫－凉泻法行气

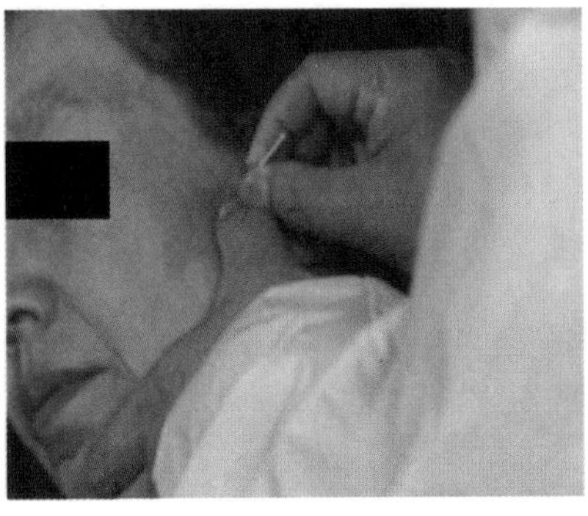

图 3-48｜下关－凉泻法行气

视频 3-33｜下关－凉泻法行气

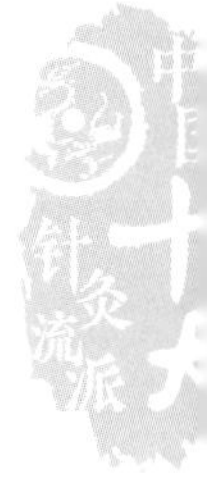

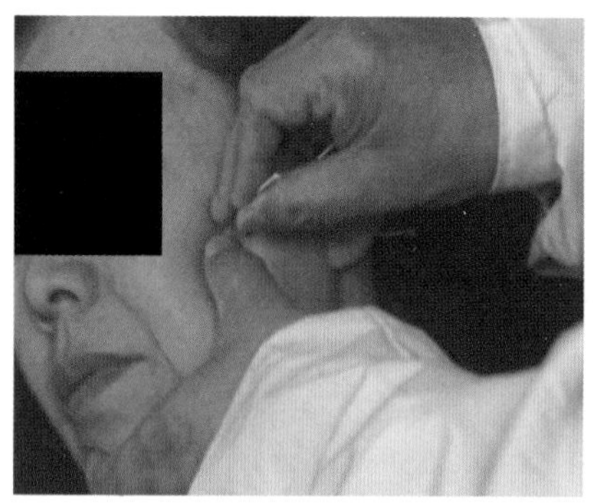

图 3-49 颧髎 - 凉泻法行气

视频 3-34 颧髎 - 凉泻法行气

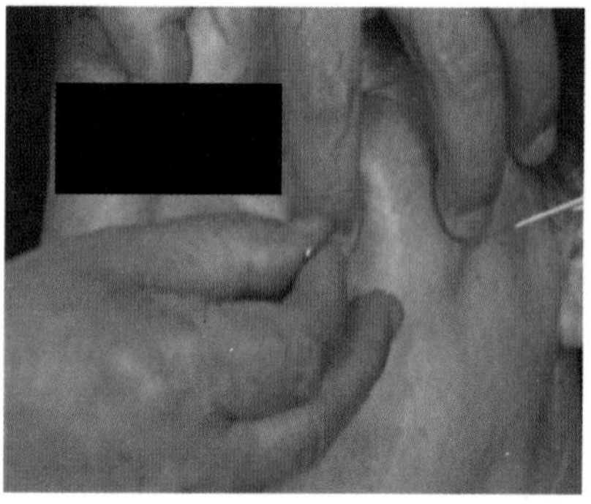

图 3-50 巨髎 - 凉泻法行气

视频 3-35 巨髎 - 凉泻法行气

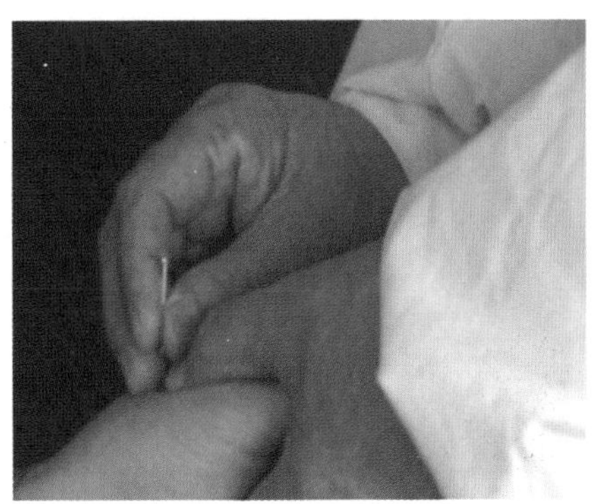

图 3-51 | 合谷 - 凉泻法行气

第六节　巨刺法治疗面肌痉挛

一、概述

面肌痉挛，又称面肌抽搐或偏侧面肌痉挛症。为一种半侧面部不自主抽搐的病症，抽搐呈阵发性且不规则，程度不等，可因疲倦、精神紧张及自主运动等而加重。面肌痉挛分为原发性面肌痉挛和继发性面肌痉挛（即面神经麻痹后遗症产生的面肌痉挛）。是由于素体阴亏或体弱气虚引起阴虚、血少、筋脉失养或风寒上扰于面部而致。

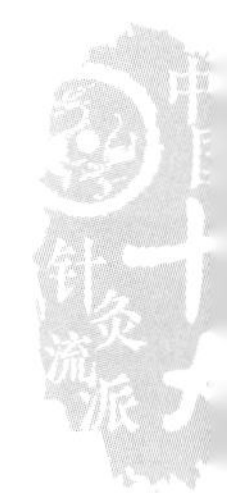

二、诊治验案视频 + 图解

患者患面肌痉挛，为面神经麻痹后遗症。用巨刺法治疗取得较好的疗效（图 3-52）。

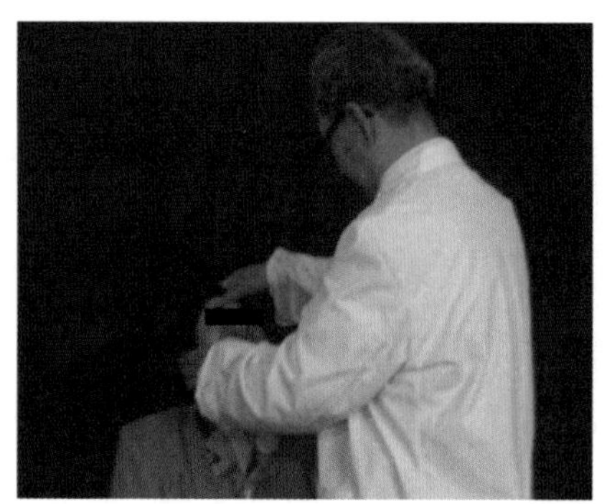

图 3-52 面肌痉挛患者

【治疗原则】祛风和络，采用巨刺法。

【配穴处方】健侧风池、翳风、地仓、下关、太阳、头维、合谷、三阴交。

【针刺操作方法】风池穴为祛风要穴，针刺后，不留针，用平补平泻法行气，以祛风活络（图 3-53，操作同视频 3-6）；翳风直刺 0.5 寸，用泻法行气（图 3-54，操作同视频 3-31）；地仓穴，向颊车穴方向，透刺 1.2 寸用泻法行气（图 3-55，视频 3-36）；下关直刺 1 寸（图 3-56，操作同视频 3-33）；

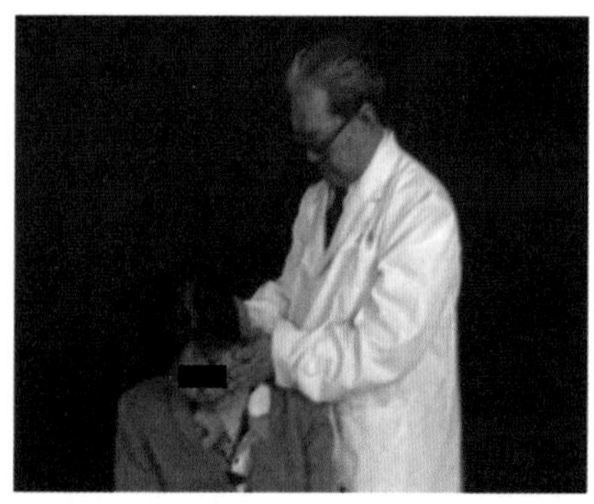

图 3-53 风池 - 针刺操作

太阳穴，直刺 0.5 寸（图 3-57，操作同视频 3-4）；头维，向后下方平刺，0.5 寸（图 3-58，操作同视频 3-3）；合谷穴，直刺 0.5 寸，用泻法（图 3-59，视频 3-37）；三阴交直刺 1 寸，用补法行气（图 3-60，操作同视频 3-11）。

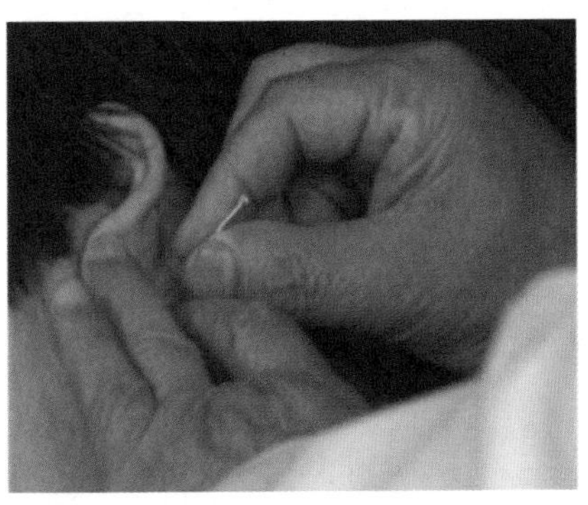

图 3-54　翳风 - 泻法行气

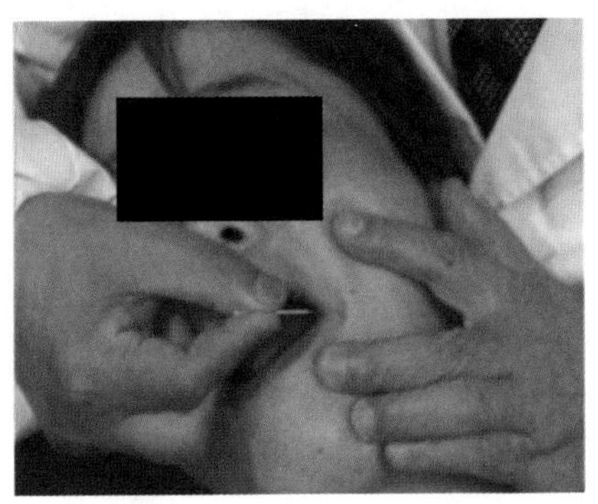

图 3-55　地仓 - 泻法行气

视频 3-36　地仓透频车 - 泻法行气

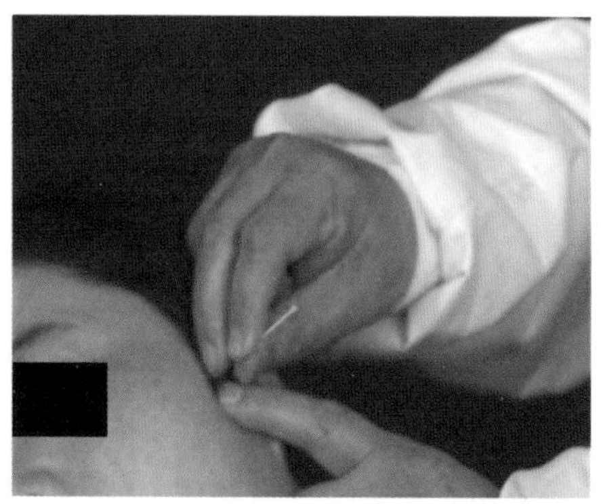

图 3-56 下关 - 直刺

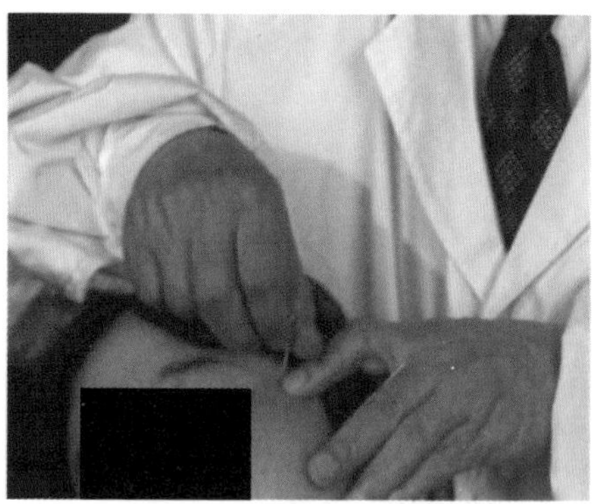

图 3-57 太阳 - 直刺

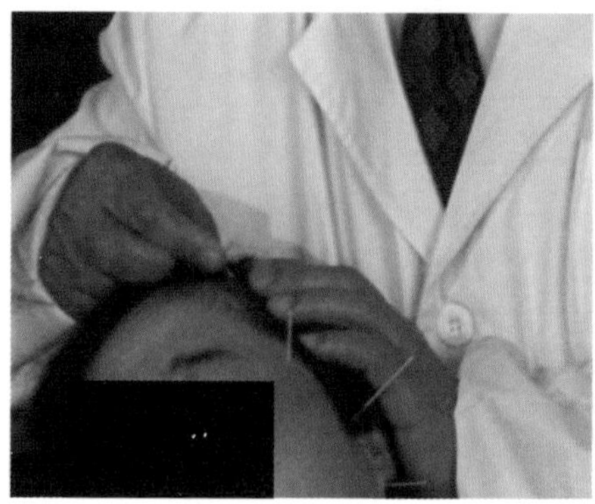

图 3-58 头维 - 后下方平刺

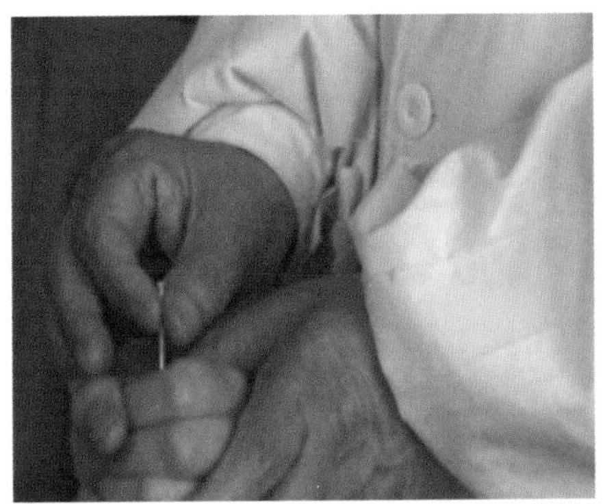

图 3-59 合谷 - 泻法

视频 3-37 合谷 - 泻法

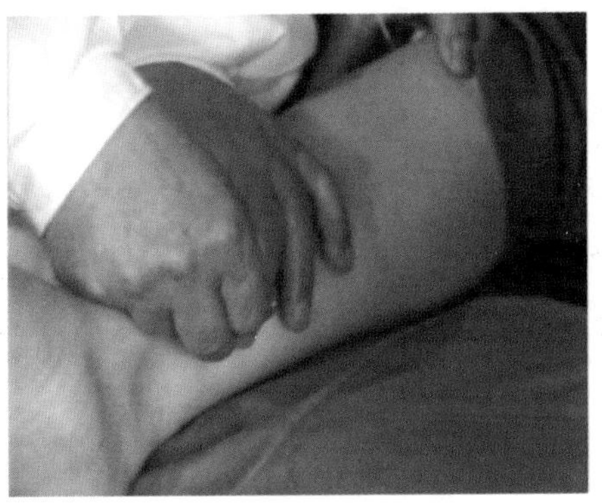

图 3-60 三阴交 - 补法行气

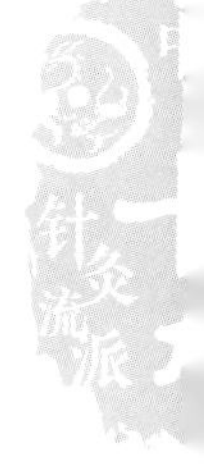

第七节　活血祛风治疗肢体震颤

一、概述

肢体震颤是由邪扰风动，筋脉失养或气血失养，不荣于脑，引起的病症，是一种比较难治的病症。

二、诊治验案视频 + 图解

患者四肢震颤，已有 3 年（图 3-61）。

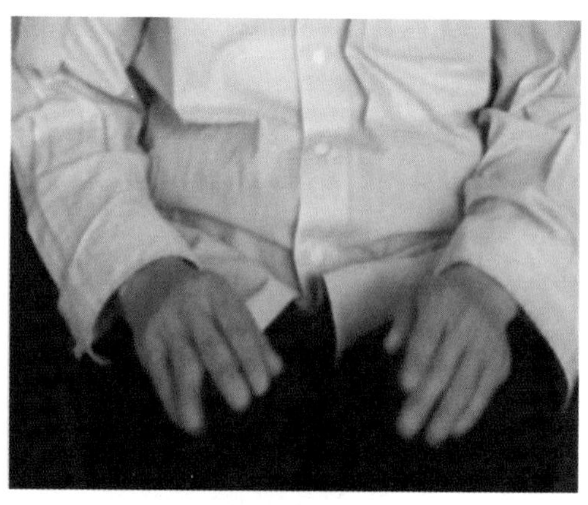

图 3-61　四肢震颤患者

【治疗原则】活血祛风，和血通络，祛风除颤。

【配穴处方】风池、膈俞、肝俞、支沟透间使、合谷、三阴交。

【针刺操作方法】风池穴，是祛风健脑的要穴，也是治疗震颤的重要穴位，直刺0.5寸，用泻法行气，行针后即出针（图3-62，视频3-38）；膈俞，向内，斜刺，0.5寸，肝俞，向内斜刺0.5寸，膈俞、肝俞以活血柔肝、祛风除颤（图3-63，视频3-39）；支沟穴，直刺1寸，平补平泻法（图3-64，视频3-40）；合谷穴直刺0.5寸，和血通络，祛风除颤配穴（图3-65，操作同视频3-37）；三阴交直刺0.5寸，补法行针，作用滋阴潜阳（图3-66，操作同视频3-11）。

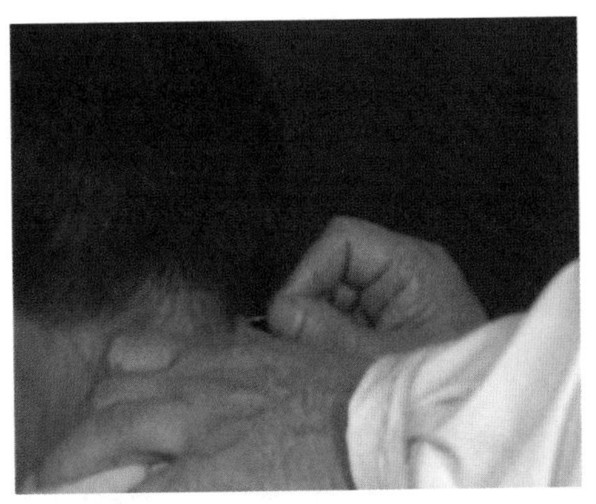

图3-62｜风池－泻法行气

视频3-38｜风池－泻法行气

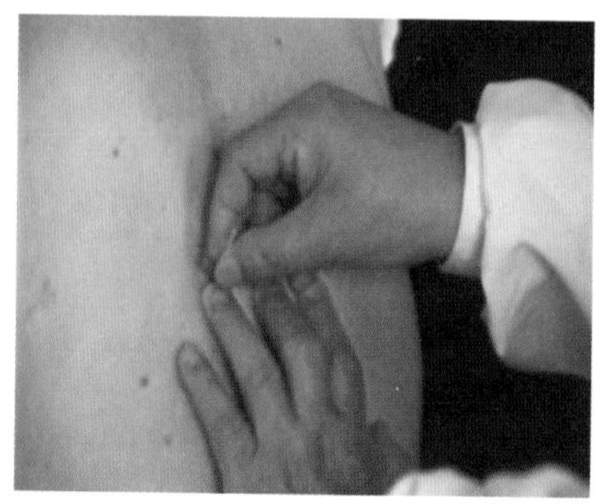

图 3-63 膈俞、肝俞 - 平补平泻法

视频 3-39 膈俞、肝俞 - 平补平泻法

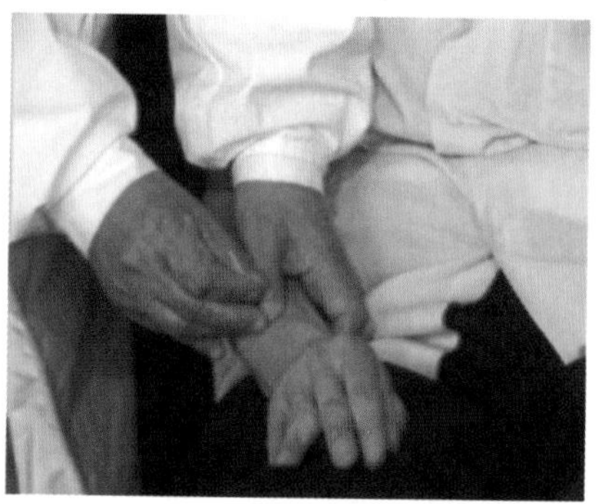

图 3-64 支沟 - 平补平泻法

视频 3-40 支沟 - 平补平泻法

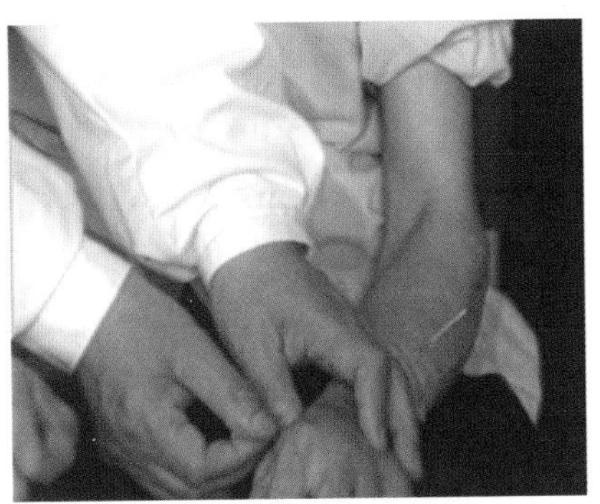

图 3-65 ｜合谷－直刺

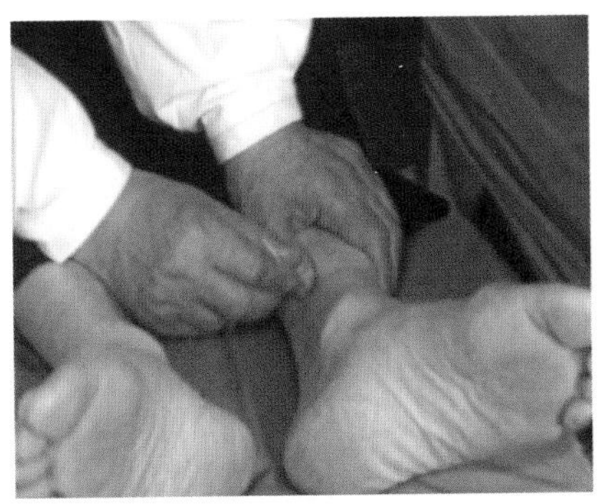

图 3-66 ｜三阴交－直刺补法

第八节　升提举陷方治疗胃下垂

一、概述

胃下垂是指胃膈韧带或肝胃韧带无力或腹壁肌肉松弛引起胃下弯的最低点下降到两髂嵴连线以下。属于中医学“嗳气”“吞酸”“胃痛”范畴。多因中气不足、胃中虚寒所致。

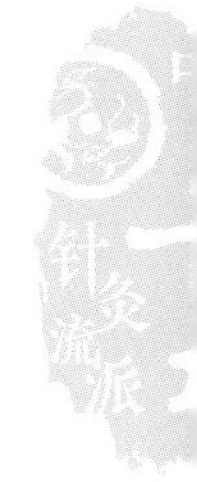

主症：食后常感心窝部沉重、饱胀、嗳气或呕吐。呕吐物常含陈旧的食物残渣，有时带发酵的酸味，便秘或溏泄，消瘦。X线检查胃小弯位置在髂骨嵴连线下方 1.5cm 以下，胃内常有较多量的残余液体，排空时间显著迟缓。舌苔白腻，脉缓。

治疗：胃小弯位置在髂骨嵴连线 1.5cm 以下，取中脘向下斜刺透下脘，梁门向下斜刺透关门，足三里用补法，留针 10 ~ 20 分钟，以补中益气、促进运化，而使胃部提升。胃小弯在 4cm 以下，取中脘、天枢、向下斜刺透外陵，气海向下斜刺透关元，用补法，留针 10 ~ 20 分钟，以培元固本。

兼胃炎，胃痛，恶心呕吐，配上脘、内关，用平补平泻法，留针 20 ~ 30 分钟，以和中降逆。兼胃及十二指肠溃疡，配巨阙、内关、公孙、脾俞、胃俞，用补法，留针 10 ~ 20分钟，以温中止痛。兼肝炎，配期门、膈俞、肝俞，用平补平泻法，留针 20 ~ 30 分钟，以疏肝理气，活血解郁。兼阳痿、早泄、肾虚，配肾俞、关元，用热补法，留针 20 分钟，以补肾壮阳，温固下元。

二、诊治验案视频 + 图解

患者患胃下垂出现脘腹痞满、嗳气不舒、胃脘疼痛不适等症状（图 3-67）。

【治疗原则】升举中气，健脾和胃。

【配穴处方】中脘透下脘、天枢透外陵、气海透关元、足三里。

【针刺操作方法】先刺中脘穴向下脘透刺 1.2 寸，以调理中

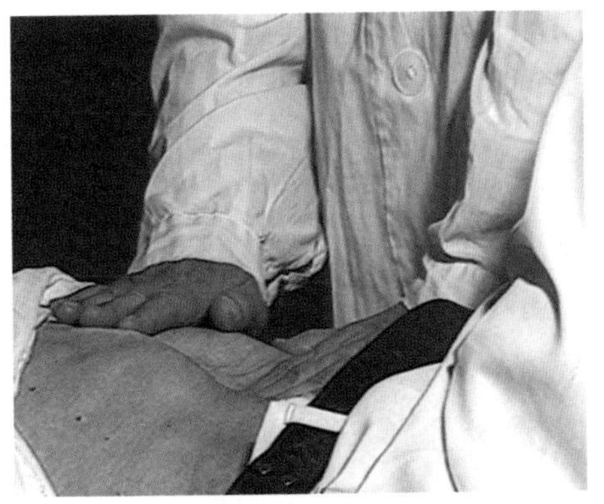

图 3-67 | 胃下垂患者

焦气机（图 3-68，视频 3-41）；天枢穴向外陵穴透刺 1.2 寸，以行气消痞止痛（图 3-69，操作同视频 3-41）；气海穴向关元

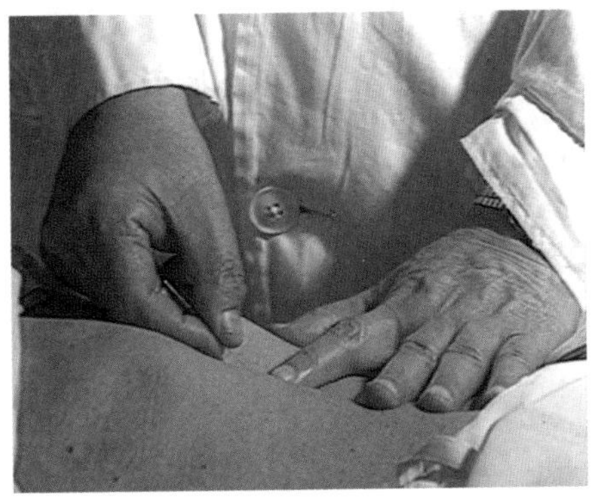

图 3-68 | 中脘 - 透刺

视频 3-41 | 中脘、天枢 - 透刺

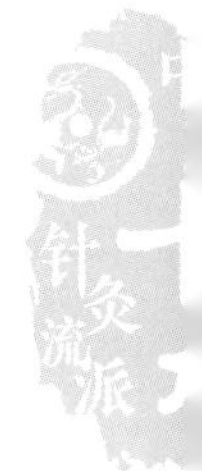

穴透刺 1.2 寸，用补法以补气强壮（图 3-70，视频 3-42）；足三里穴直刺 1.2 寸，补法，与腹部穴位相配以达到健脾强胃、升提举陷的作用（图 3-71，视频 3-43）。

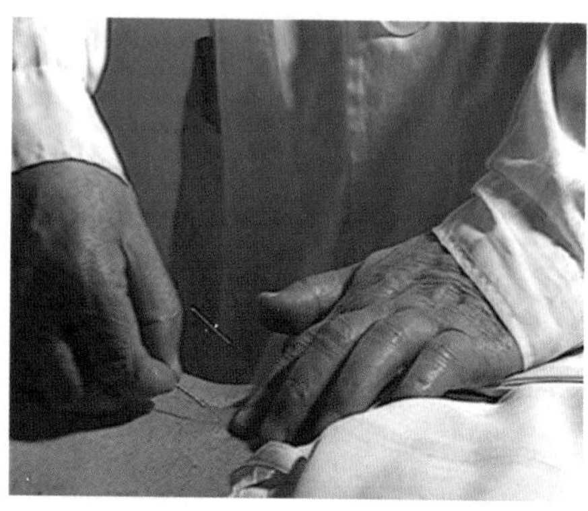

图 3-69 | 天枢 - 向外陵透刺

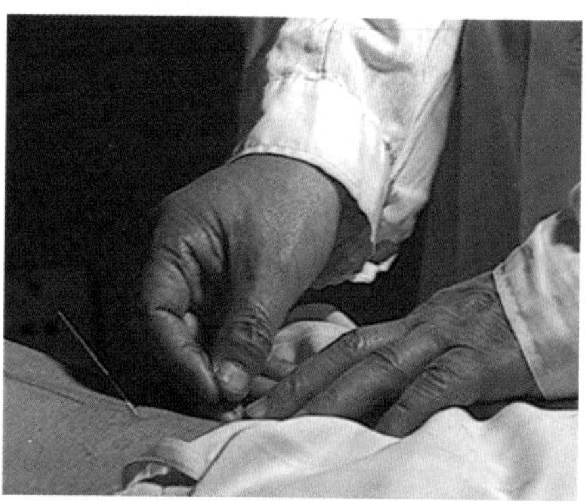

图 3-70 | 气海 - 向关元透刺

视频 3-42 | 气海 - 补法

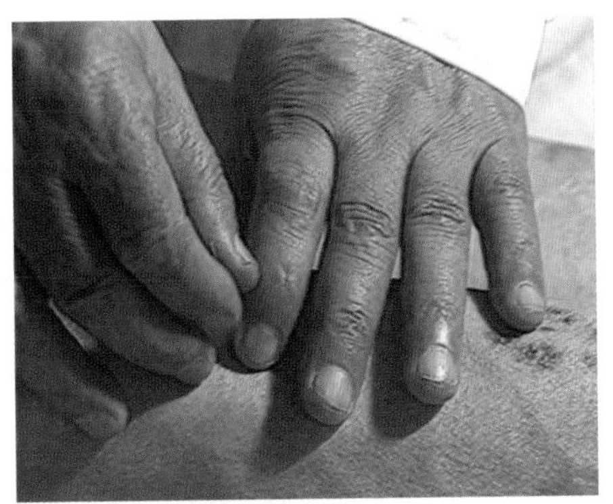

图 3-71｜足三里 - 补法

视频 3-43｜足三里 - 补法

第九节　温经方治疗眼病

一、概述

温经方可用于治疗视神经乳头炎、视神经炎、视神经萎缩等引起的视力下降或暴盲症。

二、诊治验案视频 + 图解

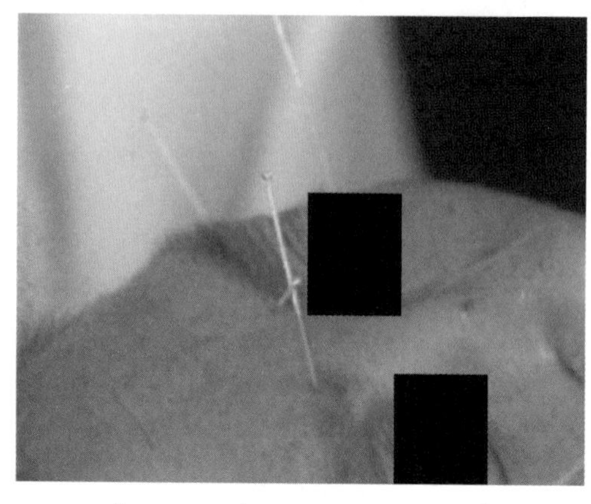

图 3-72 | 视神经乳头炎患者

【治疗原则】温经明目。

【配穴处方】风池、球后、瞳子髎、攒竹。

【针刺操作方法】风池穴用热补法针刺，直刺 0.5 ~ 0.7 寸，行针时用指力使针尖顶着得气感向前向下用力，并配合左手手指加力按压，双手配合推弩法守气，使针下产生温热感，并使温热感传至眼区，不留针（图 3-73，视频 3-44）；球后穴用压针缓进法针刺，左手指将眼球固定在眼眶上方，右手持针不捻不转缓慢压入穴内约 1 寸左右（图 3-74，视频 3-45）；瞳子髎直刺 0.5 寸（图 3-75，视频 3-46）；攒竹穴向外下斜刺 0.3 寸（图 3-76，视频 3-47）。眼区穴位针刺后使眼睛产生温热感，留针 20 分钟。根据辨证也可配肝俞、肾俞穴。

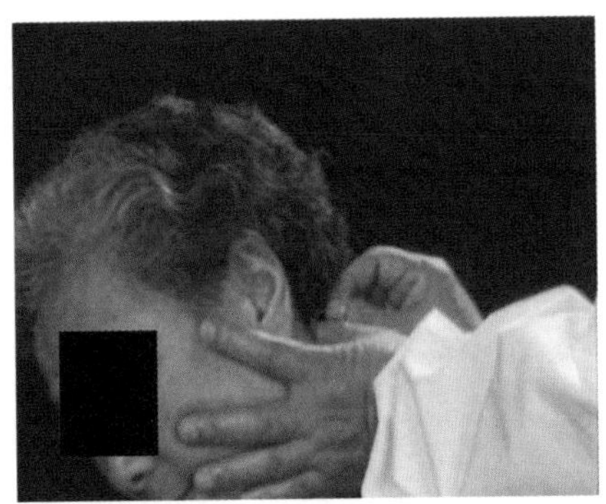

图 3-73 | 风池－热补法

视频 3-44 | 风池－热补法

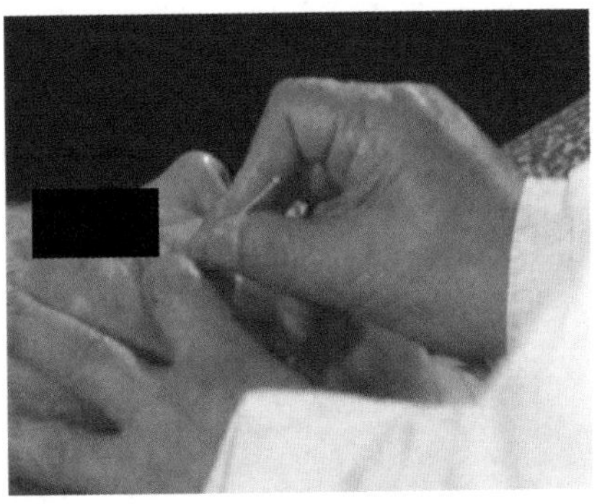

图 3-74 | 球后－压针缓进法

视频 3-45 | 球后－压针缓进法

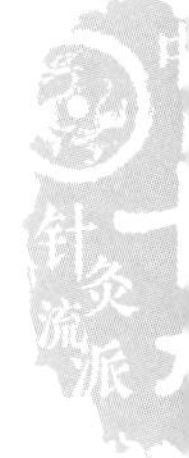

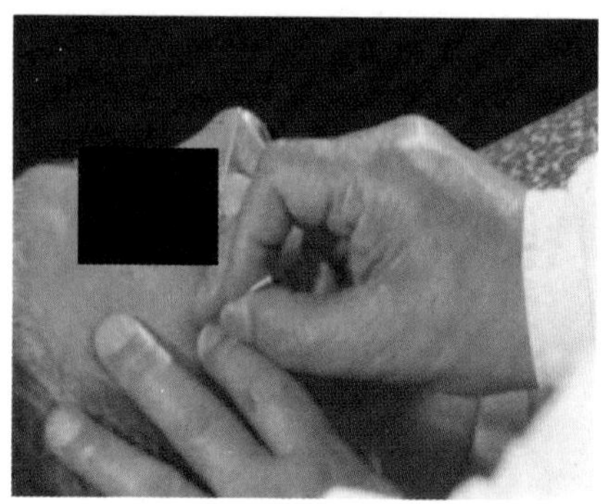

图 3-75 瞳子髎 - 直刺

视频 3-46 瞳子髎 - 直刺

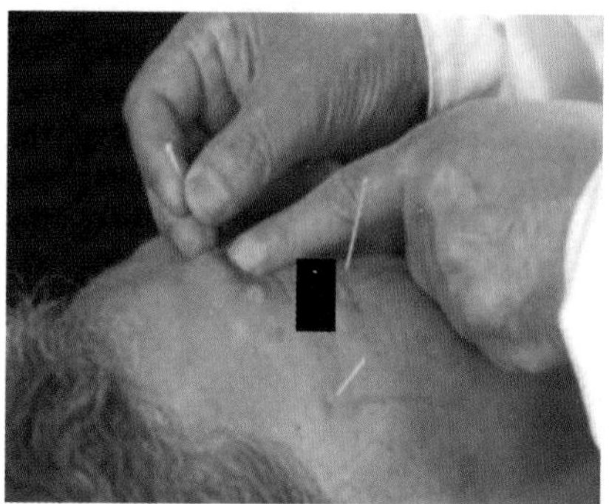

图 3-76 攒竹 - 斜刺

视频 3-47 攒竹 - 斜刺

第十节　开窍聪耳治疗耳鸣耳聋

一、概述

耳鸣耳聋都是听觉异常的症状，暴病耳聋或耳中闷胀鸣声不断，如蝉鸣或海潮声。耳鸣为耳内如有鸣声，耳聋为耳的听觉失聪。耳鸣为耳聋之渐，耳聋为耳鸣之甚。

主穴：听宫。听宫为手太阳、手少阳、足少阳之会穴，用金鸡啄米法，使感应传向耳内，并使鼓膜有向外鼓胀的感觉，有通窍聪耳的作用。

1. 新病耳鸣、耳聋

胆火上扰耳聋：症见突然发作，鸣声如钟，或如潮水声，甚至全聋，头痛面赤，口苦咽干，心烦易怒，舌红苔黄，脉弦数。多因新感外邪，扰动胆火，循经上行，耳窍被蒙所致。先针主穴，配听会、率谷、翳风、侠溪用泻法。听会、率谷、翳风助听宫开窍聪耳；侠溪助中渚以清热泻火。

风寒上扰耳聋：症见耳内闷响，听力减退或消失，鼻塞不通，舌淡苔白，脉浮。多因风寒上扰清窍所致。先针主穴，配风池用烧山火法，使热感传到前额和耳区，使其出汗，不留针；合谷用烧山火法，使热感向上传导，使其出汗；上迎香用平补平泻法，以祛风散寒，开窍聪耳。

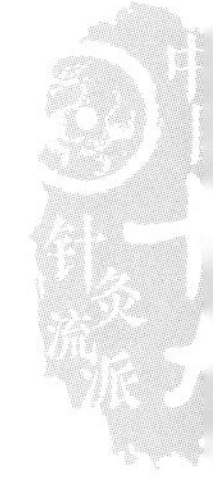

2. 久病耳鸣、耳聋

症见鸣声如蝉，音低而弱，病程较长，耳聋逐渐加重，头晕目眩，腰酸遗精，舌质红，脉细弱。多因肾精不足或病后精血未充，精气不能上达于耳所致。先针主穴，配耳门、百会、肾俞、照海用补法，补肾益精，升清聪耳。

二、诊治验案视频 + 图解

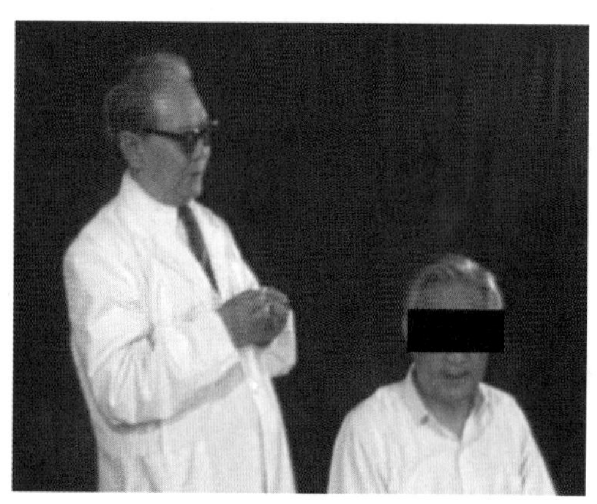

图 3-77 耳鸣耳聋患者

【治疗原则】开窍聪耳，滋阴降火。

【配穴处方】风池、翳风、听宫、完骨、百会、合谷、照海。

【针刺操作方法】风池为祛风聪耳的主穴，直刺 0.5 寸，用关闭法使乳突部产生酸胀感，不留针（图 3-78，操作同视频 3-1）；翳风穴张口取穴，直刺 0.5 寸（图 3-79，操作同视频 3-31）；听宫穴张口取穴，直刺 0.5 寸，用泻法行气

（图 3-80，操作同视频 3-32）；完骨穴直刺 0.6 寸，泻法（图 3-81，视频 3-48）；百会穴向后平刺 0.5 寸（图 3-82，操作同视频 3-2）；合谷穴直刺 0.5 寸，用泻法行气（图 3-83，操作同视频 3-5）；照海穴直刺 0.5 寸，用补法行气，以滋阴降火（图 3-84，视频同视频 3-12）。留针 20 分钟。

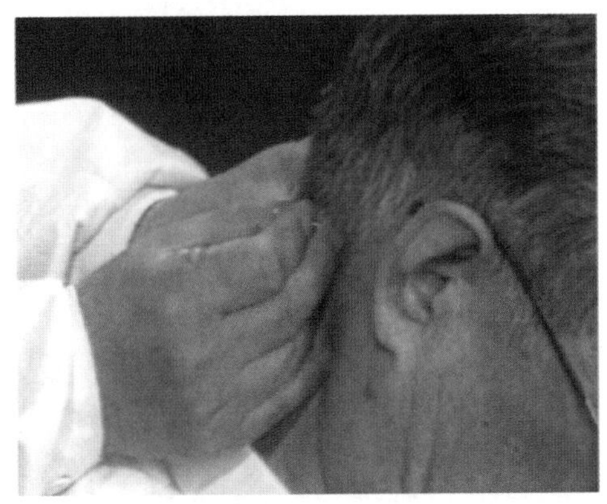

图 3-78　风池 - 关闭法

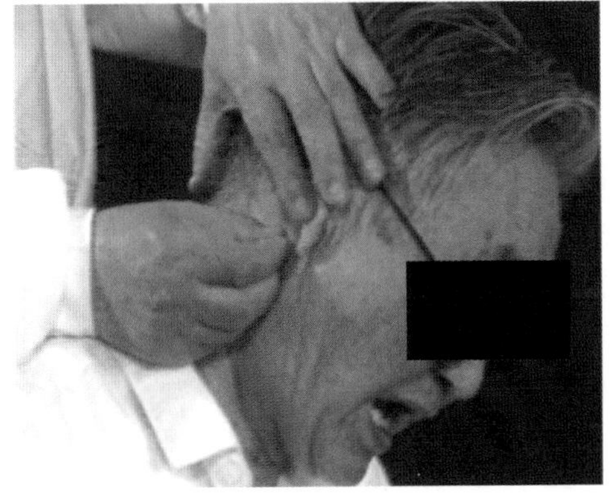

图 3-79　翳风 - 直刺

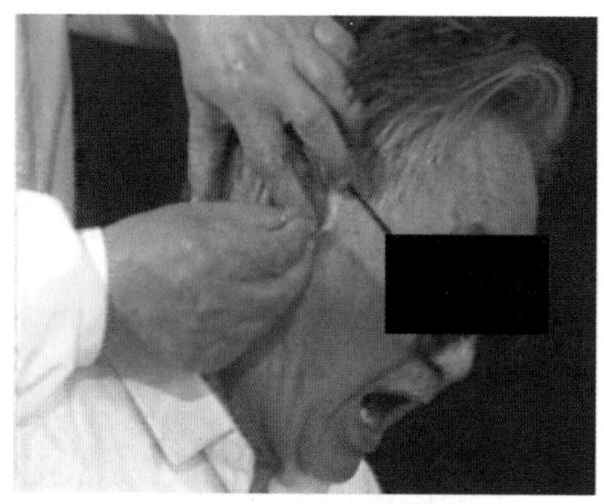

图 3-80 听宫 - 直刺泻法

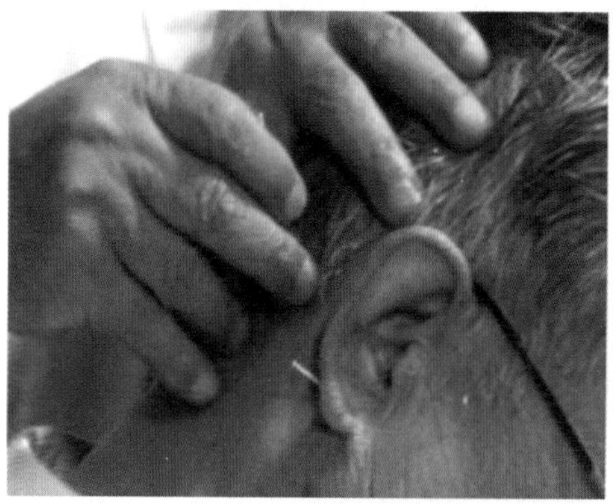

图 3-81 完骨 - 泻法

视频 3-48 完骨 - 泻法

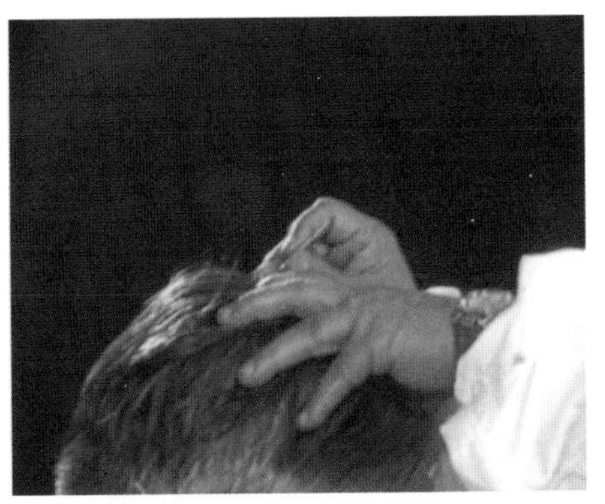

图 3-82　百会－向后平刺

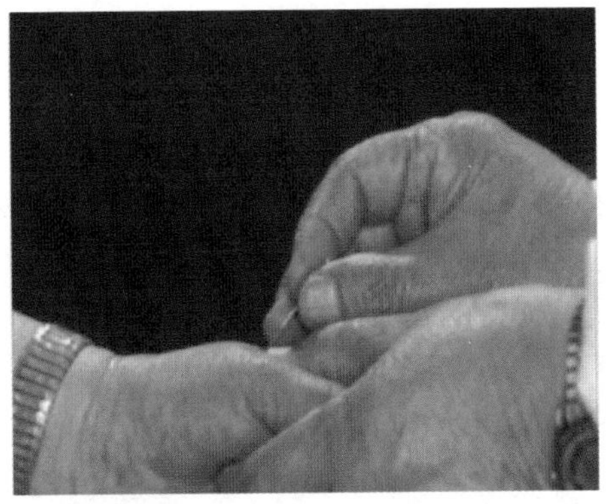

图 3-83　合谷－泻法行气

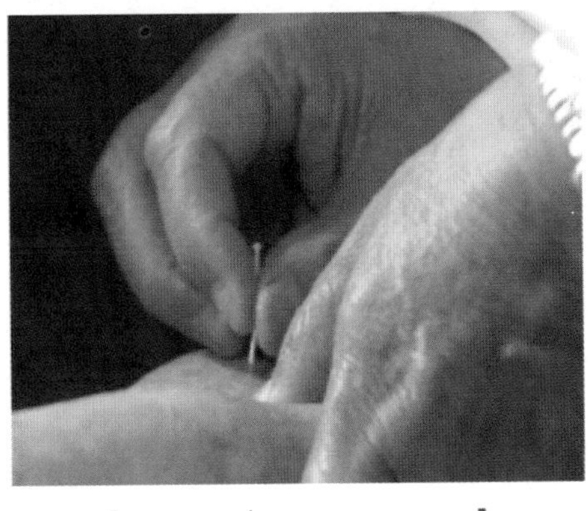

图 3-84　照海－补法行气

第十一节　局部围刺治疗甲状腺功能亢进症

一、概述

甲状腺功能亢进症的主要临床特征是甲状腺肿大、食欲亢进、体重减轻、性情急躁、畏热出汗、心悸、手抖、突眼、颈部胀闷等。多与七情不遂，肝郁不达，脾失健运，气滞痰凝有关。

二、诊治验案视频 + 图解

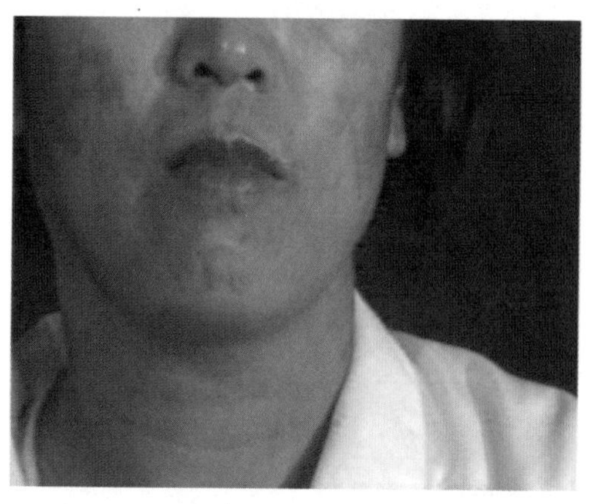

图 3-85 甲状腺功能亢进症患者

【治疗原则】理气化痰，消瘿散结。

【配穴处方】人迎、水突、阿是穴、内关、三阴交。

【针刺操作方法】以围刺法为主。患者仰卧，人迎穴用提捏肌肉进针法针刺，左手拇指放置在穴位上将胸锁乳突肌提起，毫针向中指方向进针 1 寸左右，针刺后使胸锁乳突肌恢复原位留针（图 3-86，视频 3-49）；水突穴的针刺方法与人迎相同（图 3-87，视频 3-50）；阿是穴用于甲状腺明显肿大的患者，在肿大的甲状腺边缘取穴，向底部斜刺 0.5 ~ 1 寸，这种针刺方法称围刺法，以消瘿散结（图 3-88，视频 3-51）；内关穴直刺 0.5 寸，用关闭法使针感向上传导（图 3-89，视频 3-52）；三阴交直刺 0.5 ~ 1 寸，用补法行气，留针 20 分钟（图 3-90，操作同视频 3-11）。这位患者治疗一个疗程后，肿大的甲状腺变小，颈部胀闷消失，心悸减轻，心率由治疗前 128 次 / 分下降至 82 次 / 分。

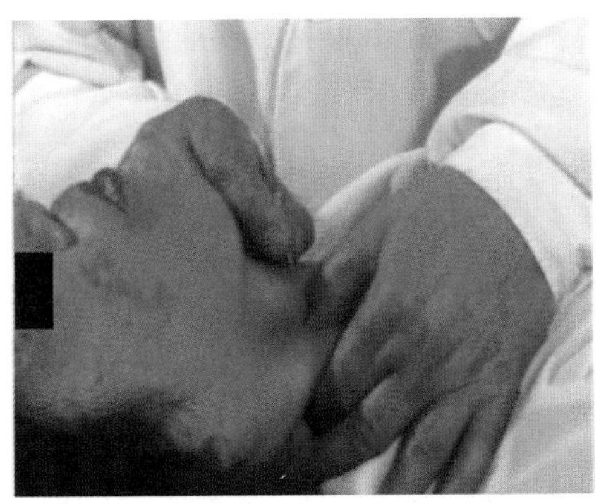

图 3-86 | 人迎 - 捏提进针法

视频 3-49 | 人迎 - 捏提进针法

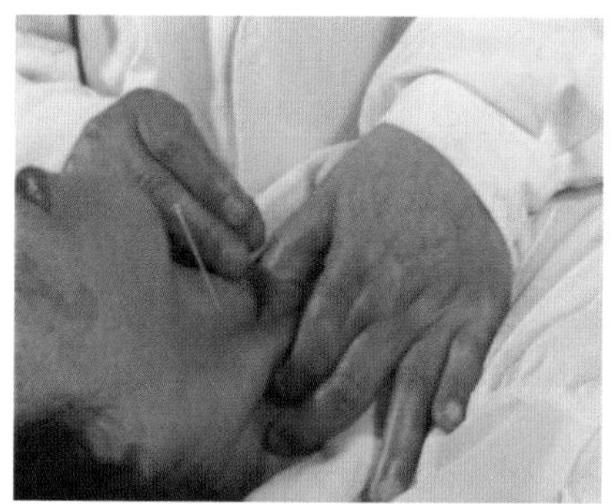

图 3-87 | 水突 - 捏提进针法

视频 3-50 | 水突 - 捏提进针法

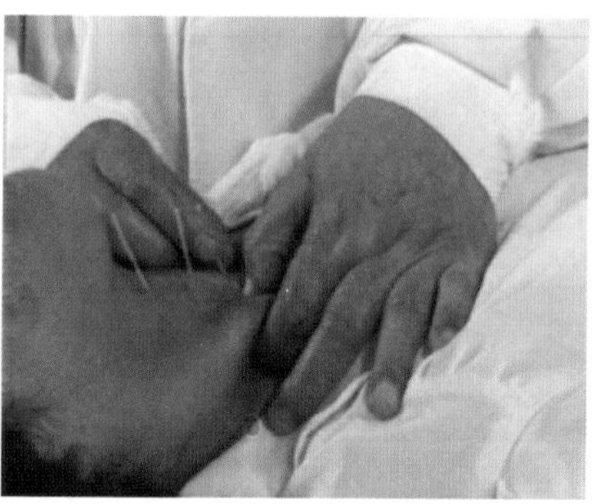

图 3-88 | 阿是穴 - 围刺法

视频 3-51 | 阿是穴 - 围刺法

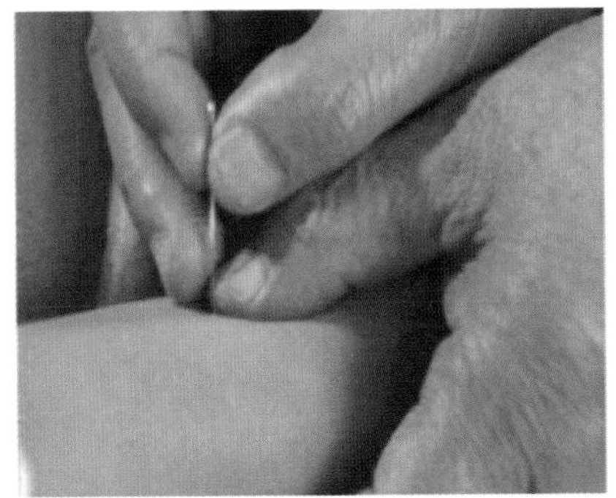

图 3-89 内关 - 关闭法

视频 3-52 内关 - 关闭法

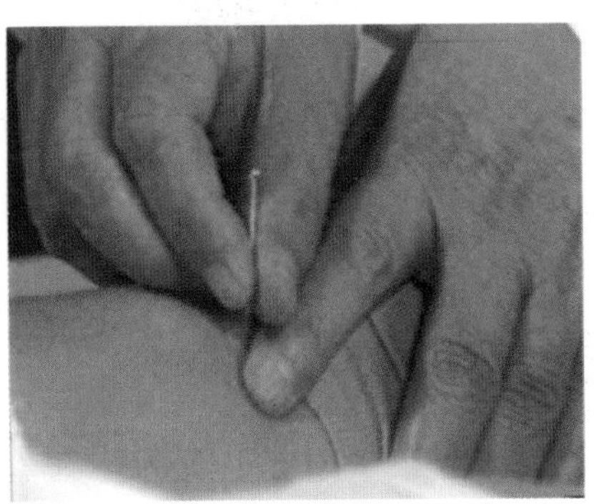

图 3-90 三阴交 - 补法行气

第十二节 温下固元法治疗大小便失禁

一、概述

大小便失禁多由元阳虚损、下元不固、下焦失司所致。

二、诊治验案视频 + 图解

患者因腹部手术后损伤元阳导致下元不固，大小便失禁（图 3-91）。

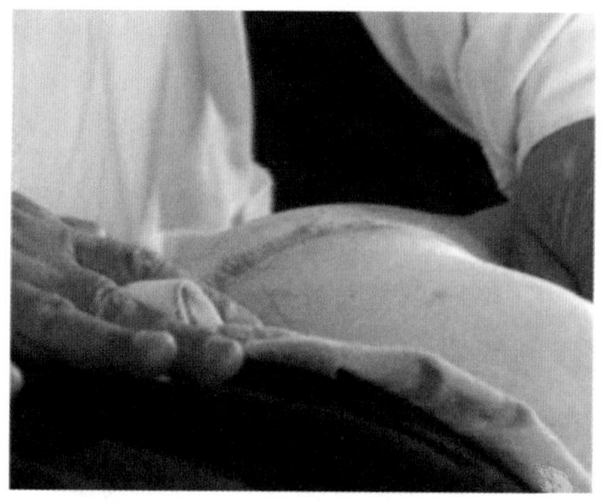

图 3-91 手术后大小便失禁患者

【治疗原则】温下固元。

【配穴处方】关元俞、上髎、会阳、气海。

【针刺操作方法】用热补法针刺。先俯卧刺关元俞，直刺1寸左右，热补法（图3-92，视频3-53）；上髎穴在第一骶后孔中，直刺1寸，热补法（图3-93，视频3-54）；会阳穴在尾骨尖旁0.5寸，是固涩、止泻要穴，向上斜刺1寸，留针20分钟使患者腰骶部产生温热感（图3-94，视频3-55）；再取仰卧位刺气海穴，直刺0.7寸，用热补法行气，以升发元阳，留针15分钟（图3-95，视频3-56）。

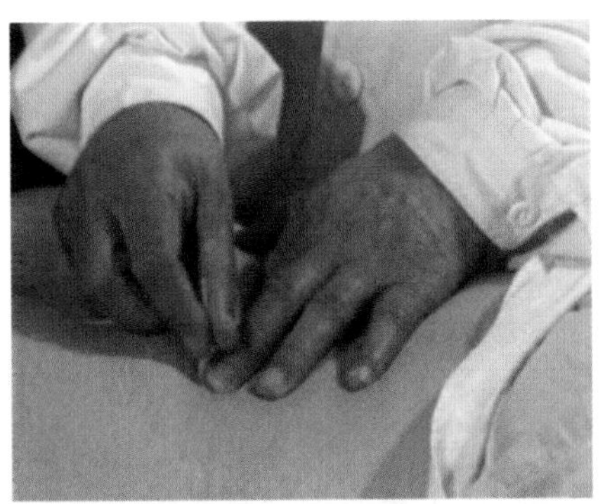

图3-92　关元俞－热补法

视频3-53　关元俞－热补法

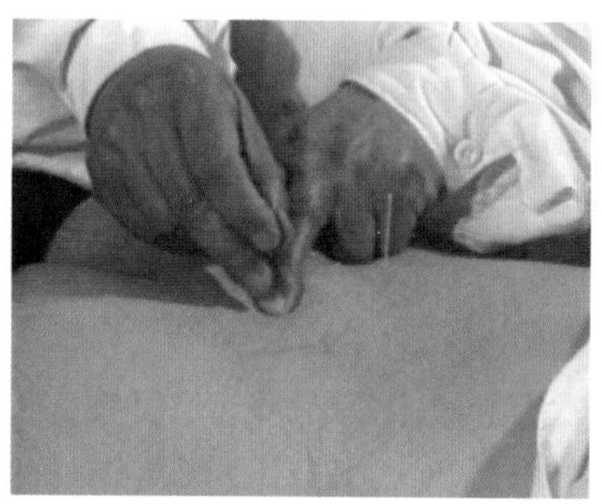

图 3-93 | 上髎 - 热补法

视频 3-54 | 上髎 - 热补法

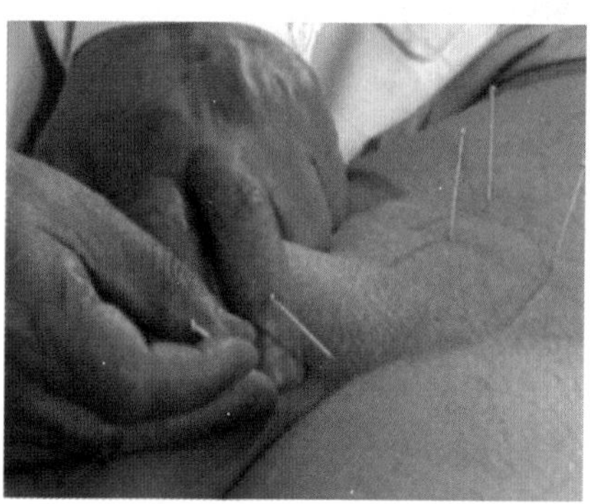

图 3-94 | 会阳 - 补法

视频 3-55 | 会阳 - 补法

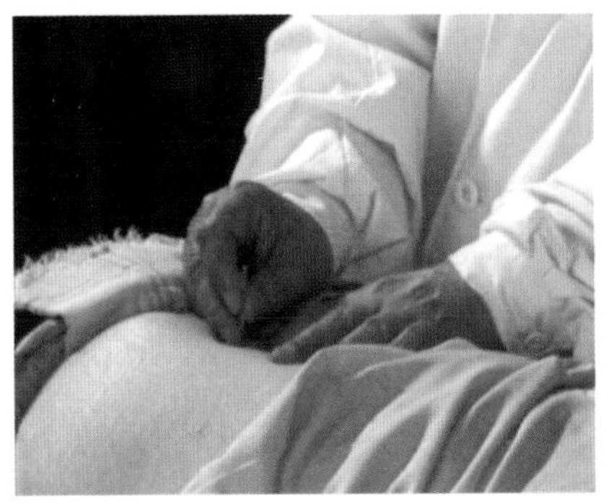

图 3-95 | 气海－热补法行气

视频 3-56 | 气海－热补法行气

第十三节　通经活血治疗外伤截瘫

一、概述

外伤性截瘫多为脊柱外伤骨折、脱位的合并症，表现为脊髓损伤平面以下的运动、感觉及反射出现严重功能障碍，常遗留截瘫及二便功能障碍，康复较困难。中医学将本病归属于“痿证”“痹症”等范畴。

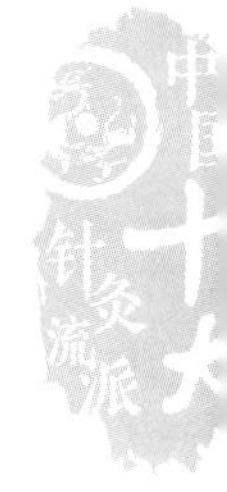

二、诊治验案视频 + 图解

患者 3 年前摔伤，腰椎压缩性骨折，不完全性脊髓损伤。手术后双下肢瘫痪、麻木，大小便失禁，于 1 年前开始针刺治疗（图 3-96）。

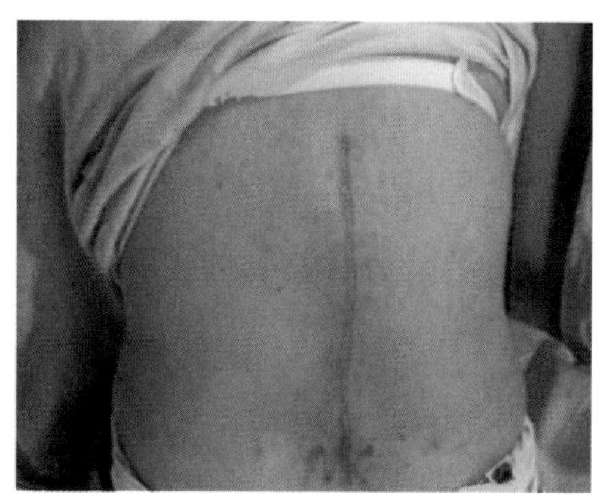

图 3-96 截瘫患者

【治疗原则】温通经络，活血化瘀。

【配穴处方】脊柱旁膀胱经第一侧线腧穴。

【针刺操作方法】膀胱经第一侧线腧穴向脊柱方向斜刺 1 寸，用温通法行气（图 3-97，视频 3-57）；大肠俞与关元俞直刺 1 寸，行针使针感下传，留针 15 分钟。这种针法可以起到温通经络、活血化瘀的功效，治疗腰骶部损伤、下肢瘫痪（图 3-98，视频 3-58）。经以上治疗后患者大小便功能已经恢复，可以借助双拐在小夹板支持下行走。

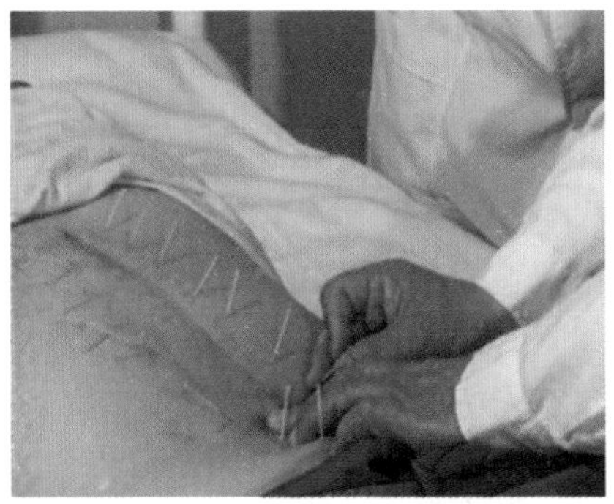

图 3-97｜膀胱经第一侧线腧穴温通法

视频 3-57｜膀胱经第一侧线腧穴温通法

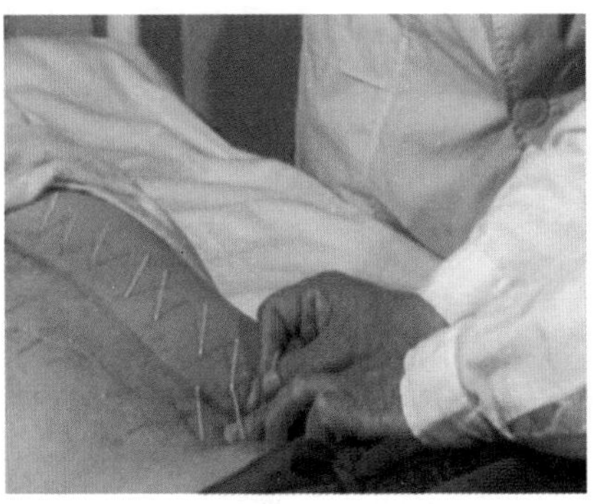

图 3-98｜大肠俞、关元俞－温通法

视频 3-58｜大肠俞、关元俞－温通法

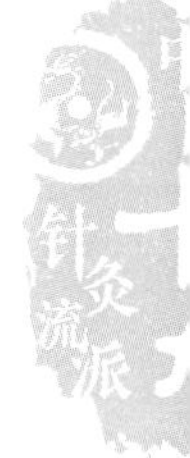

第十四节　温经通络方治疗痿证

一、概述

进行性肌萎缩侧索硬化症，属中医痿证范畴。表现为四肢无力、上肢肌肉萎缩性麻痹。这种病症由于没有特殊治疗方法，而被断为预后不良。

二、诊治验案视频 + 图解

用温通针法治疗痿证，取得了一定的效果（图 3-99）。

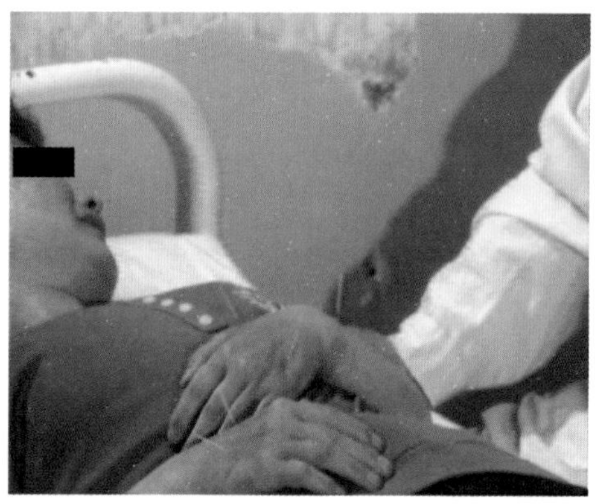

图 3-99 │ 痿证患者

【治疗原则】理气活血，温经通络。

【配穴处方】曲池、外关、合谷、中渚。

【针刺操作方法】曲池穴直刺 1.2 寸，重插轻提向前向内捻按行针，然后守气（图 3-100，操作同视频 3-16）；外关穴直刺 0.5 寸，行针手法同曲池（图 3-101，操作同视频 3-26）；合谷穴直刺 0.5 寸，行针手法同曲池（图 3-102，操作同视频 3-18）；中渚穴直刺 0.4 寸，行针手法同曲池，留针 20 分钟，针刺后使患者前臂产生温热感（图 3-103，视频 3-59）。经过 3 个疗程的治疗，患者已经能够抬举前臂。

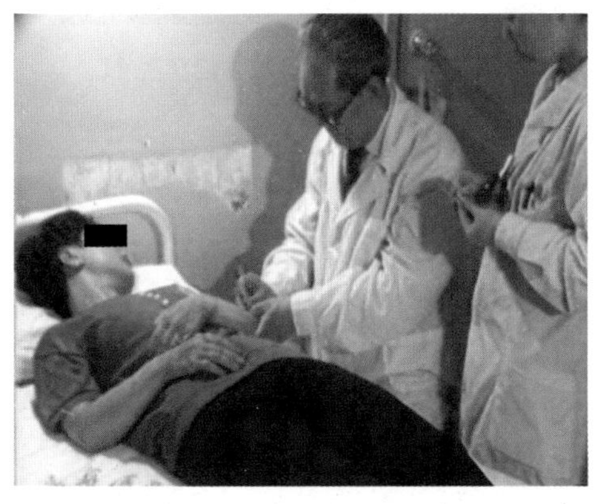

图 3-100 曲池 - 温通法

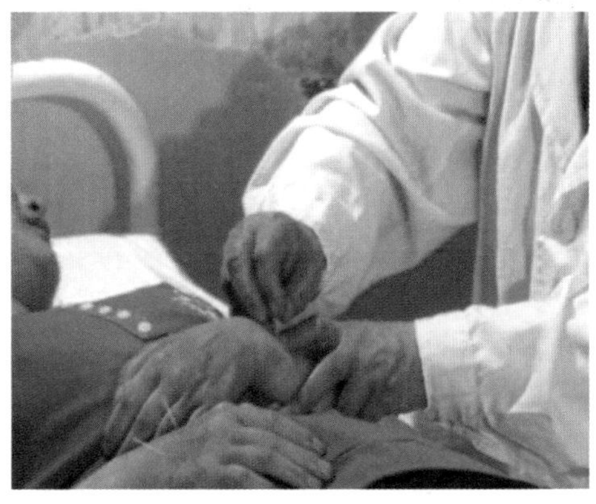

图 3-101 外关 - 温通法

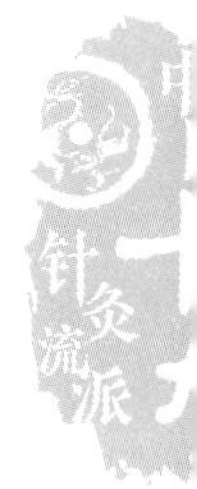

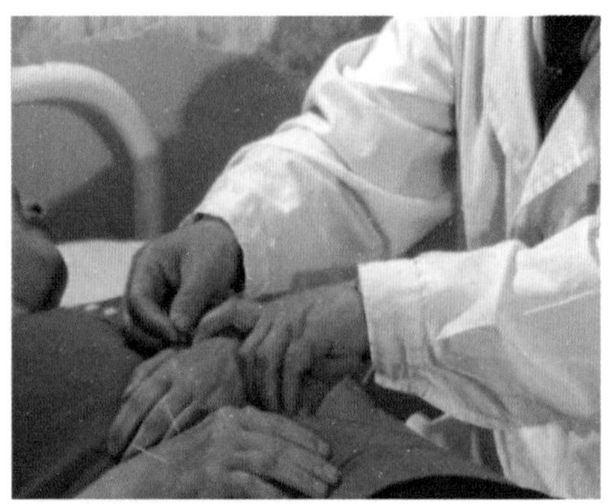

图 3-102 合谷 - 温通法

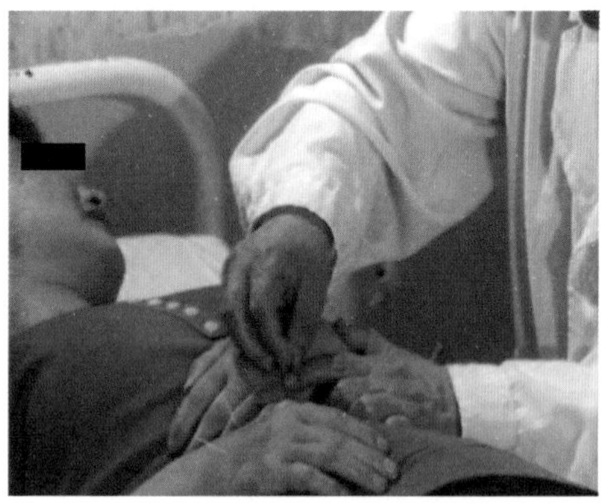

图 3-103 中渚 - 温通法

视频 3-59 中渚 - 温通法

第十五节　分经治疗腰痛

一、概述

腰痛是临床常见症状，可见于多种临床病症中，根据腰痛的不同病因与辨证，采用不同的配穴和刺法治疗。

主穴：肾俞、关元俞。腰痛者以肾阳虚为多见，阳气虚损，风寒湿邪客于经脉，气血必然瘀滞，故腰痛日久常见气血瘀滞证。所以温补肾阳，行气活血为治疗腰痛之大法。腰为肾之外候，分布足太阳膀胱经，其经挟脊、抵腰中、循膂。故以肾俞、关元俞为主穴。针肾俞，针向脊柱斜刺，针关元俞，针尖向下斜刺，用热补法或烧山火法，使热感向腰骶放散，肾俞能壮腰补肾，关元俞能培元益气。

1．风湿腰痛

症见腰部酸楚疼痛，拘急不可弯仰，迁延日久，阴雨天加剧，舌苔白，脉象沉紧。多因风、寒、湿三气客于经络，致腰部气血运行失畅所致。先针主穴，配环跳、委中、昆仑用烧山火法，使热感传到腰骶和下肢。环跳以助肾俞、关元俞温通经气，祛散寒湿。委中、昆仑为远部配穴，以疏通太阳经气。

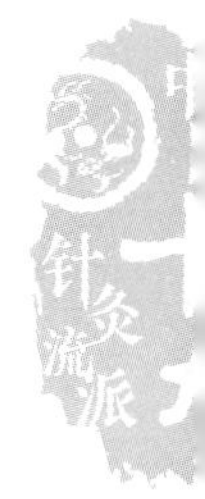

2．肾虚腰痛

症见腰痛而困，或遗精盗汗，头晕耳鸣，舌淡苔薄，脉濡。多因肾精亏损，肾气不足所致。先针主穴，配命门、腰眼、上髎用热补法，使热感传到腰骶部。命门能填肾中真阳，腰眼、上髎助肾俞、关元俞以补肾壮腰、滋阴养阳。

3．闪挫腰痛

症见腰痛不能转侧，起卧加剧。多因跌仆闪挫、损伤腰肌、瘀血凝滞、经络不通所致。先针主穴，配志室、腰眼、阿是穴用烧山火法，使热感传到腰骶部，不留针，用平补平泻法，留针20 ~ 30分钟，在留针时每3 ~ 5分钟，捻转提插1次，嘱患者活动腰部，以通利气血，消瘀导滞，疏经止痛。

二、诊治验案视频 + 图解

（一）诊治腰痛验案（第三腰椎横突综合征）

患者患第三腰椎横突综合征，表现为腰臀部疼痛，沿大腿后侧向下肢放射至膝平面，行走困难，第三腰椎横突尖端有明显压痛，可以触及圆形硬块（图3-104）。

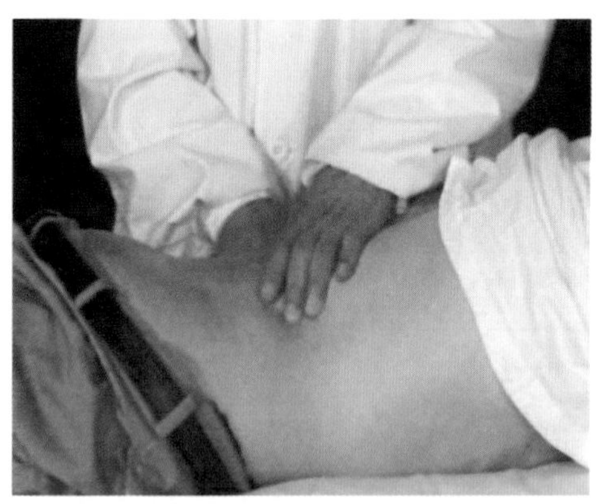

图3-104 腰痛患者1

【治疗原则】活血强腰止痛。

【配穴处方】阿是穴、关元俞、秩边、承山、飞扬。

【针刺操作方法】阿是穴的取法是以左手揣按触及肿大压痛的第三腰椎横突，在肿大横突的外下缘取穴，向横突外下方斜刺1.2寸，以活血止痛（图3-105，视频3-60）；关元俞直刺1.2寸，用补法行气，以强肾壮腰（图3-106，操作同视频53）；秩边直刺2.5寸（图3-107，视频3-61）；承山直刺1寸，平补平泻法（图3-108，视频3-62）；飞扬直刺1寸，平补平泻法，以疏通经络（图3-109，操作同视频3-62）。

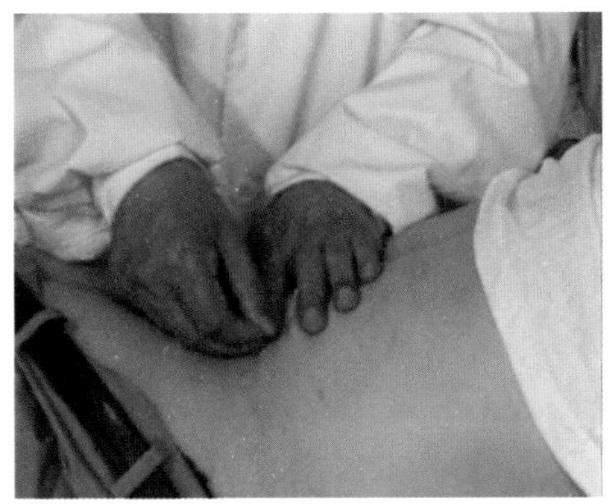

图3-105 ｜阿是穴－活血止痛法

视频3-60 ｜阿是穴－活血止痛法

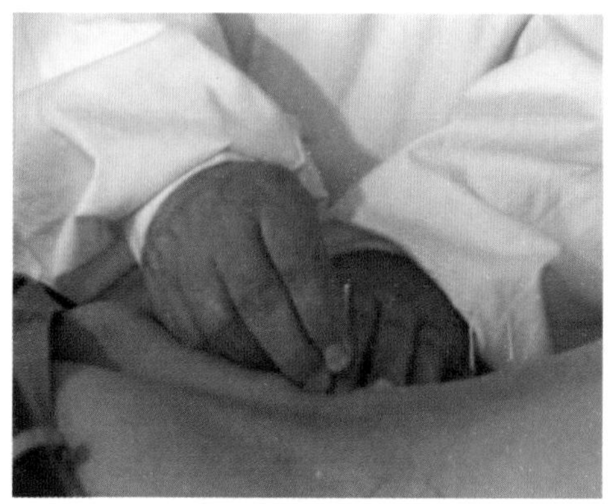

图 3-106 关元俞 - 补法行气

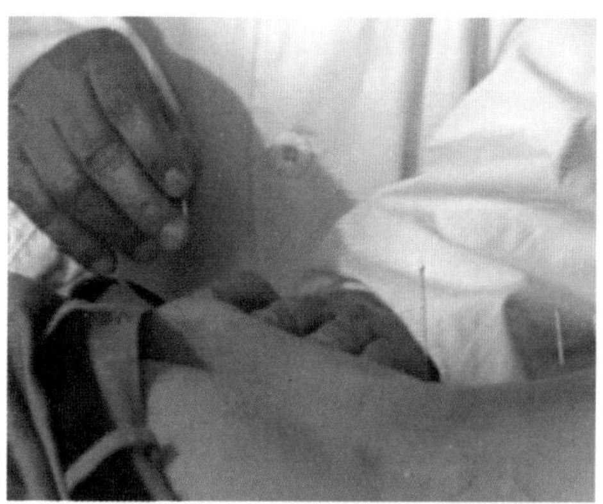

图 3-107 秩边 - 直刺

视频 3-61 秩边 - 直刺

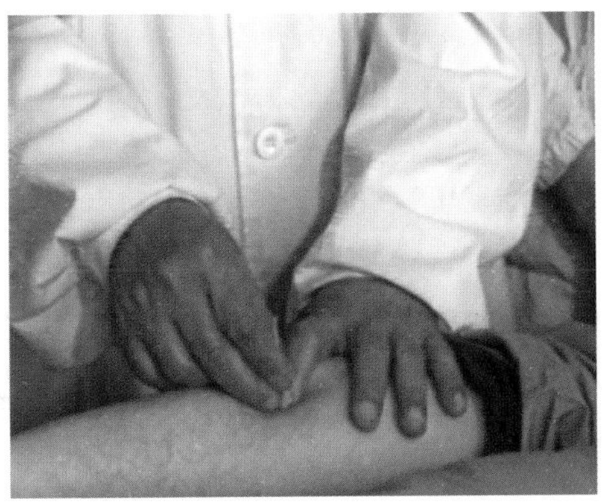

图 3-108 | 承山-平补平泻法

视频 3-62 | 承山、飞扬-平补平泻法

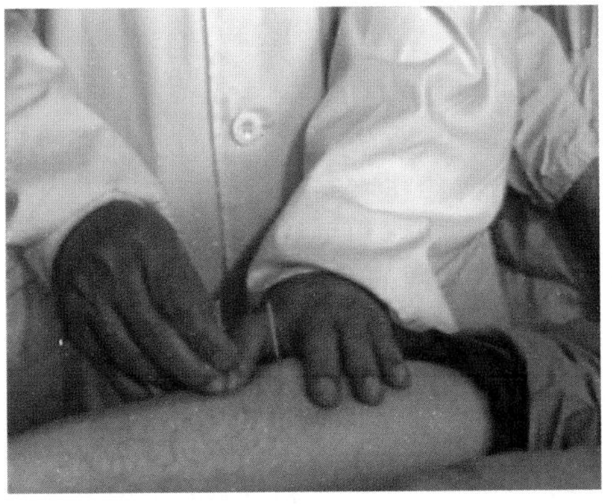

图 3-109 | 飞扬-平补平泻法

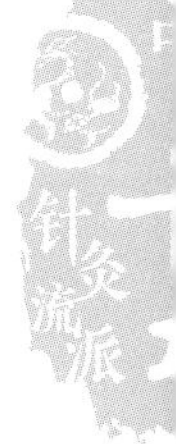

（二）诊治腰痛验案（腰肌劳损）

患者腰痛，劳累后加重（图 3-110）。

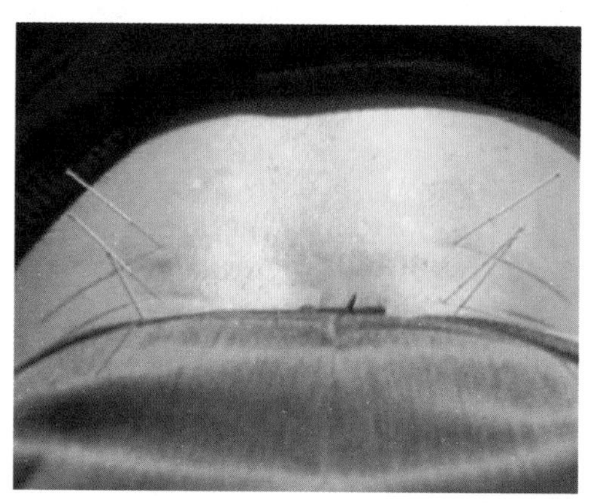

图 3-110 腰痛患者 2

【治疗原则】补肾强腰。

【配穴处方】肾俞、大肠俞、关元俞。

【针刺操作方法】肾俞穴向内斜刺 1 寸，用热补法行气（图 3-111，视频 3-63）；大肠俞、关元俞向内斜刺 1 寸，用热补法行气（图 3-112，操作同视频 3-58）。以上穴位留针 20 分钟，治疗后患者腰部酸困疼痛已消失。

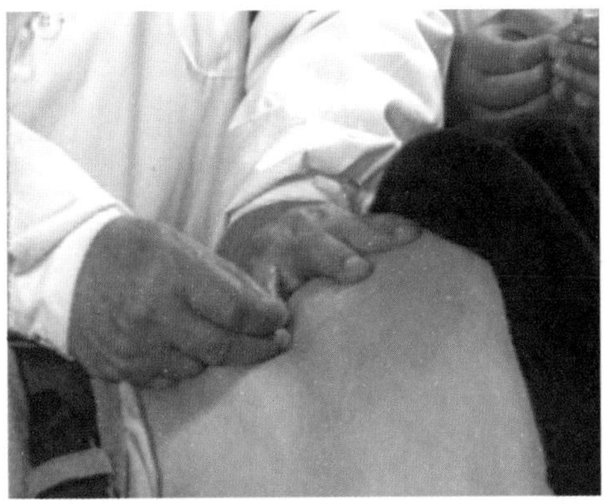

图 3-111　肾俞-热补法

视频 3-63　肾俞-热补法

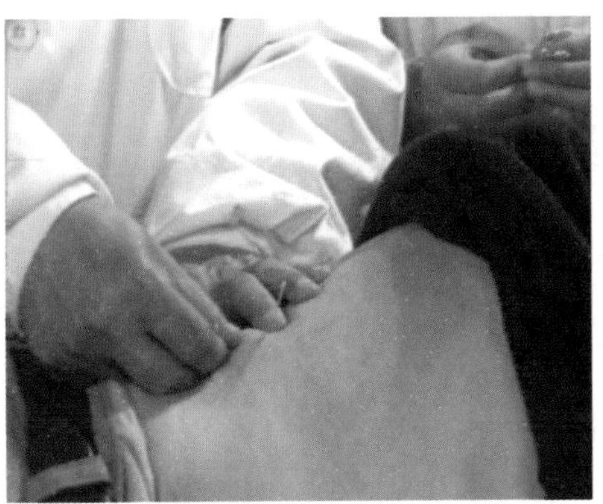

图 3-112　大肠俞、关元俞-热补法

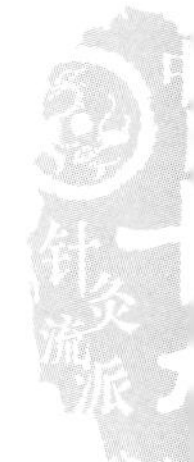

第十六节　温通法治疗寒痹疼痛

一、概述

寒痹之证，疼痛苦楚，手足拘紧，得热稍减，得寒愈甚，名曰痛痹。其病机为正气虚弱，风寒湿邪以寒邪为主侵袭，痹阻于经络、肌肉、关节，气血运行不畅而发痛痹。

二、诊治验案视频 + 图解

诊治寒痹疼痛验案（胸椎脊柱炎）

患者胸背部脊椎疼痛，阴雨天加重，检查由胸椎脊柱炎引起，为寒邪阻痹经络所致（图 3-113）。

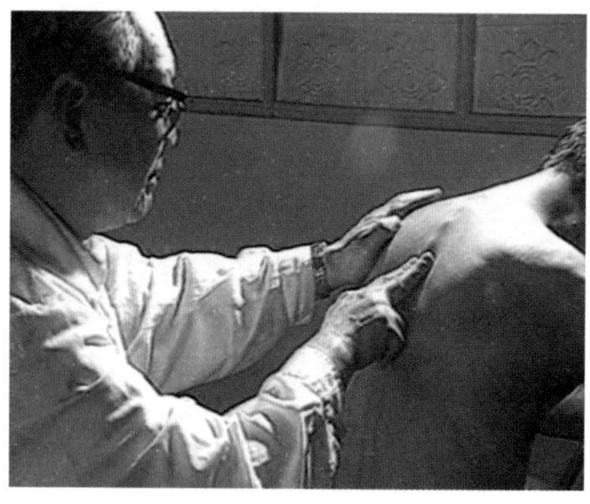

图 3-113　寒痹疼痛患者

【治疗原则】温经祛寒，疏通经络。

【配穴处方】身柱、神道、灵台、至阳、筋缩、肾俞。

【针刺操作方法】采用温通法治疗。患者取俯伏坐位，身柱向下斜刺 0.7 寸，用温通法行气，不留针（图 3-114，视频 3-64）；神道向下斜刺 0.7 寸，刺法同上，灵台、至阳、筋缩针刺深度和刺法同身柱（图 3-115，操作同视频 3-64）；肾俞直刺 1 寸，用温通法行气，不留针，针刺后使患者局部有温热感（图 3-116，视频 3-65）。

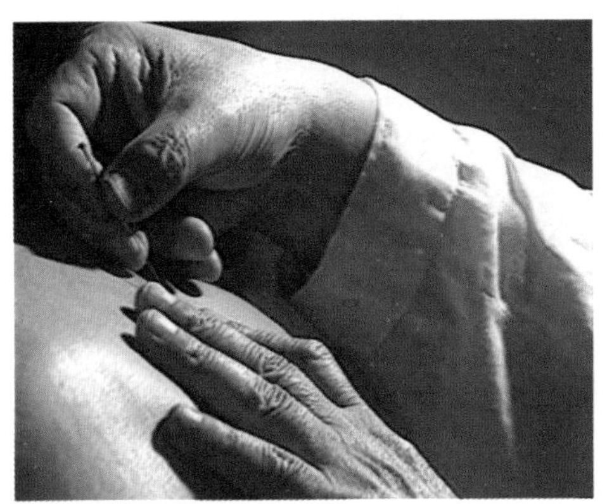

图 3-114　身柱 - 温通法

视频 3-64　身柱 - 温通法

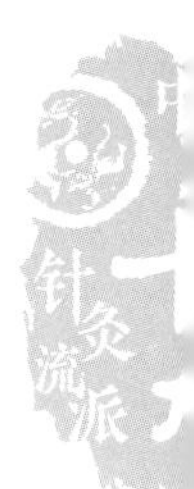

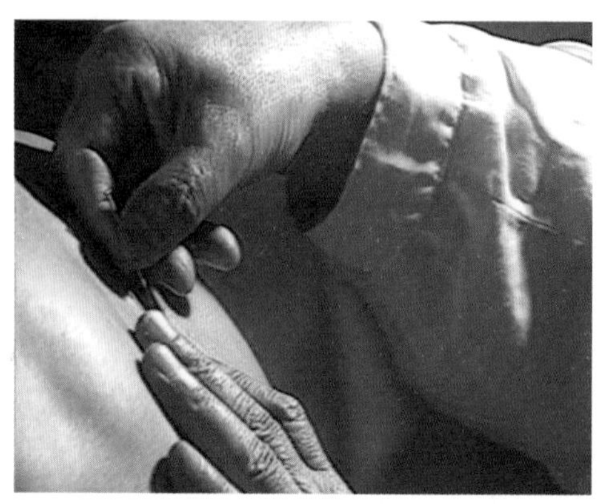

图 3-115 神道、灵台、至阳、筋缩 - 温通法

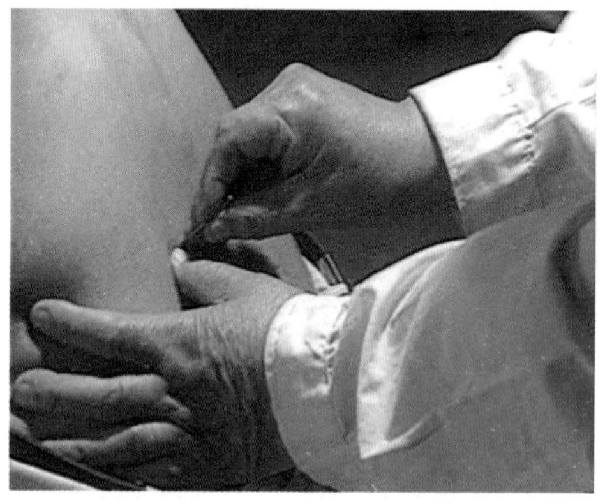

图 3-116 肾俞 - 温通法

视频 3-65 肾俞 - 温通法

第十七节　汗法治疗风寒感冒

一、概述

感冒属于中医学“伤寒”“温病”范畴。多因体虚劳倦，外感风邪所致。

1. 主症

（1）风寒型：恶寒发热，头痛无汗或有汗，四肢酸痛，鼻塞流涕，喷嚏，咽部干痒，咳吐清痰，舌苔薄白，脉浮紧或浮缓。

（2）风热型：发热恶风，头痛有汗，或无汗，咳吐黄痰，咽喉红肿、疼痛，口干欲饮，舌尖红，苔薄白，脉浮数。

2. 治疗

（1）风寒型：针风池、大椎、身柱、风门、合谷、后溪，用烧山火法使其出汗，以发散风寒。

（2）风热型：针风池、大椎、陶道、身柱、合谷，用透天凉法，少商点刺出血使其出汗，以发散风热。

咳嗽痰多配肺俞、列缺以清肺化痰。高烧神昏配百会、人中、十宣（或十二井）点刺出血，以清热开窍。鼻塞流涕配上迎香、迎香、曲池用速刺法，以祛风通窍。

二、诊治验案视频 + 图解

诊治风寒感冒验案

患者证见头痛鼻塞、恶寒发热等（图 3-117）。

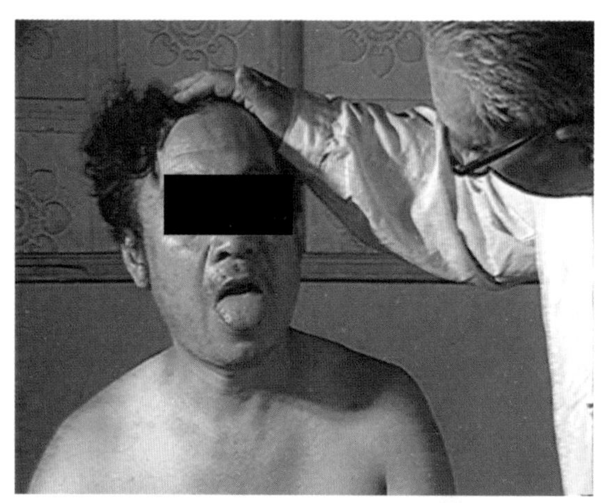

图 3-117 风寒感冒患者

【治疗原则】以汗法发散风寒。

【配穴处方】风府、风池、大椎、合谷。

【针刺操作方法】风府穴直刺 0.5 寸（图 3-118，操作同视频 7）；风池穴直刺 0.7 寸，左手指压在穴位下方，用烧山火手法使热感向上传导（图 3-119，操作同视频 3-66）；大椎穴向下斜刺 1 寸，使针感沿着脊椎督脉向下传导（图 3-120，视频 3-67）；合谷穴向上斜刺 0.5 寸，用烧山火手法，针刺后使患者出汗，表邪随汗而解（图 3-121，视频 3-68）。

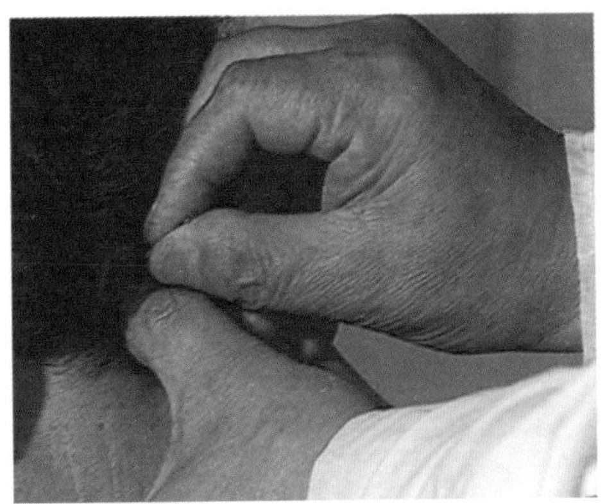

图 3-118 | 风府 - 直刺

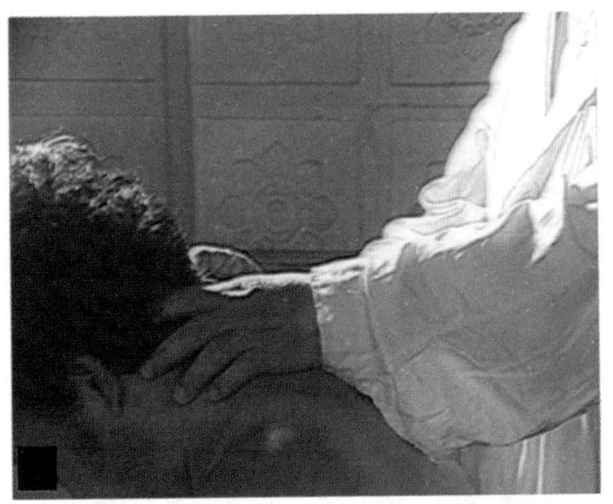

图 3-119 | 风池 - 烧山火

视频 3-66 | 风池 - 烧山火

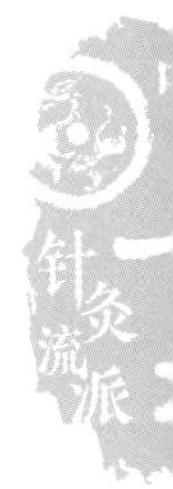

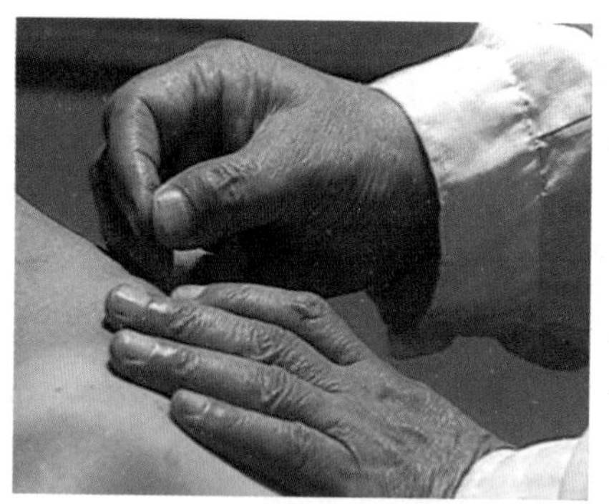

图 3-120 | 大椎 - 烧山火

视频 3-67 | 大椎 - 烧山火

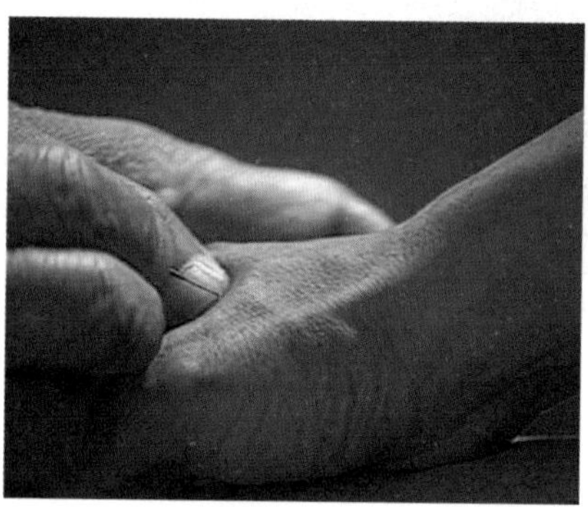

图 3-121 | 合谷 - 烧山火

视频 3-68 | 合谷 - 烧山火

第十八节　升提止血法治疗崩漏

一、概述

崩漏是指妇女阴道不规则出血。经血非时而下，暴下如注为崩，淋漓不断为漏，久漏不止可转崩，崩势稍缓可变为漏，多因气虚、血热、冲任失调所致。

崩漏者急则治其标，以止血为主，古称塞流；缓则治其本，以清热凉血为主，谓之澄源；下血势已缓，或善后调理，以补血养血为主，名为端本。

二、诊治验案视频＋图解

诊治崩漏验案（脾虚，肝不藏血）

患者为崩漏即功能性子宫出血，证属脾虚，肝不藏血（图3-122）。

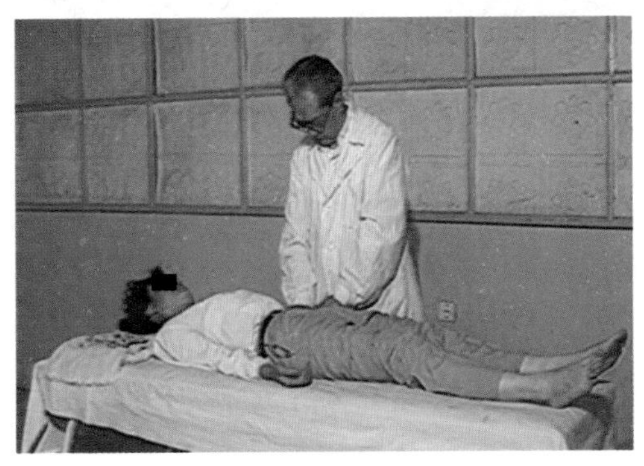

图3-122　功能性子宫出血患者

【治疗原则】调经补气，升提止血。

【配穴处方】水沟、隐白、行间、三阴交。

【针刺操作方法】水沟穴向上斜刺0.4寸，是下病上取的配穴，使机体阳气上升，气血恢复，达到固崩止漏效果（图3-123，视频3-69）；隐白穴向上斜刺0.1寸，用补法，以健脾统血（图3-124，操作同视频3-69）；行间向上斜刺0.5寸（图3-125，视频3-70）；三阴交直刺1寸，用补法行气，留针20分钟，与隐白、行间协同以调经补气，起到升举止血效果（图3-126，操作同视频3-11）。

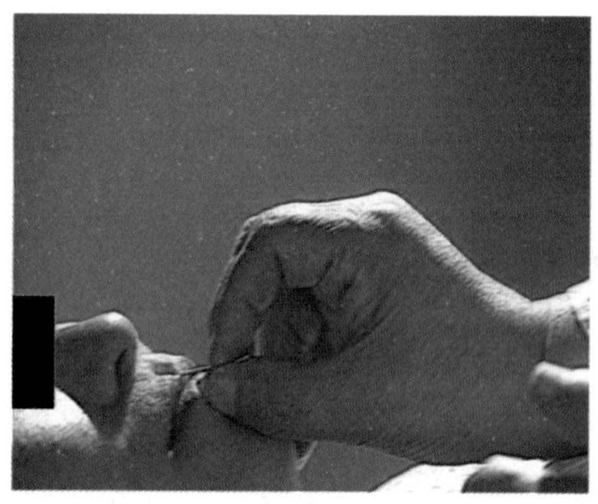

图3-123 水沟-斜刺

视频3-69 水沟、隐白-补法

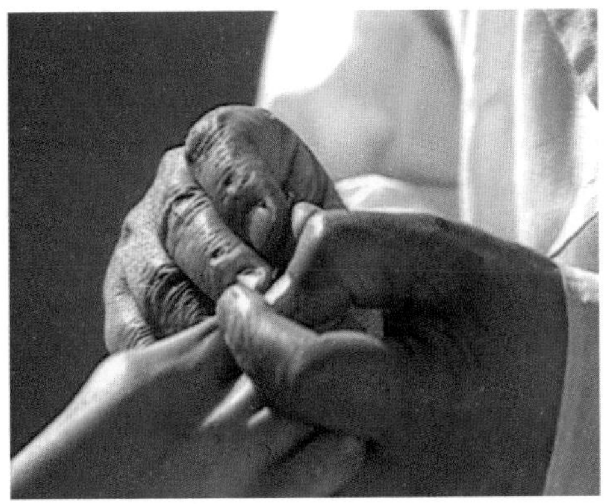

图 3-124 | 隐白-补法

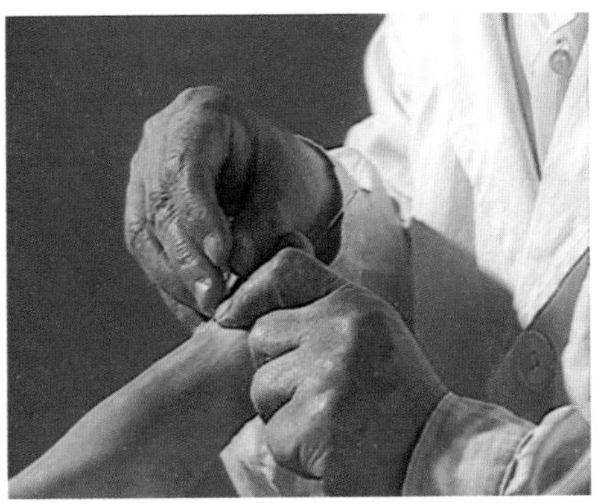

图 3-125 | 行间-补法行气

视频 3-70 | 行间-补法行气

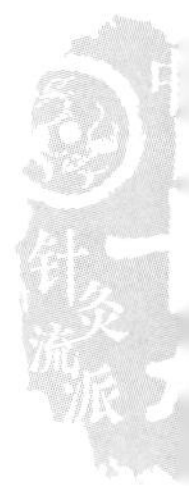

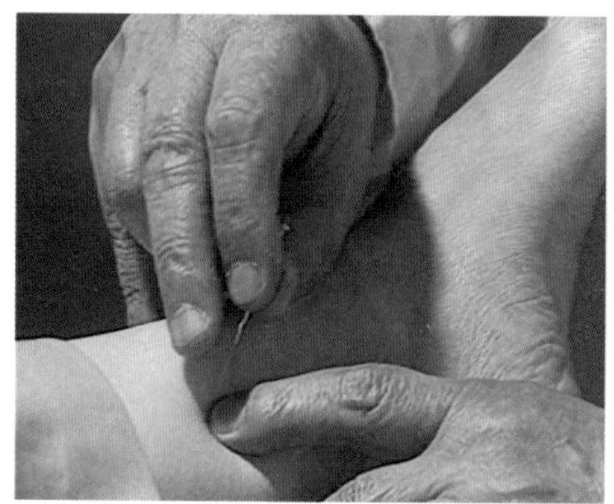

图 3-126 三阴交 - 补法行气

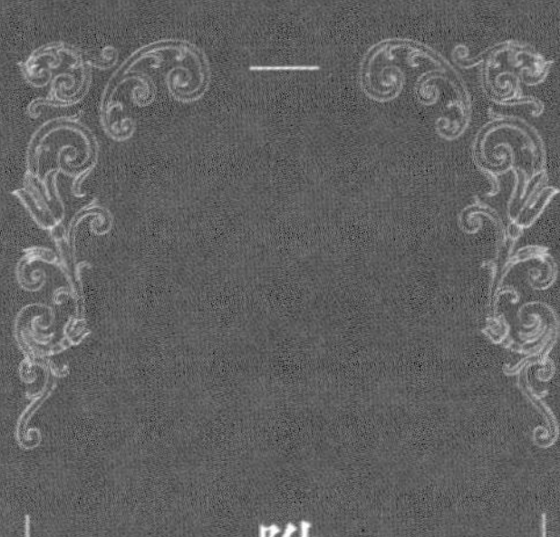

附一　参考文献

1. 郑魁山. 郑氏针灸全集 [M]. 北京：人民卫生出版社，2000.

2. 郑魁山. 针刺补泻手法 [M]. 兰州：甘肃科学技术出版社，1993.

3. 郑魁山. 子午流注与灵龟八法（修订本）[M]. 兰州：甘肃科学技术出版社，1995.

4. 方晓丽. 郑魁山针灸临床经验集 [M]. 北京：人民卫生出版社，2007.

5. 李志明，吴希靖，郑魁山. 郑毓琳老师常用的八种断刺手法概述 [J]. 上海中医药杂志，1962，6（10）：32-33.

6. 张毅. 郑魁山针灸学术思想述要 [J]. 甘肃中医学院学报，1991，8（4）：13-15.

7. 黄劲柏，张毅. 郑魁山教授临床应用风池穴举隅 [J]. 针灸临床杂志，1994，10（2）：4-5.

8. 陈跃来. 郑魁山教授传略及学术思想 [J]. 甘肃中医，1995，8（2）：2-4.

9. 陈跃来，张天嵩，郑魁山. 风池穴临床应用举例 [J]. 上海中医药杂志，1999，33（7）：31-32.

10. 陆焱垚. 读《针灸集锦》[J]. 甘肃中医学院学报. 1996，13（3）：3-4.

11. 张全明，郑魁山.《内经》守气法及临床应用 [J]. 针灸临床杂志，1998，14（2）：3-4.

12．方晓丽，郑魁山．“温通针法”针刺合谷、风池穴为主治疗急性期周围性面瘫 [J]．中国针灸增刊，2006，26：6-7.

13．方晓丽，李金田，郑俊江，等．学思鼎新承前启后　精湛针艺造福苍生——郑魁山教授成才之路经验总结 [J]．卫生职业教育，2006，24（21）：38-39.

14．方晓丽，李金田，郑俊江，等．郑魁山教授针灸学术思想初探 [J]．上海中医药杂志，2007，41（2）：9-11.

15．方晓丽，田大哲，李金田，等．针坛魁斗照河山——记当代中国针灸针法研究之父郑魁山教授 [J]．中国针灸，2007，27（2）：141-146.

16．方晓丽，郑俊江，郑俊武．郑魁山教授“温通针法”临证运用规律总结 [J]．中国针灸．2007，27（4）：287-290.

17．方晓丽，王芬，郑俊江．郑魁山教授创新针法“热补”法与“凉泻”法 [J]．中国针灸．2012，32（1）：35-36.

18．方晓丽．《金针赋》治病八法中进气法、留气法之探析 [J]．中国针灸，2009，29（11）：931-934.

20．丁奇峰，郑俊江．温通针法针刺内关穴治疗冠心病——跟师体会 [J]．甘肃中医学院学报，2002，19（4）：3-4.

21．郝晋东，郑俊江．郑魁山临证针法经验介绍 [J]．中国针灸，2002，22（7）：473-475.

22．赵耀东．温通针法治疗小儿脑瘫 30 例临床观察 [J]．中医儿科杂志，2005，1（2）：43-45.

23. 岳公雷，王富春，闫冰，等. 古今医家白虎摇头针法探析 [J]. 四川中医，2007，25（11）：100-102.

24. 王 芬. 郑魁山教授“热补”与“凉泻”针法的立论依据、术式渊流与临床、实验研究之探析 [D]. 兰州：甘肃中医药大学，2010.

25. 姜影 . 郑魁山教授针刺基本功理论与实践方法的探析和研究 [D] . 兰州：甘肃中医药大学，2012.

26. 徐兴华，方晓丽. 温通针法治疗干眼症疗效观察 [J] . 中国针灸，2012：32（3）：233-236.

27. 盛雪燕，邢家铭，严兴科，等. 浅议郑氏“金钩钓鱼”针刺手法 [J] . 中国针灸，2015：36（9）：1115-1116.

28. 朱博雯，张星华，秦晓光，等. 郑氏“金钩钓鱼针法”治疗腰椎间盘突出症临床观察 [J] . 中国针灸，2016：36（4）：355-358.

29. 何芹芹，张阔，陈波，等. 郭义教授中脘穴“老驴拉磨”法治疗神志病临证心得 [J] . 上海针灸杂志，2016，35（7）：775-777.

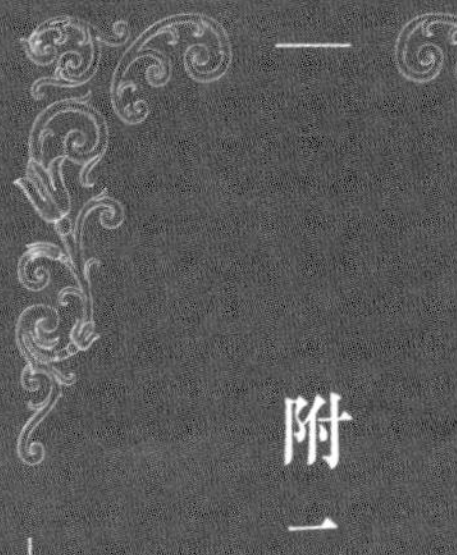

附二　郑氏针法传承谱

中国郑氏针法传承谱

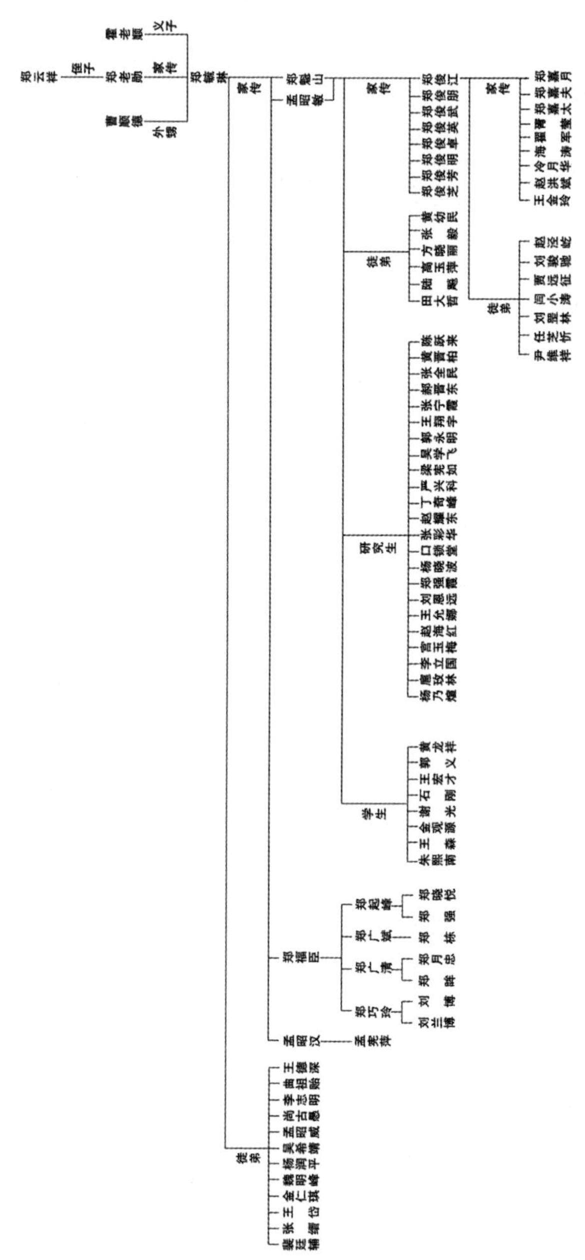
郑云祥
侄子
郑老勋
家传
霍老顺
义子
曹顺德
外甥
郑毓琳
家传
郑魁山
孟昭敏
郑福臣
孟昭汉
徒弟
王德深
曲祖贻
李志明
尚古愚
孟昭威
吴希靖
杨润平
魏明峰
金仁琪
王岱
张缙
裴廷辅
家传
郑俊江
郑俊朋
郑俊武
郑俊英
郑俊卓
郑俊明
郑俊芳
郑俊芝
徒弟
黄幼民
张毅
方晓丽
高玉萍
陆飚
田大哲
研究生
陈跃来
黄晋柏
张全民
郝晋东
张宁霞
王翔宇
郭永明
吴学飞
梁宪如
严兴科
丁奇峰
赵耀东
张彩华
口锁堂
杨晓波
郑强霞
刘恩远
王允娜
赵海红
宫玉梅
李立国
扈玫林
杨乃煌
学生
黄龙祥
郭义
王宏才
石刚
谢光
金观源
王森
朱熙南
家传
郑嘉月
郑嘉夫
郑嘉太
菁莹
翟军
海涛
冷月华
赵洪斌
王金玲
徒弟
赵泾屹
刘骏驰
贾远征
闫小涛
刘昱林
任芝忻
尹维祥
郑起峰
郑晓悦
郑强
郑广斌
郑栋
郑广清
郑月忠
郑晔
郑巧玲
刘博
刘兰博
孟宪萍